HYGIÈNE

DES

OUVRIERS MINEURS

DANS LES EXPLOITATIONS HOUILLÈRES

PAR

LE DOCTEUR A. RIEMBAULT

MÉDECIN DE L'HÔTEL-DIEU DE SAINT-ÉTIENNE.

PARIS

J.-B. BAILLIÈRE ET FILS,

LIBRAIRES DE L'ACADÉMIE IMPÉRIALE DE MÉDECINE,

Rue Hautefeuille, 19.

LONDRES
Hippolyte Baillière, 219, Regent street.

NEW-YORK
Baillière brothers, 440, Broadway.

MADRID, C. BAILLY-BAILLIÈRE, CALLE DEL PRINCIPE, 11.

1861

4 fr 30 cent

TRAITÉ PRATIQUE
D'HYGIÈNE INDUSTRIELLE
ET ADMINISTRATIVE

COMPRENANT

L'ÉTUDE DES ÉTABLISSEMENTS INSALUBRES, DANGEREUX ET INCOMMODES

PAR

Le Docteur Maxime VERNOIS

Médecin consultant de l'Empereur,
Membre titulaire et vice-président du Conseil d'hygiène publique et de salubrité de la Seine
Médecin de l'hôpital Necker, officier de la Légion d'honneur.

2 forts volumes in-8 de chacun 700 pages. — 16 fr.

Le titre de cet ouvrage indique à la fois son objet et son but : étudier le travail des principales industries et poser les règles de leur exercice et de leur surveillance, dire en quoi elles sont nuisibles ou incommodes, appeler l'attention des médecins et des administrateurs sur les causes peu connues de beaucoup de maladies, établir une espèce de jurisprudence scientifique pour toutes les questions d'hygiène publique ; telle est la tâche que M. le docteur Vernois s'est proposée.

L'auteur commence par donner quelques notions préliminaires d'hygiène publique générale dans ses rapports avec l'administration, résumant, autant que possible, en préceptes dogmatiques, les connaissances indispensables à l'examen médical et administratif de la salubrité. Il explique d'abord ce qu'exige l'hygiène publique dans une grande ville ; il faut des aliments sains et abondants, il faut de l'eau, de l'air, de la lumière à profusion, il faut de la propreté partout, il faut, pour toutes les infirmités, pour toutes les misères, des soins et des secours ; il ne faut ni bruits, ni odeurs, ni fumée. Voilà pour la ville. A la campagne, il faut assainir les cours, supprimer les cloaques, veiller au bon établissement des étables, des basses-cours, au curage des puits, des canaux, etc.

Venant aux industries spéciales, dont l'exercice peut être nuisible à l'ouvrier ou à la société elle-même, l'auteur, pour chacune d'elles, donne le détail des opérations et l'usage du produit ; bref pour quelques industries, beaucoup plus étendu pour d'autres, d'après l'importance du sujet et la nécessité qu'a l'hygiéniste de les connaître, il indique toutes les causes connues jusqu'ici d'insalubrité ou d'incommodité auxquelles elles donnent lieu ; il énumère les prescriptions hygiéniques et administratives à imposer, pour porter remède aux dangers ou aux inconvénients signalés ; il rapporte, toutes les fois qu'il y a lieu, les lois, décrets, ordonnances, circulaires ou instructions afférents à la matière.

L'ouvrage de M. le docteur Vernois sera le *vade-mecum* obligé de tous les membres des conseils ou des commissions hygiéniques de l'Empire, de tous les administrateurs qui sont chargés d'en diriger et d'en surveiller les applications (*juges, préfets, sous-préfets, maires*) ; de tous les industriels jaloux de s'instruire, désireux de vivre en paix avec leurs voisins, et intéressés surtout à protéger la santé et la vie de leurs ouvriers contre les inconvénients ou les dangers que peuvent offrir leurs établissements; enfin des médecins hygiénistes qui, en touchant du doigt et de l'œil les éléments et les milieux où *se fabriquent*, selon une heureuse expression de l'auteur, tant d'affections graves, connaîtraient et devineraient souvent le secret d'un grand nombre de maladies.

Ce livre a donc une importance que chacun peut comprendre; il facilitera cette alliance si utile et qui peut être si féconde, de la science dictant ses lois et de l'autorité pouvant réglementer, imposer des obligations, éclairée qu'elle est par les lumières de la science.

Comme garantie de l'autorité qu'a, dans les questions d'hygiène industrielle et administrative, M. le docteur Vernois, il nous suffira de rappeler que l'auteur est membre titulaire et vice-président du conseil d'hygiène publique et de salubrité de la Seine, et l'un des plus laborieux rédacteurs des *Annales d'hygiène publique;* il a pris part, depuis longtemps, à tous les travaux du conseil d'hygiène, inspectant presque toutes les industries, étudiant presque tous les produits dont il traite dans son livre; il a même, sur certaines industries, ouvert la voie aux études nouvelles par de savantes monographies.

HYGIÈNE

DES

OUVRIERS MINEURS

DANS LES EXPLOITATIONS HOUILLÈRES.

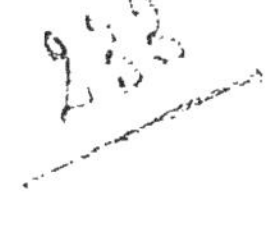

Paris. — Imprimerie L. MARTINET, rue Mignon, 2.

HYGIÈNE

DES

OUVRIERS MINEURS

DANS LES EXPLOITATIONS HOUILLÈRES

PAR

LE DOCTEUR A. RIEMBAULT

MÉDECIN DE L'HÔTEL-DIEU DE SAINT-ÉTIENNE.

PARIS

J.-B. BAILLIÈRE ET FILS,

LIBRAIRES DE L'ACADÉMIE IMPÉRIALE DE MÉDECINE,

Rue Hautefeuille, 19.

LONDRES
Hippolyte Baillière, 219, Regent street.

NEW-YORK
Baillière brothers, 440, Broadway.

MADRID, C. BAILLY-BAILLIÈRE, CALLE DEL PRINCIPE, 11.

1861

PRÉFACE.

Il semble qu'il ait été dans ma destinée de soigner des mineurs. Attaché pendant plusieurs années, dans le département de l'Allier, à un service médical exclusivement composé de houilleurs, je me suis initié à leurs travaux, intéressé à leurs périls. M'imaginant que mon devoir ne devait pas se borner à panser les blessés et soigner les fiévreux, je me suis appliqué, par une observation journalière et assidue, à chercher les moyens de dégager cette profession des dangers et des inconvénients qui y sont attachés. Plus tard, les suffrages d'un concours m'ont amené à Saint-Étienne, dans le bassin le plus riche et le plus important de France, où j'ai pu poursuivre mes études, dont j'offre aujourd'hui le résultat au public.

Avant d'exposer en détail le plan de l'ouvrage, je dirai en quelques mots les idées générales qui lui servent de base.

L'hygiène a de tout temps été la base de la médecine ; c'en est la branche la plus féconde en enseignements utiles et en résultats incontestables ; et, il faut le dire à la louange de notre époque, jamais elle ne fut en plus grand honneur qu'aujourd'hui. C'est elle qui a présidé à l'édification de ces magnifiques quartiers qui embellissent actuellement Paris et quelques villes de province, à la place de maisons infectes, de rues sordides où l'air et la lumière ne pénétraient jamais ; c'est à elle qu'on doit encore la gracieuse et salutaire importation des squares.

Elle est la sauvegarde de la santé. « Ayez une bonne hygiène et moquez-vous des médecins, » disait Voltaire; et, à la forme près, il avait raison.

C'est à elle aussi qu'il faut demander les moyens de tarir la source des épidémies et des autres maladies qui désolent l'humanité, car elle seule peut fournir des remèdes vraiment efficaces.

Depuis qu'il est démontré que le quinquina guérit la fièvre intermittente, que quelques autres médicaments combattent victorieusement certaines maladies, les esprits se sont tournés vers la recherche des spécifiques. Il est probable que la nature, dans l'inépuisable trésor de ses ressources, recèle des remèdes propres à tous nos maux, et qu'il nous sera permis d'en découvrir quelques-uns encore inconnus aujourd'hui; mais ces recherches pour lesquelles il n'est pas de guide, dans lesquelles on s'égare par conséquent, n'aboutissent que bien rarement. C'est presque toujours le hasard qui nous met sur la trace d'une découverte de ce genre. Qu'a produit depuis plusieurs années l'appât d'un prix de 100 000 fr. offert à celui qui trouvera un spécifique contre le choléra? Jusqu'à présent, rien.

D'ailleurs, ne vaudrait-il pas mieux découvrir les moyens d'empêcher le mal de naître, que le remède destiné à le combattre? *Sanare bonum, melius providere.*

Cela revient à dire que c'est vers l'hygiène que nous devons principalement diriger nos études; on en comprend la nécessité quand on voit des milliers d'hommes perdre fatalement leur santé faute de soins ou de précautions bien entendues.

« Le moment n'est pas encore venu, dit M. Tardieu (1), où il sera possible de tenter avec quelque chance de succès une histoire générale des professions, envisagées au point de vue de leurs conditions hygiéniques, des maladies qui leur sont propres et des lois de leur mortalité comparative. Une telle entreprise, la plus grande à coup sûr et la plus utile que puisse choisir pour but de ses efforts tout homme sincèrement voué au progrès de l'hygiène publique, et à l'amélioration du sort des classes laborieuses ; une telle entreprise, pour être accomplie dignement, exige des éléments empruntés à la fois à l'économie politique, à la statistique, à la technologie, à la médecine enfin, et dont aucune de ces sciences n'est encore en complète possession. Jamais cependant, à aucune époque, un intérêt plus réel et plus immédiat ne s'est attaché à de semblables études qui, non-seulement peuvent faire disparaître les causes d'insalubrité inhérentes à certaines industries, mais encore sont le seul fondement sur lequel puissent être solidement instituées les sociétés de secours mutuels et les caisses de retraite pour les artisans malades et invalides. Aussi, en attendant qu'il soit possible de les mettre en œuvre, doit-on s'attacher à réunir tous les matériaux nécessaires, et à préparer, par une suite de travaux partiels entrepris dans cette voie, la construction de l'édifice tout entier. »

J'ai entrepris un de ces travaux partiels, et j'essaye d'apporter une petite pierre à l'édifice.

(1) *Étude hygiénique sur la profession de mouleur en cuivre pour servir à l'histoire des professions exposées aux poussières inorganiques.* Paris, 1854.

Bon ou mauvais, ce livre répond à un besoin. Les ouvriers mineurs exposés à des dangers que la science est souvent impuissante à conjurer, éloignés la plupart du temps des foyers de civilisation qui développent l'intelligence, domptent les mesures routinières, et apportent le progrès ; ces ouvriers, aujourd'hui fort nombreux, attachés à une industrie qui fait la richesse du pays, méritent un intérêt particulier.

« La condition malheureuse de ces artisans, dit Ramazzini (1), dont les travaux, quoique vils et méprisables en apparence, sont si nécessaires et si avantageux pour le bien de l'État, n'exige-t-elle pas des études sérieuses? et n'est-ce pas une dette qu'a contractée envers eux, cet art, le premier de tous, qui, comme l'a dit Hippocrate dans ses *Préceptes*, donne ses secours sans intérêt et s'occupe aussi bien des pauvres que des riches? »

Les traités d'hygiène générale ne suffisent pas pour le houilleur. Il faut être initié à ses mœurs, à ses travaux, pour être à même de formuler d'une part les préceptes spéciaux que nécessitent les conditions spéciales au milieu desquelles il vit, et de discerner d'autre part ce que ces ouvrages contiennent d'applicable à sa position, à ses besoins.

Cette double tâche que je me suis imposée, je ne sais si je m'en suis bien acquitté. Si je n'ai pas réussi, j'aurai le mérite, du moins je l'espère, d'appeler l'attention sur ce sujet et de susciter des travaux mieux inspirés que les miens, et j'aurai de toute manière ma part dans l'exécution d'une chose bonne en soi.

(1) Ramazzini, *Traité des maladies des artisans.*

PLAN DE L'OUVRAGE.

Cet ouvrage a été composé en vue des ouvriers houilleurs. Je me suis appliqué à simplifier et à rendre aussi claires que possible les explications que j'ai cru utiles de donner. Ce livre peut donc être lu et compris par tout le monde. — Il est divisé en trois parties.

Première partie. — Elle comprend l'histoire des travaux du houilleur.

Au lieu de me borner à des conseils généraux sur la conduite que l'ouvrier houilleur doit tenir pendant son travail ; au lieu d'indiquer d'une manière succincte les précautions qu'il doit prendre pour éviter les accidents ou les maladies qui le menacent, j'ai cru bon d'entrer dans les détails du travail et de tracer pour chaque cas les règles à suivre. J'ai pensé, de cette façon, graver plus profondément dans son esprit des préceptes utiles.

Recommander la prudence d'une manière abstraite est une chose bonne en soi, mais d'ordinaire peu profitable. Si au contraire on insiste sur un cas particulier ; si, par exemple, on fait comprendre au mineur ce qu'est le grisou, les causes et les dangers de son inflammation, on parviendra, ce me semble, plus facilement à le rendre prudent, que si l'on s'était borné à des recommandations banales.

Au surplus, il ne suffit pas de parler de prudence à un homme constamment entouré de dangers ; il faut encore lui signaler ces dangers, lui apprendre à les prévoir et à les éviter.

Ce sont ces réflexions qui m'ont inspiré le plan que j'ai suivi dans cette partie de ce livre.

Je prends donc le houilleur au moment où il va commencer son travail, je le fais descendre dans les travaux ; je l'accompagne à son chantier ; j'assiste à son travail, et je le guide au milieu des périls si nombreux qui le menacent sans cesse.

Je m'étends longuement sur les travaux qui présentent des dangers, car là est la source des accidents les plus fréquents et les plus terribles. Je ne crains pas de rappeler le souvenir de quelques grandes catastrophes pour frapper son esprit et lui faire sentir l'importance des précautions que je lui recommande.

D'ailleurs, il m'a semblé que l'ouvrier houilleur ne lirait ni sans profit ni sans intérêt, l'histoire simple de sa vie journalière, qu'en mettant à sa portée l'explication de divers phénomènes qui se passent sous ses yeux, qu'en l'initiant à certains détails scientifiques (que j'ai mis tout mon soin à simplifier), je donnerais une occupation attrayante et utile à son esprit; qu'il prendrait confiance en voyant que ses travaux, ses mœurs, ses habitudes, bonnes ou mauvaises, sont bien connues, et qu'il se laisserait plus facilement inspirer de sages préceptes.

Je lui montre qu'avec un peu de prudence il doit éviter la plupart des périls dont il est entouré; qu'il doit avoir horreur d'un danger inutile, et que les fanfaronnades n'ont rien à faire avec le vrai courage.

Dans tout le cours de ce livre, je m'étudie à ne pas sortir de l'hygiène et à ne donner que les détails que le houilleur a besoin de connaître pour comprendre les conseils que je lui donne.

Du reste, on verra combien j'ai évité avec soin de faire

étalage d'une facile érudition. J'ai voulu, avant tout, être simple et clair, m'imaginant toujours parler à des ouvriers naturellement peu familiarisés avec les études scientifiques.

Deuxième partie. — Elle contient :

1° L'histoire des accidents (blessures, asphyxies, intoxications par les gaz méphitiques, etc.) auxquels sont exposés les houilleurs.

Je n'insiste que sur les blessures qui, soit par leur gravité, soit par leur fréquence, soit par le caractère particulier qu'elles revêtent chez les houilleurs, offrent quelques remarques d'une utilité pratique.

J'ai mis tous mes efforts à exposer clairement quelques signes importants de certaines lésions graves, de manière qu'il soit aisé de les reconnaître et de leur appliquer les secours que j'indique. Ces secours sont simples et faciles à administrer. Je m'étends assez longuement sur ce sujet, qui me semble devoir être fertile en heureux résultats. Le médecin est rarement présent au moment d'un accident, et il est bon que les ouvriers sachent d'une manière générale, et pour les principaux cas, ce qu'il convient de faire en attendant son arrivée. On a écrit pour les asphyxiés des livres qui ont rendu de grands services. Portal, qui eut le premier l'idée d'un travail de ce genre, prétend avoir ainsi sauvé la vie à bien des malheureux. Puisse le mien être de quelque utilité en indiquant aux mineurs les secours à donner à leurs camarades victimes d'un accident !

Il serait à souhaiter que, dans les pays de mines, les maîtres d'école fussent chargés d'enseigner à ce sujet quelques préceptes qui seraient formulés simplement et se graveraient aisément dans la mémoire des enfants. Ces préceptes seraient bientôt répandus, mis en pratique, et il en résulterait certainement quelque bien.

2° La description des maladies qui sont spécialement propres aux mineurs, ou tout au moins plus fréquentes chez eux que chez le reste des hommes.

3° Quelques considérations sur les caisses de secours et les soins médicaux dans les mines.

Troisième partie. — Elle contient :

1° Quelques préceptes sur les conditions de salubrité auxquelles on doit s'astreindre pour construire les habitations ; sur la nécessité de faire des réparations avant de s'établir dans des maisons qui ont déjà été habitées ;

2° Quelques mots au sujet de l'alimentation et sur certains objets de consommation qui font aujourd'hui partie de notre civilisation, tels que le café, le tabac.

J'ai cru utile de parler ici de l'habitation et de l'alimentation et de chercher à vulgariser parmi les mineurs les notions précises que la science possède aujourd'hui sur ces matières.

J'ai tenté de le faire en exposant aussi rapidement et aussi nettement qu'il m'a été possible les données les plus élémentaires et les plus importantes à connaître.

Enfin à ces notions d'hygiène physique j'ai cru devoir joindre quelques préceptes d'hygiène morale.

Dans tout le cours de ce livre, j'ai cherché l'occasion de placer un conseil utile. Je n'ai pas craint d'entrer dans les menus détails du ménage, quand j'ai trouvé à en dire quelque chose de profitable.

Le but que je me suis proposé dans cette étude, c'est d'améliorer en quelque chose le sort des houilleurs, soit en leur suggérant des mesures de prudence qui les mettent à l'abri des accidents et maladies qui les menacent, soit en leur inspirant le goût d'une bonne conduite, et d'accomplir ainsi moi-même un peu de bien.

Je termine cette préface en exprimant un vœu : Si les élèves de l'école des mineurs de Saint-Étienne consacraient pendant leur dernière année d'études, une heure par mois à écouter une leçon d'hygiène, ils emporteraient dans les différentes houillères où ils iraient s'établir, les principes d'une science dont les ouvriers sentiraient vite les bienfaits. Bien des dangers seraient conjurés, et de grandes améliorations en résulteraient ; car, je le répète, l'hygiène est une des sciences les plus fertiles en résultats et les plus utiles à propager ; et c'est par l'intermédiaire d'hommes intelligents et instruits comme le sont les ingénieurs qui sortent de cette école, que les bons préceptes se répandraient rapidement parmi les ouvriers houilleurs, habitués à les respecter et à les estimer.

Saint-Étienne, le 15 février 1861.

A. Riembault.

HYGIÈNE

DES MINEURS

TRAVAILLANT A LA HOUILLE

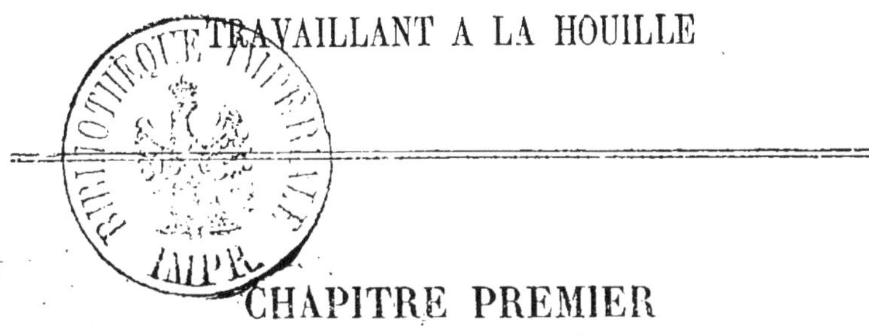

CHAPITRE PREMIER

ENTRÉE DES OUVRIERS DANS LES TRAVAUX.

Avant de commencer son travail, le houilleur a déjà des fatigues et des périls à subir. Il doit pénétrer dans le sein de la terre à des profondeurs souvent considérables, pour parvenir au chantier auquel il est attaché.

Nous allons passer en revue les différents moyens par lesquels il a accès dans les travaux.

Dans les couches de charbon situées au-dessus du sol d'une vallée, dans le flanc d'une montagne, on pénètre quelquefois par des galeries horizontales qui ressemblent en petit, aux tunnels des chemins de fer. Pour les couches situées au-dessous du sol, mais peu profondément, on y arrive par des galeries inclinées ou descenderies.

Je n'ai rien à dire de ces moyens de gagner les couches exploitées, qui sont peu fatigants, point dangereux, et par conséquent préférables à tout autre, si ce n'est que quand ils existent, les ouvriers doivent être sévèrement astreints à s'en servir exclusivement.

Quand on ne peut atteindre les couches en exploitation que par des puits, on se sert le plus souvent, pour y parvenir, d'une série d'échelles superposées, verticales ou inclinées, et que l'on applique contre les parois du puits. Il est à désirer que ces échelles soient, de distance en distance, munies de paliers, qui permettent aux ouvriers de se reposer un moment, de reprendre haleine; et qui, en cas d'accidents, diminuent la hauteur des chutes et en atténuent la gravité.

Ce mode de trajet est souvent dangereux et toujours pénible, car il est quelquefois très difficile et même impossible de placer les échelles dans de bonnes conditions; ensuite les ouvriers portent des chaussures peu commodes, des sabots qui glissent sur les échelons; ils sont en outre embarrassés par leur lampe et quelquefois par les outils qu'ils emportent. Aussi, pour une cause ou pour une autre, les chutes dans les descenderies à échelles verticales sont très fréquentes. Aux Ferrières (Allier) j'eus, en 1854, dans l'espace d'un mois, à soigner trois hommes victimes d'accidents de cette nature; j'ai dit trois, j'aurais dû dire deux, car l'un a été tué sur le coup et les deux autres ont eu des blessures très graves et dont ils porteront toujours les traces. Or les paliers, pour peu qu'ils soient rapprochés, atténuent la gravité des chutes.

D'autre part, quand on remonte, à moins d'une grande habitude, on se fatigue vite; les bras s'engourdissent, perdent leurs forces, l'essoufflement survient rapidement et au bout d'un temps très court les forces sont paralysées;

tout effort musculaire devient impossible et une chute est imminente. Un peu de repos est donc utile et même indispensable, et on l'obtient avec les paliers.

Les échelles constituent, en outre, un moyen de descente préjudiciable à la santé des ouvriers.

En effet, rendons-nous compte de ce qui se passe dans l'action de monter une échelle : l'homme saisit les échelons avec ses mains, et tire à lui la partie inférieure du corps du côté des mains. Je ferai remarquer en passant que la position élevée des bras ne permet pas un accès facile au sang artériel qui est l'excitant des muscles, ce qui rend compte, à mon avis, de l'impuissance musculaire qui survient si rapidement aux bras, tandis que les jambes sont encore aptes à l'exercice. Je reprends : l'homme saisit les échelons, avec ses mains et tire à lui la partie inférieure du corps du côté des mains ; les membres inférieurs ne restent pas inactifs ; après s'être préalablement raccourcis et fixés sur un échelon, ils s'étendent et poussent ainsi le corps par en haut, tandis que les bras l'attirent. Or, les muscles des bras et des épaules, qui sont chargés d'enlever le corps, sont en contraction ; et c'est sur la cage thoracique que ces muscles prennent leurs insertions et leur appui. Cette cage appelée à changer de dimension à chaque respiration, va être en partie immobilisée ; l'ampliation pulmonaire sera gênée et les phénomènes respiratoires ne s'effectueront plus qu'incomplétement. Aussi, après une ascension un peu élevée, opérée de cette façon, l'anhélation est-elle extrême.

Or, un exercice pareil répété plusieurs fois par jour, ne doit-il pas avoir une influence fâcheuse sur les fonctions respiratoires? n'est-il pas de nature à produire cette affection si fréquente chez les mineurs : l'*emphysème pulmonaire*, ou tout au moins à en faciliter l'évolution et à en aggraver la marche?

Hygiéniquement parlant, les échelles constituent une descenderie détestable.

Les échelles inclinées sont de beaucoup préférables aux verticales, en ce qu'elles n'exercent que les muscles des jambes. Aussi elles produisent moins vite l'essoufflement et la fatigue. Cependant elles présentent encore les inconvénients des verticales, quoique à un moindre degré.

En France, à part de très rares exceptions, on n'emploie pas les ouvriers au remontage du charbon. Il n'en est pas de même dans la partie orientale de l'Écosse. J'emprunte à un excellent travail de M. Ducpetiaux (1) des détails très intéressants sur ce sujet : « M. N. Franks a vu une enfant, une petite fille âgée de six ans, portant sur le dos un demi-quintal de charbon, et faisant avec ce lourd fardeau quatorze longs et pénibles voyages par jour.

« Pour apprécier, dit-il, ce genre de travail, il suffira de décrire les localités où il s'exerce. La pauvre petite fille dont je viens de parler (et des centaines d'enfants sont dans le même cas), doit d'abord descendre, au moyen d'échelles, jusqu'à l'endroit où se trouve le puits d'extraction; là elle prend une espèce de panier qui s'emboîte sur le dos et s'aplatit en s'élargissant vers le cou, et, munie de cet appareil, elle poursuit son chemin jus-

(1) *Du travail des enfants dans les mines et houillères de la Grande-Bretagne et de la Belgique* (*Annales d'hygiène publique*, t. XXIX. Paris, 1843, p. 251).

qu'aux travaux de taille. On y remplit son panier qu'un homme a souvent de la peine à soulever pour le recharger sur ses petites épaules. On passe sur le devant de la tête de l'enfant une bande de cuir qui est destinée à retenir le fardeau ; on ajoute quelques morceaux de houille sur le cou, et la pauvre créature commence son pénible voyage, le corps courbé et presque affaissé sous cette énorme charge, après avoir attaché la lampe au bandeau qui recouvre son front. De la taille à la première échelle, il y a une distance de quatre-vingts pieds. Cette échelle a dix-huit pieds de haut ; après l'avoir gravie, l'enfant fait de nouveau quelques pas et trouve une deuxième échelle, puis une troisième, une quatrième, etc., qu'elle gravit successivement, jusqu'à ce qu'elle atteigne le fond de la baie où elle jette dans le cuffat son fardeau.

« Ce trajet est ce qu'on appelle un voyage ; il dépasse la hauteur de la cathédrale de Saint-Paul à Londres (110 mètres), si l'on ajoute à la montée des échelles l'intervalle qui les sépare les unes des autres. Il arrive parfois que la bande de cuir qui retient le panier se brise pendant l'ascension, et que le fardeau, dans sa chute, écrase ou blesse grièvement les enfants qui se suivent à la file.

« Lorsque, dit en terminant M. Franks, on considère la nature de cet horrible travail, son extrême sévérité, sa durée excessive, qui est de douze à quatorze heures par jour, et qui même, au moins une fois par semaine, se prolonge pendant toute la nuit ; l'atmosphère humide, chaude et malsaine dans laquelle travaillent les houilleurs, le jeune âge, le sexe d'un grand nombre de ces derniers ; lorsqu'on considère que ce travail, loin d'être une exception, est, au contraire, le lot habituel et la condition journalière de plusieurs centaines d'individus de tout âge, l'esprit recule épouvanté. »

Il y a des houillères qui ne possèdent pas les deux moyens dont nous venons de parler pour pénétrer dans les couches en exploitation ; on y arrive par les bennes. Il n'y a pas bien longtemps que le guidage des puits est à l'ordre du jour dans les mines, et que les bennes non guidées étaient souvent le seul moyen disponible pour descendre dans les travaux.

Je ne crains pas d'avancer qu'il n'existe peut-être pas de vieux mineurs qui n'aient éprouvé des accidents plus ou moins graves (1), en se servant de bennes non guidées;

(1) A ce propos, je veux citer, entre mille, deux faits qui viennent appuyer mon dire, et que je tiens de l'ingénieur même qui en a été l'acteur et le témoin.

On employait encore, dans le puits Saint-André de la concession de Méons, en 1834, des bennes de 3 hectolitres seulement, assez basses par conséquent. Pour utiliser la force de la machine, on descendait et montait habituellement deux bennes à la fois à chaque câble, et l'on suspendait ces bennes, non l'une sous l'autre, mais l'une à côté de l'autre. Il en résultait qu'au point de rencontre, les quatre bennes occupaient presque toute la section du puits et s'accrochaient fréquemment. Pour monter et descendre les hommes, on ne mettait qu'une seule benne ; mais un jour que l'ingénieur et un maître mineur descendaient ensemble dans la benne vide, les chargeurs du bas, n'ayant pas compris l'ordre donné, avaient rempli deux bennes de gros charbon, et les avaient même surchargées, de manière que le charbon dépassait de beaucoup le bord de la benne. A la rencontre, il y eut un accrochage, tellement violent que la benne qui portait les deux hommes tomba au fond du puits, laissant ceux-ci suspendus au câble et se retenant seulement par les mains, tandis que les deux bennes montantes, balancées par le choc, heurtaient contre les parois du puits en laissant échapper une grêle de charbon. Par un hasard providentiel, aucun de ces blocs n'atteignit les

et comme dans nombre de cas et notamment dans les puits de recherches, c'est encore le seul et unique moyen de descendre, je veux insister sur les précautions qu'il ne faut jamais négliger de prendre.

Les ingénieurs ont bien soin de faire examiner très souvent et avec un soin minutieux les parois du puits, la machine et les câbles, les crochets et les bennes, avec recommandation de les faire réparer à la moindre avarie. Ils font construire des bennes d'une forme et d'une capacité convenables pour que les ouvriers puissent s'y placer commodément ; ces bennes sont munies de chapeaux ou couvercles assez solides pour résister à des chocs violents. C'est beaucoup déjà, mais ce sera insuffisant si l'on n'im-

deux hommes, qui eurent la force de rester suspendus au câble jusqu'à leur arrivée au fond du puits.

Dans les puits terminés par un puisard destiné à recueillir les eaux, on tient habituellement les câbles assez longs pour conduire les bennes d'eau jusqu'au fond de ce puisard. Quand on le ferme par un plancher au niveau des galeries qui amènent le charbon, la benne s'arrête plus haut, et une certaine quantité de câble se déroule encore lorsqu'elle est arrêtée. Pour remonter dans ces bennes quand elles sont de petite dimension, on ne peut y mettre qu'un seul pied, et il faut saisir le câble avec un bras au moment où, se relevant, il commence à se tendre. L'ingénieur se préparait à monter ; il avait déjà un pied dans la benne et attendait que le câble fût tendu, lorsqu'un mécanicien inhabile l'enlève avec une telle rapidité qu'il n'a pas le temps de le saisir, et que la benne monte en le renversant, de telle sorte qu'il y reste suspendu par une seule jambe. Avant qu'on ait pu prévenir le machiniste et arrêter le mouvement, il a été entraîné ainsi à plus de 40 mètres de hauteur, la tête en bas, sans autre point d'appui que cette jambe, la benne ballottant d'une paroi à l'autre. S'il fût monté jusqu'au point de rencontre, il était infailliblement perdu. Grâce à sa force et à son sang-froid, on put le redescendre au fond du puits, et il échappa ainsi à la mort la plus affreuse.

pose pas des mesures rigoureuses pour l'entrée et la sortie des bennes, pour la place que doivent occuper les ouvriers durant le trajet. Le danger a véritablement un attrait fascinateur : c'est une chose dont on peut s'assurer facilement chez les mineurs.

Voyez-les quelquefois, au moment où la benne arrive au jour, sauter à terre, sans précaution et même avec une intention marquée de n'en pas prendre; ils voient le danger, ils le connaissent; que leur pied vienne à glisser et les voilà dans l'abîme, voués à une mort horrible : cela ne les retient pas.

Les bennes guidées sont commodes et n'offrent pas les mêmes dangers. Dans un puits guidé, on n'a pas à redouter la rencontre des bennes ni leur accrochage contre les parois, mais il y aura les mêmes précautions à prendre pour ce qui concerne la solidité du matériel et les mesures relatives à la sureté des ouvriers.

Machine Warocqué. —Le système des échelles mobiles pour le transport des ouvriers à une certaine profondeur est le moyen le plus précieux que possède l'art des mines. Je ne saurais donner ici la description détaillée de ces appareils, description qu'on trouvera dans les ouvrages spéciaux. Je me bornerai à dire qu'ils sont composés de deux tiges parallèles partant de l'orifice extérieur et aboutissant au fond du puits et portant de distance en distance des plates-formes ou paliers sur lesquels se placent les hommes. Ces tiges sont reliées à deux cylindres à vapeur qui fonctionnent en sens inverse l'un de l'autre, c'est-à-dire qu'une tige monte pendant que l'autre descend. A l'extrémité de la course les paliers des deux tiges se trouvent exactement en face l'un de l'autre, de manière à former un seul plan horizontal. Il suffit donc aux hommes de se transporter horizontalement d'un palier à l'autre, à chaque changement de mouvement, pour arriver en haut ou en bas, suivant qu'ils se placent sur le palier montant ou sur le palier descendant.

L'emploi de ce système demande cependant quelque habitude : il faut saisir le moment précis de la rencontre des paliers pour passer de l'un sur l'autre. Qu'on laisse passer le moment favorable pour enjamber la séparation, que le pied vienne à glisser, et l'on est en péril. Dans certaines machines le mouvement est continu et les paliers arrivent en face l'un de l'autre sans s'arrêter. A Rive-de-Gier, dans la machine construite par M. Warocqué, il y a un temps d'arrêt dont la durée se règle à volonté. Quoi qu'il en soit, le système des échelles mobiles est le moyen le meilleur pour l'ascension et la descente des ouvriers dans les travaux profonds.

Malheureusement toutes les mines ne sont pas assez importantes ni assez riches pour pouvoir faire les frais d'installation d'une aussi coûteuse machine.

Il est important que l'ouverture, qui sert de descenderie, ne soit pas destinée à la sortie du mauvais air. En d'autres termes, l'aérage d'une mine se fait de la manière suivante : l'air de l'atmosphère pénètre par un orifice quelconque dans la mine, tandis que l'air vicié sort par un autre orifice. Il est très désirable que ce dernier orifice ne soit pas celui par où les ouvriers doivent pénétrer dans les travaux.

En effet, quel que soit le mode de descenderie, il faut toujours un certain temps, variable entre cinq et vingt minutes, pour gagner les travaux souterrains; or, il est dangereux de respirer, pendant un espace de temps aussi long, des gaz délétères; et le danger peut être immédiat si les ouvriers doivent faire un exercice fatigant, durant le trajet. J'ai déjà dit combien l'anhélation survient rapidement chez les gens qui gravissent les échelles; à bien plus forte raison, cette anhélation sera imminente, si l'air respiré est délétère.

Tels sont les divers moyens de pénétrer dans les mines.

La nature de l'exploitation, ses conditions d'existence, peuvent imposer aux directeurs des mesures qui ne sont pas toujours en rapport avec leur désir de ménager les forces et la santé de leurs ouvriers; mais c'est à ceux-ci à ne pas se soustraire aux conseils qu'on ne leur prodigue que pour leur bien, et à ne pas braver des dangers inutiles et sans profit.

Malheureusement l'occasion ne leur manquera pas de faire preuve d'énergie et de résolution, et ils verront, quand il s'agira d'exposer sa vie pour sauver un camarade en péril, que ce ne sont pas les fanfarons qui s'offrent les premiers.

Du reste, il faut le dire à l'honneur des houilleurs, jamais, dans ces moments terribles, on ne fait appel en vain à leurs sentiments généreux.

CHAPITRE II.

DU TRAVAIL A L'INTÉRIEUR.

Parvenus à l'intérieur de la mine, les ouvriers ont à exécuter des travaux très divers et variés par leur nature et aussi par la nature de la couche exploitée.

L'ouvrier piqueur est dans les meilleures conditions possibles, quand il a pour chantier une galerie horizontale, haute et large de 2 mètres environ, munie d'une rigole d'écoulement et n'ayant pas plus de 20 mètres de longueur, sans aérage direct, c'est-à-dire, sans aboutir à une autre galerie qui établisse un courant destiné à renouveler l'air; car, dans ce cas, l'aérage se faisant par diffusion est d'autant plus imparfait, que la galerie est plus longue. — Je dois ajouter, comme condition essentielle, qu'il ne doit pas y exister de grisou.

Ainsi bon air, pas d'humidité, commodité dans le travail; ajoutez que le houilleur est protégé, en été, contre les ardeurs d'un soleil brûlant et, en hiver, contre les rigueurs d'un froid excessif : voilà les conditions les plus favorables réunies.

Le piqueur, par la nature de son travail, est obligé de se tenir tantôt debout, tantôt couché, tantôt à genoux.

D'ordinaire, il se contente d'égaliser le sol avec du charbon menu pour se coucher. L'emploi d'une peau ou basane est indispensable pour le préserver contre l'humidité, cette source de tant de maux.

A ce moment surtout le piqueur est échauffé par un

exercice violent; il est souvent en sueur. Je dirai plus tard que c'est la cause des catarrhes pulmonaires, des rhumatismes, etc.

Il en est de même quand il est obligé de travailler à genoux : c'est l'origine de l'hydarthrose du genou, affection qu'on observe communément chez les mineurs, et qu'on préviendra à l'aide de faciles précautions ; car elle reconnaît pour cause l'humidité, l'humidité seule, et non pas la pression exercée par la masse du corps sur l'articulation. En effet, chez les gens d'église et chez les frotteurs, quelquefois la pression manifeste son action en déterminant l'hydropisie d'une bourse séreuse située au-devant de l'articulation, c'est l'hygroma; tandis que chez les mineurs, c'est l'articulation elle-même qui est le siége de l'épanchement.

Plus tard, je reviendrai sur ce sujet; mais, en passant, je recommande expressément l'usage d'un corps sec, quel qu'il soit : peau, étoffes, etc., sur lequel s'appuiera le genou.

Pendant les tailles latérales, l'ouvrier doit veiller avec soin aux fissures que l'on appelle *crins* ou *tranchants ;* quelquefois quand ces fissures existent, il se détache des blocs de charbon qui tombent subitement et peuvent déterminer des blessures très graves.

Enfin, quand on enfonce les coins à la partie supérieure pour faire tomber le bloc détaché sur une partie de ses faces, il faut être bien sur ses gardes, veiller à ce que rien, derrière, ne soit de nature à entraver la fuite, quand le moment sera venu. C'est là, peut-être, une des causes d'accidents les plus fréquentes. Le dernier coup de masse est donné, le bloc va tomber, l'ouvrier fuit à temps, mais sa retraite est empêchée par un corps quelconque, et il est pris sous l'éboulement.

Nous venons de supposer le houilleur dans les conditions de travail les plus commodes et les plus sûres; mais les galeries ne sont pas toujours horizontales. Quand elles sont inclinées, le travail est ordinairement plus commode; le charbon, à mesure qu'il est abattu, suit la pente et tombe de lui-même; l'écoulement des eaux est plus facile et par conséquent l'humidité y est moins à craindre; mais, en revanche, le travail est plus dangereux, les éboulements sont plus à redouter et l'aérage est plus lent et plus malaisé.

Quand il s'agit de burcks ou puits verticaux commencés par la partie inférieure, les inconvénients sont encore plus marqués que pour les galeries inclinées, surtout si l'on emploie la poudre. Il est alors indispensable d'établir un ventilateur pour faciliter le renouvellement de l'air. Je ne veux pas passer outre, sans signaler les dangers du travail dans les burcks et sans recommander aux ouvriers les plus grandes précautions. L'échafaudage, qui est destiné à être déplacé fort souvent, est en général très léger, et les éboulements sont fort à craindre. Il faut donc une grande attention et des précautions qu'on ne saurait trop multiplier.

D'autres fois, le travail a lieu en sens inverse, les galeries sont inclinées, mais en descendant, ou bien même c'est un puits qu'on creuse en commençant par la surface. L'humidité y est presque toujours considérable, et les ouvriers y travaillent les pieds et même les jambes dans l'eau; de plus, l'eau dégoutte des parois, de manière qu'elle tombe au fond comme la pluie.

Voilà un travail qui est loin de réunir de bonnes conditions hygiéniques.

L'humidité, on le sait, est la cause de presque tous les maux et notamment des rhumatismes et des affections de poitrine chez les hommes faits; mais ce n'est pas tout : cette eau est chargée, en très notable proportion, d'acide sulfurique et de sels irritants. Les ouvriers qui travaillent les jambes dans cette eau sont exposés, comme je le dirai dans un article à part, à des éruptions de nature furonculeuse. En outre, au fond, c'est-à-dire là où l'ouvrier travaille, l'air est le plus souvent mauvais, surtout quand la profondeur est grande; l'acide carbonique exhalé par la couche de charbon, par la lampe du mineur, par les poumons du mineur lui-même, en raison de sa pesanteur spécifique, reste dans les couches inférieures, et l'aérage, s'il n'a lieu que par diffusion, se fait d'une manière fort insuffisante.

Il est donc très désirable que la durée du travail, dans ces parties soit plus courte; qu'au moyen de chapeaux à larges bords et de peaux imperméables, ils s'abritent le plus possible.

Le travail de dépilage est généralement facile; les dangers à redouter viennent des éboulements.

Il y a des galeries d'une hauteur qui ne dépasse pas 60 centimètres. Le travail qu'y fait le piqueur a reçu le nom de *travail à col tordu*, parce qu'en effet il est obligé, par la position que nécessite l'entaillage, de courber la tête et le cou, étant couché et dans la position complétement horizontale.

Je ne sais pas de travail plus pénible, plus fatigant, plus répugnant; l'aérage s'y fait très difficilement; les ouvriers dans ces chantiers sont, pendant la durée du travail, dans une position gênante, exposés à l'humidité, au mauvais air, et cependant ils tiennent à y rester. Je sais qu'on demande d'eux moins de travail; c'est la cause, sans doute, qui les y retient, en dépit de la gêne et des souffrances qu'ils ont à y endurer.

M. Ducpetiaux a fait, d'après J. L. Kennedey, un tableau saisissant des inconvénients qui sont attachés à ce travail.

« Dans le district d'Halyfax, dit-il (1), les couches de charbon, dans plusieurs mines, n'ont guère que 14 et dépassent rarement 30 pouces d'épaisseur; il s'ensuit que les ouvriers adultes manquent d'espace nécessaire pour travailler même dans une position courbée; ils sont obligés, pour détacher ou arracher la houille, de se coucher tout du long sur le sol raboteux, la tête portée sur une petite planche ou une sorte de béquille courte. Lorsqu'ils ont un peu plus d'espace, ils travaillent appuyés sur un genou, l'autre étendu de manière à pouvoir balancer le corps.

» Pendant tout le temps qu'ils passent dans ces conduits étroits, obscurs, privés d'air, ils sont accablés de chaleur et dans un état de complète nudité. Dans le même district les petits wagons, à l'aide desquels on transporte le charbon dans l'intérieur des fosses, reçoivent une charge qui varie de 2 à 5 quintaux. Ils sont portés sur quatre roues de fonte de 5 pouces de diamètre et roulent sur un

(1) *Annales d'hygiène publique et de médecine légale.* Paris, 1843, t. XXIX, p. 247.

sol mal aplani ; toutes les fois que des rails ne conduisent pas des travaux de taille aux points d'extraction, ce sont des enfants qui traînent ces wagons, en passant parfois par des galeries qui n'ont pas plus de 16 pouces d'élévation. — Il s'ensuit que, pour accomplir ce travail fatigant, ces petits malheureux sont obligés de ramper sur les pieds et sur les mains ; pour s'alléger, ils mettent autour de leur corps une large ceinture de cuir, à laquelle pend une chaîne, de 4 pieds de longueur environ, qui s'attache au wagon à l'aide d'un fort crochet. Dans les passages un peu plus élevés, ils traînent leur fardeau avec la ceinture et la chaîne, en marchant à reculons et le corps courbé. Lorsqu'enfin ils ont atteint les grandes galeries de communication, ils détachent la chaîne et changent de position ; ils poussent alors le wagon en s'aidant de la tête et des mains. Il est vraiment extraordinaire de voir avec quelle adresse ces enfants dirigent les wagons au milieu des angles formés par les passages étroits, tracés sur un sol inégal couvert d'eau, de boue, de pierres. »

Dans certaines houillères, le roulage est réservé aux ouvriers les plus robustes. Ils font quelquefois dans leur poste un trajet de 20 à 22 kilomètres, en traînant une charge considérable. Il est indispensable que les galeries par où ils passent soient très bien aérées, autrement les efforts musculaires qu'ils sont obligés de faire les essoufflent, et, je l'ai déjà dit, dans ces cas, si l'air respiré est impur, l'asphyxie est imminente.

CHAPITRE III.

DU MAUVAIS AIR.

M. Moyle (1), analysant l'atmosphère de quelques mines du duché de Cornouailles, a trouvé pour 100 parties d'air 17, 067 d'oxygène au lieu de 21 qui est le chiffre normal; 0, 085 au lieu de 0, 005 ; 82, 8 d'azote au lieu de 79, et enfin du gaz dangereux provenant en partie de l'inflammation de la poudre à canon.

On voit par là que l'air respiré par les houilleurs est souvent bien impur.

En effet, la respiration des hommes et des animaux, la combustion des lampes, absorbent une quantité considérable d'oxygène, qui est remplacé dans l'atmosphère par une certaine proportion d'acide carbonique. L'oxygène est encore mis à contribution par la décomposition chimique de plusieurs substances qui se trouvent ordinairement dans les mines.

« Les matières végétales et animales éprouvent, dit » M. Combes, une fermentation putride, dans laquelle » l'oxygène de l'air disparaît, en se combinant avec » quelques-uns des principes élémentaires de ces substan» ces et dont les produits, qui se répandent dans l'air » ambiant, sont principalement le gaz acide carbonique, » des composés gazeux de carbone et d'hydrogène ; de

(1) *Annales de chimie et de physique*, 3e série, t. III.

» l'azote et de l'ammoniaque pour les matières azotées. » — Ces gaz entraînent encore avec eux d'autres sub- » stances que l'analyse chimique n'a pu isoler, qui ont » habituellement une odeur infecte, et exercent sur les » hommes qui les respirent une action délétère, au plus » haut degré. On les nomme miasmes. » D'autre part les houilles exhalent en plus ou moins grande quantité de l'acide carbonique et des composés gazeux de carbone et d'hydrogène : hydrogène protocarboné et bicarboné et plus rarement de l'hydrogène sulfuré.

Nous parlerons d'abord du grisou. — C'est une question si importante, au point de vue des accidents dans les mines, que je crois devoir entrer dans quelques détails.

Le grisou est un mélange de gaz qui peuvent varier, soit dans leur nature, soit dans leur quantité. Ces gaz sont : l'hydrogène protocarboné et bicarboné, et plus rarement et accidentellement l'oxyde de carbone et l'acide carbonique. Le grisou est incolore, sans odeur, mais il produit sur la membrane muqueuse du nez, une sensation excitante, particulière, qui ne suffirait pas à le faire reconnaître, mais qui peut servir à mettre sur ses gardes un mineur expérimenté.

J'ai vu un ingénieur, aux mines des Ferrières, s'assurer, par ce moyen, si l'aérage qu'on pratiquait chaque matin à l'aide d'un ventilateur, était suffisant pour permettre l'entrée des galeries aux ouvriers.

Le grisou est insoluble dans l'eau, ou tout au moins très peu soluble, et les galeries humides n'en sont pas plus à l'abri que celles qui sont sèches. Il est très peu dense, beaucoup plus léger que l'air atmosphérique et occupe, par conséquent, la partie supérieure des galeries où il se dégage.

Par lui-même et sans mélange d'air, ce gaz n'est pas combustible. Ainsi, en le recueillant sous l'eau, dans une éprouvette, on peut s'assurer qu'il éteint les corps en ignition et ne s'enflamme pas lui-même ; ou plutôt voici ce qui se passe : le corps enflammé qu'on y plonge, est éteint et les couches supérieures du gaz qui sont en contact direct avec l'air, s'enflamment et brûlent lentement au fur et à mesure que le mélange avec l'air s'opère. En effet dès lors que le grisou est mélangé avec une quantité d'air suffisante (on estime approximativement la dose du grisou, comme devant être dans ce cas de 15 pour 100 du volume de l'air), il peut s'enflammer dans toute sa masse et déterminer des explosions; et ces explosions seront d'autant plus violentes, que le volume d'air compris dans le mélange renfermera plus exactement la quantité d'oxygène nécessaire pour la combustion parfaite du grisou.

Si le grisou est en proportion moindre, la propriété explosible du mélange va diminuant, mais elle persiste tant que la dose du grisou reste au-dessus de 5 ou 6 pour 100.

De même, si la proportion du gaz augmente, le mélange devient moins explosible, mais il s'enflamme encore. C'est dans ce cas qu'il se produit des phénomènes aussi curieux que bizarres ; le grisou brûle seulement dans la partie qui se trouve en contact avec l'air. La chaleur développée par la combustion, dilate les gaz environnants, qui se heurtent en tourbillonnant. Il s'ensuit, sur certains points, un mélange qui a les qualités nécessaires pour faire explosion. Cette explosion détermine, à son tour, une perturbation dans les gaz environnants et ainsi de suite; en sorte qu'on entend des détonations successives avec les effets les plus variés et les plus singuliers.

Lorsque le grisou est dans la proportion de 20 à 25 pour 100, l'explosion n'a plus lieu. Ce gaz alors est irrespirable et impropre à la combustion.

M. Devaux, ingénieur en chef des mines en Belgique, prétend que, dans les houillères de ce pays, c'est pendant les mois de mars, avril et mai que le grisou fait ses plus grands ravages, à ce point, dit-il, que dans ce quart de l'année, il y a autant de coups de feu que dans les trois autres quarts réunis (1).

J'ai déjà parlé de cette impression irritante que le grisou détermine sur la membrane muqueuse du nez.

Quand il se produit à travers une couche d'eau, on entend un gargouillement plus ou moins fort, et l'on peut, pour se renseigner d'une manière certaine, l'enflammer à la surface de l'eau et obtenir ainsi une lumière persistante.

Dans les galeries où le grisou se dégage, on perçoit quelquefois un bruit qu'on a heureusement comparé à celui produit par une pluie serrée et fine sur une mare d'eau, et accompagné de petits sifflements aigus.

Mais ce bruit ne s'entend que lorsque le grisou se dé-

(1) Il est à remarquer que c'est l'époque de l'équinoxe, celle par conséquent où la température extérieure est à peu près égale à celle qui règne dans les travaux et que l'aérage se fait d'une manière moins active.

gage en notable quantité et quand la galerie est un peu longue.

Lampe de Davy. — Toutes les fois qu'il y a du grisou dans une houillère ou qu'on peut en soupçonner l'existence, on doit faire usage de la lampe de Davy, dite lampe de sûreté.

Cette lampe ne diffère des lampes ordinaires qu'en ce que sa flamme, au lieu de brûler à l'air libre, est enfermée dans une enveloppe formée par une toile métallique à réseaux très fins.

La merveilleuse propriété dont jouit cet appareil, de pouvoir maintenir un corps en ignition au milieu de gaz détonants sans les enflammer, repose sur ce fait : les gaz, brûlant dans l'intérieur du tamis à une très haute température, sont refroidis par leur contact avec la face intérieure du tamis métallique qui, en raison de sa conductibilité, subit la température plus basse des gaz extérieurs ; il s'ensuit que les gaz contenus à l'intérieur, après avoir traversé le tamis, n'ont plus une température suffisante pour enflammer ceux de l'extérieur.

En d'autres termes, ce treillis laisse passer l'air nécessaire à la combustion et les produits de la combustion, sans qu'un gaz qui s'enflammerait à l'intérieur puisse communiquer la flamme à l'extérieur.

Quand on pénètre, avec la lampe de Davy, dans une atmosphère contenant du grisou, la combustion se ralentit d'abord et la flamme donne moins de clarté ; si le grisou est en quantité suffisante, il pénètre bientôt dans l'intérieur du treillis et y brûle sous la forme d'un dard bleuâtre qui s'allonge à l'extrémité de la flamme et grandit plus ou moins, suivant la quantité plus ou moins considérable du gaz; elle peut arriver à occuper toute la longueur du treillis qu'elle échauffe et qu'elle rougit. Enfin, si le grisou est en trop forte proportion, la lampe s'éteint.

Lors donc que l'on voudra s'assurer si la galerie dans laquelle on séjourne contient du grisou, on fera pénétrer la lampe de Davy dans la partie supérieure; car, en vertu de sa grande légèreté, par rapport à l'air atmosphérique, il occupe les couches les plus élevées. Mais cette introduction de la lampe de Davy dans un milieu délétère, doit être entourée de précautions. La moindre secousse capable de produire un mélange d'air et de grisou dans les proportions qui le rendent détonant, peut occasionner l'explosion, car la flamme de la lampe s'allonge et rougit bientôt le treillis. Il faut donc procéder avec lenteur et surtout avec sang-froid.

Quelquefois les gaz s'enflamment dans l'intérieur du treillis en produisant une détonation très légère qui peut faire croire tout d'abord que le feu s'est communiqué au grisou, et cependant la main qui tient la lampe ne doit pas lui communiquer de mouvements saccadés, ne doit pas trembler sous peine de provoquer le mélange fatal.

Dès que la lampe de Davy a révélé la présence du danger, on doit prendre les plus grandes précautions, et, bien que l'expérience ait prouvé et prouve encore tous les jours que le treillis suffit à prévenir l'explosion, il faut néanmoins user de prudence, se garer des courants d'air un peu violents. Davy lui-même avait constaté que la flamme peut traverser le treillis, si elle est poussée par un courant d'une vitesse de 1 mètre 50 centimètres par seconde. Aussi avait-il proposé de munir la lampe d'un écran (1).

L'inflammation du grisou n'a jamais lieu spontanément, elle exige toujours l'intervention d'un corps en ignition.

La lampe de Davy est donc destinée à prévenir les explosions, et doit être seule, à l'exclusion de toutes les autres, employée dans les mines qui recèlent du grisou. Sans doute, et comme les meilleures choses, elle laisse encore à désirer. On lui reproche notamment de donner une faible clarté; pour obvier à cet inconvénient, on a proposé l'usage d'une lentille qui concentrerait les rayons lumineux.

Je voudrais que les ouvriers houilleurs pussent tous se pénétrer de ces notions élémentaires. Je suis convaincu que, comprenant bien le danger qui les menace, ils seraient moins insouciants. Leur imprudence est souvent la cause de tout ce qui leur arrive. Il y en a qui s'ingénient à tromper la surveillance, qui finissent par se procurer des clefs ouvrant le treillis, ou bien ils introduisent, en les cachant, des lampes ordinaires dans les travaux et

(1) Quelquefois on a mis à profit la connaissance de ce fait. Il y a environ vingt ans, au puits Saint-Charles à Firming, une explosion formidable eut lieu. Le lendemain, pour s'assurer de l'état de l'atmosphère de la mine, on descendit dans le puits, au bout d'une corde, une lampe de Davy. Cette lampe n'avait point été éteinte; il y avait lieu de supposer que le grisou n'existait plus, du moins, en proportion considérable. Cependant on eut l'idée, dans le but de s'entourer de toutes les précautions possibles, de jeter dans le puits une botte de foin. Cette masse volumineuse en passant à côté de la lampe détermina un courant qui chassa la flamme à travers le treillis et enflamma le grisou.

les allument quand ils sont à l'abri des regards, et ils font encore mille autres imprudences. A ce propos, je veux rapporter ici quelques lignes de M. Nisard, dont la plume brillante sait donner un intérêt particulier à tous les sujets qu'elle aborde.

« Nous nous enfonçâmes dans la nouvelle galerie : une » forte odeur de gaz et une grande chaleur nous prirent » à la gorge. Quoique plein de foi dans la lampe de Davy, » je n'étais pas sans un certain trouble en pensant que » c'était ce que nous sentions qui donne la mort et qui » fait éclater la terre à des profondeurs immenses, sans que » sa surface en soit avertie. Là où le gaz abonde, il vient » pétiller contre le réseau bleu de la petite lampe, et fait » entendre comme un claquement d'étincelles électriques, » c'est là tout. Cette force destructive expire contre ce » petit treillage; la flamme s'agite dans sa prison ou, si » la masse de gaz est trop forte, elle s'éteint. Si, par » quelque accident, la lumière venait à sortir du treillis, » tout cet air méphitique s'enflammerait et bouleverserait » tout : hommes et travaux. On a pourtant entendu parler » d'explosion dans les houillères où l'on ne travaillait » qu'avec des lampes de Davy. C'est que l'illustre savant » n'a pas pourvu à l'imprudence des hommes, qui est tou- » jours le premier danger et le plus difficile à prévenir. » Les malheureux avaient soulevé le petit grillage pour » allumer leur pipe à la lampe; de là d'épouvantables » malheurs. Ils le savent, ils ont vu mourir leurs frères et » leurs amis, d'imprudence. Eh bien! l'ouvrier a si peu » de résistance contre ses habitudes, et, sans doute, » un besoin si vif de distraction, qu'il lui arrive souvent

» de s'exposer à la mort la plus affreuse pour un misé-
» rable plaisir d'un moment. Dans certaines exploitations,
» il a fallu cadenasser les lampes pour les mettre dans
» l'impossibilité de les ouvrir. Ils en murmurent comme
» d'une tyrannie, parce qu'ils sont fatalistes la plupart et
» pensent, ceux-ci que le hasard, ceux-là que saint Léo-
» nard disposent de leur vie, et ils ont plus de foi en leur
» étoile ou à leur saint qu'à la lampe de Davy. »

L'explosion du grisou ne menace pas seulement la vie de ceux qui travaillent dans le voisinage immédiat des lieux où elle se fait; elle brûle, brise ce qui se trouve même dans un rayon assez éloigné. Ce n'est pas tout, elle a pour effet d'absorber l'oxygène de l'air, de charger l'atmosphère de vapeur d'eau et d'acide carbonique et de la rendre irrespirable. De là les asphyxies si nombreuses après un coup de grisou. Citons un exemple (1).

« Une terrible catastrophe vient de jeter Jemmapes dans la consternation. Hier, vers huit heures du matin, un coup de feu grisou a éclaté dans les travaux du puits Sainte-Henriette, de la Société des produits à Jemmapes. Deux cent cinquante ouvriers travaillaient en ce moment dans la fosse. Aussitôt le service de sauvetage fut organisé, et l'on retira du puits neuf morts et douze ouvriers brûlés.

» Chose singulière! les neuf ouvriers qui sont morts n'ont pas été atteints par le grisou. Au bruit de l'explosion, ces ouvriers, qui travaillaient à quelque distance de l'endroit où le feu avait éclaté, avaient abandonné leurs

(1) Rapporté par la *Gazette de Mons* et reproduit dans le *Mémorial de la Loire* du 4 octobre 1860.

travaux et s'étaient précipités, pour remonter au jour, dans le puits aux échelles. Là, les gaz délétères qu'avait dégagés l'explosion, les atteignirent par un retour brusque dans leur direction, et produisirent l'asphyxie des malheureux ouvriers.

» Les douze autres victimes, non dangereusement brûlées d'ailleurs, sont celles qui furent atteintes directement par le feu et qui se trouvaient dans l'endroit où il avait pris naissance. »

Voilà un accident récent qui confirme pleinement ce que je viens d'avancer. Les faits analogues ne sont malheureusement pas rares, et je ne serais embarrassé que pour choisir s'il m'en fallait citer d'autres.

L'imprudence d'un seul homme peut causer la mort de tous ses compagnons. Certes, si les ouvriers étaient bien pénétrés de ces vérités, ils ne feraient point difficulté d'écouter les recommandations si raisonnables qui leur sont faites. Et même ils comprendraient qu'il est de leur devoir de veiller à ce que, parmi eux, aucun ne cherche à s'y soustraire.

La lampe de Davy permet de travailler dans les galeries où il existe du grisou, mais il ne faut pas qu'il y existe en trop forte proportion ; j'ai dit qu'alors il serait irrespirable et éteindrait la lampe. Il faut donc chercher à s'en débarrasser au moins en partie.

Il a été question de moyens chimiques pour détruire les gaz délétères des houillères, mais, à l'épreuve, ces moyens ont été reconnus insuffisants ou inapplicables. L'aérage seul jouit d'une efficacité incontestable.

Introduire constamment dans les travaux une quantité

suffisante d'air pur; forcer cet air à pénétrer dans les divers chantiers, à les parcourir et à purifier ainsi tous les lieux de passage ou de travail : tel est le but qu'il faut atteindre.

L'aérage se fait, soit spontanément quand les travaux communiquent au jour par plusieurs ouvertures placées à des niveaux différents, soit artificiellement par des foyers d'appel ou des ventilateurs. Quoi qu'il en soit, l'air doit pénétrer partout, surtout dans les galeries en remonte et dans les parties élevées, réservoirs habituels du grisou et des gaz délétères.

Dans les houillères très étendues, il arrive souvent que des espaces considérables ne renferment aucun chantier de travail. Or, pour ne pas distraire inutilement une certaine quantité d'air de la consommation des ouvriers, on évite d'établir, sur ces points, une circulation qui n'aurait d'autres résultats que de rendre l'aérage général moins parfait; mais aussi ces lieux deviennent très insalubres; il y règne une atmosphère chargée des gaz les plus délétères. Il faut prendre toutes les mesures nécessaires pour rendre l'accès de ces lieux impossible aux ouvriers.

Malgré les ordres et les recommandations les plus énergiques, ils y pénètrent, soit pour déposer des ordures, soit simplement pour faire une chose défendue. Car il y a toujours des imprudents, réfractaires à toute discipline, qui sacrifient au petit plaisir de frauder une consigne leur propre salut et celui de leurs camarades.

J'insiste là-dessus. L'entrée imprudente dans les travaux abandonnés est une des causes fréquentes de l'inflammation du grisou et des accidents les plus terribles.

Quand ces lieux ne contiennent pas de grisou, mais d'autres gaz dont je parlerai plus loin, le danger n'existe que pour ceux qui y pénètrent. En effet l'asphyxie, incomplète d'abord, paralyse leurs forces et empêche leur retraite; comme ils sont seuls et qu'on ignore le danger qui les menace, on les y laisse sans secours et ils périssent. Il faudra donc rendre tout à fait impossible l'accès de ces galeries et multiplier les précautions, pour qu'on ne puisse en aucun cas y pénétrer.

Il y a une trentaine d'années, avant que les moyens de ventilation eussent atteint le degré de perfection qu'ils possèdent aujourd'hui, il y avait dans les houillères à grisou, un homme spécialement chargé de mettre le feu au gaz, et d'en provoquer l'explosion à des heures déterminées, pour éviter une accumulation trop grande et prévenir les dangers qui en résultent : on l'appelait le canonnier. Il était vêtu d'un costume complet en cuir et tenait une longue perche au bout de laquelle il attachait un corps en ignition destiné à pénétrer dans la partie supérieure de la galerie où le gaz était accumulé, tandis qu'il était lui, couché à plat ventre. Cette pratique est justement abandonnée aujourd'hui. Un oubli, une négligence, une accumulation plus grande de gaz, pouvait déterminer des accidents terribles et souvent le canonnier est mort à son poste.

Quelquefois, lorsque le gaz se dégage lentement, pour empêcher son accumulation et sa conversion en mélange détonant, on suspend, de distance en distance, des lampes ordinaires, à la voûte des galeries; de cette façon les gaz se brûlent au fur et à mesure de leur dégagement;

mais il faut que ce dégagement soit peu abondant ; d'ailleurs la combustion qui s'opère dans ces cas, absorbe une grande quantité d'oxygène et développe une chaleur intense ; souvent l'air devient irrespirable, les lampes s'éteignent ; heureux quand les ouvriers en sont quittes pour abandonner leurs chantiers à tâtons, et sans autre accident !

Cela m'amène à parler des lampes dites éternelles. Dans un coin quelconque de la couche, le plus souvent dans une fissure, il se fait quelquefois un dégagement de gaz continuel et assez abondant pour brûler indéfiniment quand on y a mis le feu une fois.

Ces moyens de détruire le grisou offrent de très grands inconvénients et doivent faire craindre d'affreux accidents.

Du reste, je n'en parle que pour mémoire, ils ne sont plus employés aujourd'hui.

J'en dirai autant de l'horloge de William Wood, qui, à une heure fixée déterminait le contact d'une allumette soufrée avec de l'acide sulfurique concentré et provoquait ainsi l'explosion du grisou.

Heureusement l'art des mines a fait des progrès qui dispensent aujourd'hui de recourir à ces procédés souvent fort ingénieux, mais non dépourvus de danger.

Je termine ce chapitre par la relation d'un accident que j'emprunte aux notes d'un ingénieur fort expérimenté, en la résumant et en l'adaptant à la forme et à la nature de cette étude.

En 1835, la mine de Méons, près Saint-Etienne, était déjà infestée de grisou. Pour s'en débarrasser on l'enflammait avant l'entrée des ouvriers dans les travaux, et afin de n'en pas laisser accumuler une trop grande quantité, on recommençait cette opération plusieurs fois dans la journée.

Le 30 octobre, sur un point déterminé le gaz semblait beaucoup plus abondant que de coutume. Les détonations qui avaient été provoquées dans la journée, au lieu d'être successivement plus faibles, devenaient au contraire de plus en plus violentes.

L'ingénieur, instruit de ce fait, décida qu'au milieu de la nuit on brûlerait encore le grisou, dans le but d'éviter pour le lendemain matin une accumulation trop grande.

Le maître mineur Gouilloux voulut lui-même se charger de ce soin.

Vers onze heures du soir, accompagné d'un homme, il entra dans la mine; il y avait, en outre, deux palefreniers et quatre boiseurs qui devaient y passer la nuit.

Tout à coup, au milieu du silence de la nuit, une effroyable détonation retentit et réveille en sursaut tout le voisinage.

En un moment tout le monde est sur pied; l'ingénieur est déjà près du puits Saint-Claude d'où le bruit semble être parti; il croit que la machine à vapeur a éclaté. Il constate bientôt que cette machine est en repos, mais que toutes les constructions qui l'entourent sont renversées; que la maçonnerie de revêtement du puits, faite en grosses pierres de taille, est bouleversée, que les bennes, les cordes, les poulies ont été emportées au loin, entraînant avec elles la charpente qui les supportait.

C'est un coup de grisou qui a causé tous ces dégâts.

Aussitôt l'ingénieur fait allumer des lampes, et, suivi de quelques mineurs accourus au bruit, pénètre dans les travaux par une descenderie ouverte sur les affleurements; on se dirige vers le puits Saint-Claude en passant par le puits Mars, qui est situé à mi-chemin. On arrive sans difficulté au puits Mars; les 400 ou 500 mètres de galeries qui ont été parcourus, n'ont rien éprouvé de la commotion qui a eu lieu dans l'étage inférieur, et l'aérage a continué à se faire comme à l'ordinaire. Mais, à partir de là, la scène change : la galerie qui établissait la communication de ce puits avec le puits Saint-Claude, était remplie d'une fumée épaisse venant des travaux inférieurs.

Il semblait impossible de s'avancer à travers une atmosphère pareille, cependant ces malheureux qui étaient dans les travaux au moment de l'explosion attendent peut-être des secours ! On se compte, on est douze ; et l'ingénieur en tête, on avance. Il se trouve que les lampes brûlent assez bien et qu'on respire assez facilement ; on laisse deux hommes au courant d'air pur pour garder du feu ; les dix autres marchent échelonnés à une petite distance les uns des autres ; après un trajet de 100 mètres environ, on trouve une écurie, elle contenait six chevaux, tous morts asphyxiés.

L'ingénieur, jugeant d'après cela que le danger est imminent, donne l'ordre, nettement formulé, de rebrousser chemin, et l'on revient près des deux hommes qu'on avait laissés à l'entrée de la galerie. On se compte de nouveau, il en manque un, Richard dit Grosmami ; on l'appelle, pas de réponse. Immédiatement, six de ses camarades des moins fatigués partent à la voix de l'ingénieur, qui les exhorte de l'exemple et de la voix. Cependant des ordres sont expédiés pour demander du renfort ; il faut sonner l'alarme ; envoyer prévenir les ingénieurs des mines voisines ; arrêter les ouvriers qui passent près de la mine.

Bientôt il en arrive un certain nombre. On peut organiser des postes de six hommes, qui se remplaceront successivement et devront aller à la recherche de Richard et des autres.

Les six hommes qui étaient partis les premiers revinrent sans avoir rien trouvé, quoiqu'ils eussent dépassé l'écurie ; ils étaient très fatigués et rapportaient à grand'peine deux des leurs asphyxiés. On les expédia à l'ambulance, qui était déjà organisée dans un endroit de la mine où l'air était bon.

Le danger paraissait augmenter à chaque moment. La fumée de la galerie dont il est question, devenait plus malfaisante, et on était obligé de remplacer plus souvent les hommes envoyés à la recherche de Richard.

Chaque poste rapportait des asphyxiés.

Il y avait déjà quatorze ouvriers à l'ambulance, et non-seulement on n'avait pas réussi à porter de secours aux victimes de l'explosion, mais on avait encore perdu Richard.

» La fatigue, le peu de succès obtenu, le nombre des asphyxiés qui va croissant d'une manière effrayante, abat un moment le courage de ces braves gens. Heureusement surviennent quelques ouvriers tout frais; on en forme un poste qui pousse une reconnaissance plus loin, et enfin on trouve Richard à 150 mètres du point où il s'était séparé de ses camarades. Le malheureux s'était trompé de chemin, et avait pris une direction opposée à celle qui devait le ramener à l'air pur. Il était mort.

Mais au retour de cette expédition, le nommé Barican ne répond pas à l'appel. Le premier en tête de la colonne et mal éclairé par sa lampe, il avait dépassé le lieu où gisait le corps de Richard, sans le voir; puis, au signal de ses camarades qui le rappelaient, il s'était retourné et était tombé asphyxié. On discutait sur son compte, lorsque deux boiseurs, Jean Giroy et François Chauvet, travaillant pendant l'explosion à 800 mètres de là, revenant par cette même galerie, sur un chariot de chemin de fer, le trouvèrent et le ramenèrent.

Ces deux ouvriers ne savaient rien de ce qui était arrivé. Ils avaient entendu une forte détonation, qui avait même éteint une de leurs lampes. Mais, habitués à ces sortes d'accidents, ils n'y avaient pas pris garde, et ce n'est que lorsqu'ils avaient commencé à sentir les premières atteintes de l'asphyxie qu'ils s'étaient décidés à quitter leur chantier. Ne pouvant fuir par le puits Saint-Claude, à cause de la fumée, ils avaient cherché une issue du côté du puits Mars, par la voie du roulage; ils y trouvèrent aussi de la fumée, mais en moins grande abondance; d'ailleurs ils commençaient à se rendre compte du danger qui les menaçait, et, voyant un chariot à leur portée, ils se placèrent résolûment dessus et se laissèrent aller à la pente du chemin. Leur chariot fut arrêté en route par le corps de Barican, qu'ils chargèrent et amenèrent avec eux.

En arrivant, ils tombèrent asphyxiés; on désespéra longtemps de leur salut. Cependant Barican et Chauvet purent être rappelés à la vie. Quant à Giron, âge de soixante-quatre ans, qui venait, par son sang-froid et sa détermination, d'arracher son camarade Chauvet à une mort menaçante et de sauver Barican en le recueillant sur son chariot, il expira, emportant les regrets de ses camarades et de ses chefs, comme un soldat au champ d'honneur.

Chauvet, ayant repris connaissance, donna des renseignements sur le nombre exact des ouvriers qui étaient descendus dans le puits Saint-Claude. Ils étaient quatre : Gouilloux, le chef mineur, Matricon, Montuclas, Dubouchet.

On n'avait pas entendu parler du palefrenier Ray, de l'écurie du puits Mars, où l'on avait trouvé les six chevaux morts.

On retourna à cette écurie, et, après de minutieuses recherches, on le trouva couché dans la crèche et semblant dormir. Il était mort.

Il était alors dix heures du matin.

Malgré le courage, le dévouement et les nobles efforts des ouvriers, on n'avait pu porter encore aucun secours aux hommes qu'on supposait, avec trop de raison, victimes de l'explosion; toutes les tentatives faites pour pénétrer jusqu'à eux avaient été inutiles et avaient coûté déjà bien cher. — L'ambulance située à l'entrée de la mine était pleine d'asphyxiés et recélait deux cadavres.

Près de cette ambulance, s'était rassemblée une foule inquiète, composée des femmes et des enfants des ouvriers restés dans la mine. Les uns pleuraient en poussant des cris déchirants; les autres voulaient empêcher leurs maris, leurs pères, leurs frères, de descendre dans ce gouffre horrible qui gardait les vivants sans rendre les morts.

On remarquait surtout une jeune femme portant un enfant sur son sein, accroupie dans un coin de la baraque. Son air modeste et timide, son beau visage sillonné de grosses larmes et empreint d'une douleur profonde faisaient sur tout le monde une vive impression. Elle ne proférait aucune plainte, le plus souvent, elle avait les yeux fixés à terre et semblait prier. C'était Marie Gouilloux, la femme du maître mineur !

On lui expliquait les tentatives qu'on avait faites et qu'on allait faire encore pour retrouver son mari. Elle voyait tous ces hommes sans mouvements qu'on apportait à chaque instant ; elle voyait les cadavres de ceux qui étaient morts victimes de leur dévouement ; elle voyait les préparatifs qu'on faisait pour de nouvelles recherches. Elle s'en montrait reconnaissante. Mais la pauvre femme s'imaginait que son amour serait un meilleur guide que l'expérience de ces braves ouvriers qui s'exposaient si noblement, mais en vain.

Elle suppliait qu'on la laissât partir. Elle était jeune et forte, disait-elle, et le courage ne lui faillirait pas.

Mort ou vivant, elle voulait revoir son mari.

Cette expression de sa douleur et de sa résolution, était si simple, si vraie, qu'elle tirait des larmes à tous les assistants. On dut opposer un obstacle insurmontable à son projet. On lui dit qu'il n'était permis à aucune femme d'entrer dans la mine.

Elle se résigna à attendre et à prier. On lui faisait espérer que son mari aurait peut-être trouvé un abri, où il était en sûreté et qu'on parviendrait à le sauver. Elle acceptait avec douceur ces consolations, sans y croire.

L'aspect d'un chagrin si profond et si vrai inspirait le respect et le dévouement.

A côté d'elle et comme pour faire contraste, on voyait la femme Richard, espèce de virago, sur la face de laquelle, avec les rides de l'âge on trouvait l'empreinte du vice. Elle poussait des hurlements affreux, agitait ses bras herculéens, et faisait toutes sortes de contorsions. Sa douleur bruyante était peu naturelle, quoiqu'elle fût probablement très vraie ; mais sa laide figure, son regard fauve qu'elle tâchait d'adoucir avec des larmes et qu'elle rendait, sans le vouloir, hypocrite, faisaient paraître exagérée et presque ridicule la manifestation de son chagrin.

La Couzon (c'est ainsi qu'on la nommait du nom de son

premier mari, mort également dans les mines environ un an auparavant) était loin d'inspirer le même intérêt que Marie Gouilloux dont tout le monde respectait et partageait la douleur.

Beaucoup d'autres femmes avec des enfants se tenaient autour de la baraque et pénétraient dans l'ambulance pour soigner les malades. Les familles Montuclas et Matricon y étaient venues aussi; tout le monde attendait dans l'anxiété et cherchait à savoir ce qu'il y avait à craindre ou à espérer après un tel accident.

A ce moment, les ingénieurs des mines voisines arrivèrent avec leurs ouvriers. Ce renfort venait à propos; tous les hommes qui depuis huit ou dix heures étaient plongés dans une atmosphère méphitique étaient épuisés. Cependant le courant de fumée commençait à diminuer.

On connaissait par le rapport de Chauvet le chemin qu'il fallait prendre pour l'éviter et pénétrer dans les travaux du puits Saint-Claude.

Comme on avait alors beaucoup de monde, on organise un poste nombreux à la tête duquel se met l'ingénieur; on doit arriver cette fois jusque dans les travaux qui recèlent Gouilloux et ses compagnons. On s'arme de lampes de Davy. On part.

On pénètre en effet dans les travaux de Saint-Claude et on est effrayé des effets de la détonation. Les galeries étaient partout encombrées de boisages renversés, de charbon éboulé qui formait des monticules très élevés. Ces monticules étaient très difficiles à franchir, parce qu'il fallait pour cela pénétrer dans les excavations formées dans le toit et remplies de grisou. Les lampes n'éclairaient pas, souvent elles s'éteignaient, et l'on ne pouvait les rallumer; il fallait alors retourner près du puits, mais sans feu et au milieu des décombres, pour chercher de la lumière. Le danger était partout. On entendait à tous moments se détacher et tomber des blocs de charbon qui avaient été ébranlés par l'explosion et qui n'étaient plus retenus par les boisages. Il était bien à craindre que cette entreprise n'occasionnât de plus grands malheurs que ceux qu'on avait déjà à déplorer. Un moment, en présence de tant et si grandes difficultés, le découragement s'empara de la colonne.

On fit descendre des hommes frais et on doubla le nombre de ceux qui faisaient partie de l'expédition, de telle sorte qu'on put de distance en distance laisser deux ou trois ouvriers, dans les points les moins dangereux et établir ainsi une chaîne non interrompue qui maintenait une communication entre la tête de la colonne et le bon air. Il se trouva que l'air de cette galerie n'était pas aussi mauvais qu'on le redoutait. On pouvait y séjourner sans grande fatigue. Après trois heures d'un travail aussi fatigant que périlleux, on put pousser une reconnaissance jusqu'au puits Saint-Claude.

Là on retrouva Montuclas, qui, emporté par le courant d'air et horriblement brûlé, s'était réfugié au fond d'une galerie dont il n'osait sortir, à cause des éboulements qui se faisaient tout autour de lui. D'ailleurs, ces éboulements lui fermaient la retraite; puis, il n'avait pas de lumière; enfin il était horriblement brûlé aux yeux, à la figure et aux bras. N'entendant depuis quinze heures aucun bruit humain, se rendant compte des désordres affreux des travaux qu'il pensait inaccessibles, il se croyait condamné à mourir là où il était. Il se consolait, disait-il, en pensant que sa femme et ses enfants seraient pensionnés par la caisse de secours.

Au premier cri poussé par le chef de la colonne, il répondit; on le tira du réduit où il s'était retiré et on le fit conduire à l'ambulance.

La pauvre Marie Gouilloux tressaillit en voyant un compagnon de son mari ramené vivant à l'ambulance; mais cet éclair d'espoir fut de courte durée; elle était assaillie de noirs pressentiments.

Cependant la colonne avançait. Bientôt elle trouva Matricon qui était presque enseveli sous des décombres.

Dans cette partie de la mine l'aérage s'était rétabli très promptement après l'explosion, et Matricon avait pu comme Montuclas, y demeurer sans être asphyxié.

Il n'avait de blessures qu'aux mains dont il s'était couvert la figure, mais elles étaient profondes; les doigts étaient décharnés et la peau des mains était relevée en bourrelets sur les bras.

Matricon donna des détails sur l'accident.

« Gouilloux venait de m'installer dans un chantier, dit-il, et poursuivait sa visite dans la mine, du côté de l'ouest; à peine quelques minutes se sont écoulées, qu'il s'élève tout à coup autour de moi un tourbillon qui m'emporte; je vois tout en feu. Après avoir roulé au milieu des pierres, pendant je ne sais combien de temps, je me retrouve, sans savoir comment, dans l'écurie et pris par les jambes sous un cheval renversé et se débattant comme moi au milieu du feu. Je reste quelque temps dans cette position, tâchant de me garantir les yeux avec mes mains. C'est ainsi que j'ai vu passer l'orage. Le feu remplissait toute la mine et me passait sur le corps comme une rivière de flammes; il me brûlait les mains que je n'osais enlever de ma figure, et je le voyais à travers mes doigts que je tenais fortement serrés contre mes yeux. Je ne respirais plus, je me croyais mort. Tout d'un coup, je fus dégagé je ne sais comment; l'orage avait passé; je pus me lever et marcher. J'étais si ému que je ne sentais aucun mal, mais je m'aperçus bientôt que je ne pouvais me servir de mes mains.

» Je tâchais de m'orienter et je cherchais à fuir; mais de tous côtés les éboulements m'arrêtaient. Après en avoir franchi plusieurs, je m'étais arrêté ici épuisé de douleur, de fatigue et de désespoir, car je ne croyais pas que les travaux fussent accessibles, et je pensais être seul vivant dans la mine.

» Je savais bien, mes braves camarades, que vous feriez tous vos efforts pour me porter secours, et maintenant que je suis sauvé, je vous remercie vous et le bon Dieu qui vous envoie! »

Matricon fut envoyé à l'ambulance, et la colonne se dirigea vers le lieu où, selon ses indications, devait être Gouilloux.

Effectivement, on ne tarda pas à trouver deux cadavres complétement défigurés et carbonisés; ils étaient recouverts d'une couche de poussière de charbon épaisse, à certains endroits, de 5 à 6 centimètres; ils étaient séparés l'un de l'autre par une distance de plus de 50 mètres et semblaient avoir été tous deux le jouet de l'ouragan, car leurs lampes, leurs chapeaux étaient fort éloignés d'eux.

On pénétra dans l'écurie où tous les chevaux avaient péri; on éteignit la paille et le foin qui brûlaient lentement.

Enfin, à sept heures du soir, l'expédition était terminée. On avait constaté dans la mine des désordres affreux. Pour donner une idée de la force de l'ouragan, qu'on s'imagine que les bennes à puiser l'eau, qui étaient immobiles et suspendues dans le puits, furent remontées au jour et projetées dans le champ voisin, à une distance de plus de 100 mètres avec les câbles auxquels elles étaient liées.

L'événement du 30 octobre 1835 inspira une profonde terreur aux mineurs du pays. On n'entra plus dans les travaux du puits Saint-Claude qu'avec des lampes de Davy; et comme si, devant des accidents aussi formidables et aussi extraordinaires, les moyens humains eussent semblé de peu de valeur, on invoqua la protection divine; on établit dans la galerie de communication une chapelle où l'on plaça l'image de sainte Barbe, patronne des mineurs, avec des cierges constamment allumés.

Avec le temps les désordres furent en partie réparés. Montuclas recouvra la vue, Matricon l'usage d'une main; mais la mort laissa des pertes irrémédiables.

Marie Gouilloux succomba sous le poids de sa douleur. Elle devint folle; sa folie était douce comme elle. On la voyait errer dans les villages, demandant au passant le chemin d'un pays inconnu et lointain où elle devait retrouver le père de ses enfants! Elle voulait partir au plus tôt; elle avait hâte de le rejoindre.

Trois mois après, en effet, cette pauvre femme, pleine de jeunesse, d'amour et de beauté, le rejoignit dans la tombe!

CHAPITRE IV.

BARRAGES. — TRAVAIL A LA POUDRE.

Barrages. — On a souvent à combattre des incendies dans les mines; l'un des moyens le plus fréquemment employés consiste à fermer à l'air l'accès du foyer, au moyen de murs construits dans les galeries qui y aboutissent.

Ce travail de barrages est dangereux. Je dirai plus loin (*voir* ASPHYXIE) avec plus de détail, qu'il se dégage de l'acide carbonique et d'autres gaz provenant de la combustion et de la distillation de la houille, gaz délétères et impropres à la respiration. Le travail dans ces lieux est donc pénible et dangereux.

Mais ici le péril est si visible et si pressant qu'on n'omet aucune des précautions propres à le conjurer. Tout est disposé pour porter de prompts secours en cas de besoin.

D'abord les ouvriers ne travaillent que pendant un très petit espace de temps, d'une manière continue. Quelquefois ils ont soin de s'appliquer sur la bouche et le nez un mouchoir imbibé d'ammoniaque étendue d'eau (1). C'est une bonne précaution; on purifie ainsi l'air qu'on respire d'une partie de l'acide carbonique qu'il contient.

Quelquefois l'incendie couve sans combustion apparente. Une masse de charbon éboulé peut s'échauffer au point de produire la distillation de la houille et non la

(1) On remplacerait avec avantage l'ammoniaque par l'eau de chaux.

combustion, et déterminer la production des gaz inflammables. Il sera donc d'une prudence indispensable, d'employer pour tous les travaux qui se feront dans des cas analogues, la lampe de Davy.

D'autres fois le foyer est allumé, la combustion est active et les gaz se consument au foyer, au fur et à mesure de leur production. Quoique, dans ces cas, le danger semble moins menaçant, il existe toujours, par la production de gaz irrespirables.

Dans les mines où existent des incendies considérables, il y a le plus souvent (et c'est une bonne mesure sous tous les rapports) des ouvriers spécialement chargés de la surveillance et de l'entretien des barrages. C'est une bonne mesure, je le répète, parce qu'en maintenant les travaux en bon état, on s'oppose à l'irruption des gaz délétères dans les autres chantiers.

Le *forage pour les eaux* est un travail qui doit être l'objet d'une surveillance toute particulière. On fait précéder d'ordinaire les galeries qu'on perce dans la direction des eaux par un sondage en tous sens, de manière que les eaux ne trouvent leur écoulement que par un sondage et non par la galerie, pour éviter les accidents qui résultent de l'invasion trop rapide des eaux dans les travaux.

L'ouvrier doit toujours être sur ses gardes. D'ordinaire, quand la couche qui le sépare des eaux est bien amincie, l'eau suinte très lentement le long des parois, c'est un avertissement; sitôt que l'eau commence à couler, fût-ce lentement, l'ouvrier doit quitter le chantier; car l'eau est soumise quelquefois à une pression considérable, et en traversant l'orifice qu'on lui a creusé, avec une rapidité très grande, l'agrandit promptement, envahit les travaux en très peu de temps et peut rendre la retraite des ouvriers difficile et même impossible. — Quelles que soient la prudence et l'habilité des chefs qui dirigent les travaux, les accidents ne peuvent pas toujours être prévenus.

L'histoire des envahissements des mines par les eaux est aussi intéressante par leur côté dramatique que par l'instruction qu'on en tire pour les prévenir. Mais ce sujet n'est pas de mon ressort.

Je me bornerai à dire que les travaux qui contiennent des eaux sont souvent abandonnés depuis longtemps et remplis de gaz délétères dont la composition est très variable, mais dont l'action est souvent pernicieuse. Un trou de sonde, pénétrant au-dessus de la couche des eaux, peut amener ces gaz dans le chantier; d'autres fois ces gaz suivent l'écoulement des eaux. Il sera donc sage de se tenir sur ses gardes.

Travail à la poudre. — Le travail à la poudre présente de nombreux dangers et demande des ouvriers précautionneux et prudents. Le forage du coup de mine ne donne lieu à aucune considération importante au point de vue de l'hygiène. Une fois ce travail terminé, on introduit, dans le trou de mine, une cartouche de poudre liée à la mèche de sûreté, qui doit porter le feu. Souvent et malgré les ordres les plus précis, les ouvriers, pour s'épargner la peine et la légère dépense que nécessite la confection de la cartouche, versent directement la poudre dans le trou ; ce procédé est très dangereux. En effet, quelques grains s'attacheront nécessairement aux parois du trou, et pendant l'opération du bourrage pourront être enflammés, par le simple frottement de l'outil contre les parois, et produire l'explosion. L'opération du bourrage ne doit jamais, et sous aucun prétexte, être faite avec des instruments en acier ou en fer. Le bois sera employé de préférence; le cuivre lui-même présente encore quelques dangers.

On se servira pour le bourrage de matériaux mous, à texture fine, pour éviter, soit les étincelles résultant du choc des grains contre un corps dur, soit les solutions de continuité dans la mèche qu'occasionnerait une compression inégale; car dans ce dernier cas, voici ce qui arrive : le feu mis à la mèche enflamme la poudre jusqu'à la section seulement; l'enveloppe continue à brûler, mais très lentement, et l'ouvrier, voyant s'écouler un temps long, revient sur le chantier souvent au moment où, l'enveloppe de la mèche ayant porté le feu à la partie inférieure restée intacte, détermine l'explosion. C'est là la source de nombreux accidents.

Les mèches de sûreté ont encore l'inconvénient de produire beaucoup de fumée; elles se composent, en effet, d'une traînée de poudre recouverte d'une enveloppe de caoutchouc ou de chanvre goudronné. Somme toute, quoique ces mèches, malgré leurs inconvénients, aient été reconnues, à juste titre, comme un des meilleurs moyens de porter le feu dans la poudre, on leur préfère quelquefois les cannettes.

Ces cannettes se composent de tubes en papier ou en paille remplis de poudre et munis d'une petite mèche soufrée. On ménage dans le bourrage, au moyen d'une tige en cuivre préalablement placée dans le trou et que l'on retire après le bourrage, une place dans laquelle on introduit la cannette, en mettant la mèche soufrée à l'extérieur, pour laisser à l'ouvrier le temps de s'éloigner, une fois le feu appliqué. Ce moyen a ses avantages et ses inconvénients.

Quand le coup de mine n'est pas parti, on ne doit jamais le débourrer, car c'est toujours une opération dangereuse; on sera, en effet, obligé d'employer des instruments très durs, et l'étincelle fatale pourra être produite à chaque instant. Les ouvriers le savent et, pour s'épargner quelques heures de travail, pour profiter d'un trou déjà creusé, ils jouent leur vie avec une insouciance qu'expliquent, sans l'excuser, les dangers habituels de la profession.

Quelquefois cette opération est nécessaire pour une raison ou par une autre; mais alors les accidents seront peu à redouter à cause des précautions et de la surveillance du chef. Il est rare dans les mines, comme partout, qu'on n'évite pas un danger que l'on redoute, parce qu'alors on n'est pas pris au dépourvu, et que l'on fait le nécessaire pour le conjurer.

Avec les mèches de sûreté, le coup de mine, s'il ne part pas, est perdu pour l'ouvrier; avec les cannettes, il n'en est pas toujours ainsi, et même le danger que j'ai signalé, c'est-à-dire le retard occasionné par la rupture de la mèche, retard qui peut être si fatal, n'existe pas ici. Le coup ne part pas, l'ouvrier peut s'approcher sans danger et replacer une autre cannette. Ce moyen, cependant, n'est pas à l'abri de tout reproche. Quand on retire l'épinglette (tige en cuivre destinée à former le canal qui doit recevoir la cannette, et qui est prise dans le bourrage), il faut quelquefois des efforts très grands; il se fait des frottements dangereux qui peuvent déterminer l'inflammation de la poudre.

On a essayé d'appliquer la poudre-coton aux coups de mine, elle jouit d'une force d'expansion très considérable, mais en même temps elle est extrêmement explosible et son emploi est très dangereux; de plus il résulte de son inflammation, des gaz extrêmement irritants.

Un moyen qui offre moins d'inconvénients que les autres est le suivant : à l'extrémité inférieure du trou de mine on dispose un fil de platine fin et transversal, relié par chacune de ses extrémités à une tige en cuivre montant le long des parois du trou et venant à l'extérieur. On charge et on bourre le coup, comme il a été dit plus haut, et lorsqu'on veut le faire partir à l'aide d'un fil d'une longueur suffisante, on fait passer un courant électrique à travers le fil de platine qui rougit et enflamme la poudre.

On voit que les inconvénients attachés à la rupture de la mèche, d'une part, à l'arrachement de l'épinglette de l'autre, sont évités par cette méthode. Ce qu'on lui reproche, c'est d'être coûteuse et peu pratique. Et encore ces deux inconvénients sont plus spécieux que réels; les piles aujourd'hui sont à bon marché, ainsi que l'acide azotique, et d'autre part les chefs mineurs sont suffisamment instruits et intelligents pour s'habituer très vite au maniement d'une pile.

Il suffira d'appeler là-dessus l'attention des directeurs d'exploitation, si jaloux de conserver la vie de leurs ouvriers, pour qu'ils l'essayent, l'adoptent et l'imposent comme une mesure salutaire, si elle répond aux espérances qu'il a fait concevoir.

Pour en finir avec ce qui concerne l'emploi de la poudre dans les galeries, je dois ajouter qu'il résulte de son inflammation des gaz délétères, dont il sera bon de se débarrasser autant que possible par la ventilation.

Ceux-ci, dit M. Combes, font un mélange en proportions vraisemblablement variées suivant le dosage de la poudre des mines; et peut-être aussi suivant qu'elle est plus ou moins humide et que la combustion est par conséquent plus ou moins vive, d'acide carbonique, d'azote, d'oxyde de carbone, de vapeur d'eau, d'hydrogène carboné et d'un peu d'hydrogène sulfuré. Les produits solides de la détonation qui sont composés de poudre non brûlée, de sulfate de potasse et de sulfure de potassium, sont rejetés en particules très ténues dans l'atmosphère ambiante, qui en est obscurcie. Les fumées de la poudre, surtout de la poudre de mine, ont une odeur désagréable et irritent fortement les organes de la respiration, de sorte qu'il est indispensable de les expulser par le renouvellement prompt de l'air, à l'endroit de la détonation.

Travaux à température élevée. — Les deux avantages les plus précieux de la profession du mineur, ainsi que je l'ai déjà dit, c'est l'uniformité et la douceur de la température, qui règne dans les chantiers où il travaille. Mais l'uniformité de la température n'est que relative et doit varier suivant la profondeur des travaux et suivant certaines circonstances particulières, que nous aurons à examiner.

La température moyenne de la surface du globe dans les points où elle ne subit plus les variations atmosphériques, c'est-à-dire à 4 ou 5 mètres au-dessous du sol, est dans nos climats de 10 degrés à 11 degrés. On sait aujourd'hui par des expériences précises et très nombreuses qu'on obtient une température croissant d'un degré tous les 30 mètres environ à mesure qu'on gagne le centre de la terre. Ainsi, à 600 mètres de profondeur, elle sera de 30 degrés à peu près, comme on a pu le vérifier nombre de fois et notamment aux mines de Combe-rigol (bassin de la Loire).

Cette température de 30 degrés n'existe que dans les galeries où l'air ne circule pas d'une manière active. Du reste, ces couches maintenues toujours à la même température, constituent un foyer de chaleur qui échauffe très rapidement l'air au contact duquel elles se trouvent, de sorte qu'il y règne toujours une température élevée.

Le travail y est fatigant, même à une température de 25 à 26 degrés, tant à cause de l'air qui n'est jamais bien pur, qu'à cause de l'état de transpiration perpétuelle dans lequel se trouvent les ouvriers. Aussi sera-t-il bon de donner au courant d'air, toute l'activité possible pour abaisser la température.

Dans d'autres cas, bien que les travaux ne soient pas situés à une grande profondeur, il existe des points sur lesquels se développe accidentellement une chaleur considérable.

Toutes les fois qu'il y a dans une mine des parties éboulées, il s'y produit un travail de fermentation qui peut donner lieu à une température très élevée, puisque finalement il peut en résulter l'inflammation du charbon. Ainsi à la mine d'anthracite du Marais (Allier), il existe un chantier où règne une température de 50 degrés. Cette température est exceptionnelle, mais il arrive assez souvent qu'on observe dans certains chantiers une température de 30 à 40 degrés.

On comprend combien sera pénible et fatigant le travail, dans de pareilles conditions. Les ouvriers ne peuvent travailler qu'à l'état de complète nudité : l'abondante transpiration qui les baigne constamment ferait adhérer à leur corps leurs vêtements, de manière que leurs mouvements, déjà si pénibles, seraient gênés et deviendraient bientôt impossibles.

L'aérage est encore ici le seul moyen propre à diminuer les nombreux inconvénients attachés à ces chantiers; mais, malheureusement, il n'est pas toujours possible dans des proportions convenables; l'introduction d'une trop grande quantité d'air pur pourrait, à un moment donné, déterminer l'inflammation du charbon.

Il faudra, autant que possible, réduire la durée du travail dans ces chantiers; et les ouvriers, en sortant, devront ne pas s'exposer brusquement et sans être bien couverts, à une basse température.

CHAPITRE V.

TRAVAIL. — GÉNÉRALITÉS.

Le travail est la loi commune à laquelle sont soumis tous les hommes, quelle que soit la position dans laquelle le hasard les a fait naître.

Celui-ci consacre de rudes labeurs à la culture de la terre ; celui-là cherche par de longues méditations, de profonds calculs et de patientes observations, l'énigme de quelques grandes lois, et nous donne les machines à vapeur, le télégraphe électrique, etc. ; tel autre subit des dangers et des fatigues sans nombre, pour extraire du sein de la terre les matières utiles qui y sont enfouies ; tel autre enfin, par de savantes études, apprend à connaître la composition des couches intérieures de la terre et la situation exacte des gisements qu'on devra exploiter. Somme toute, de quelque nature qu'il soit, manuel ou intellectuel, le travail est la condition générale de la vie ; nous en murmurons quelquefois et cependant c'est un bienfait. C'est un puissant moyen de moralisation ; c'est l'élément, la condition la plus indispensable de la santé et du bonheur.

Voyez, en effet, un jeune homme riche, vivant dans l'oisiveté. Il est à charge à lui-même et aux autres, et les pensées nobles et généreuses ont, toutes choses égales d'ailleurs, un accès difficile chez lui ; il ne songe qu'à lui ou aux choses qui le concernent ; sa santé est, souvent sans raison, l'objet de ses préoccupations : il n'est pas heureux.

A l'opposé, regardez cet homme voué à un travail régulier et rompu aux fatigues de son métier. Force, santé, tranquillité d'esprit, bien-être matériel : voilà les fruits ordinaires qu'il recueille de sa conduite.

C'est qu'il faut avoir travaillé pour goûter le repos ; de même que pour jouir d'une récompense, il faut l'avoir méritée.

Ceci est une preuve de la sagesse de la Providence, qui a mis notre bonheur à notre portée, en nous imposant le travail comme une loi obligatoire.

Je sais bien que c'est moins le travail que le genre même du travail qui nous rebute. Le médecin se plaint de l'ingratitude et des répugnances qu'il éprouve chaque jour ; il aimerait mieux, à l'entendre, toute autre occupation que la sienne.

Le commerçant risque chaque jour, à toute heure, d'être ruiné ; combien lui paraît préférable à ses soucis perpétuels, la paisible occupation de l'homme des champs ?

L'homme des champs, à son tour, rêve d'être un jour à la ville et d'y faire un commerce lucratif ; si ces vœux étaient exaucés, combien alors ces plaintes seraient plus fondées ! Examinez un homme exclusivement habitué à faire travailler ses membres robustes, obligé pendant un moment de faire un calcul, même le plus simple, vous verrez à sa physionomie ce qu'il endure ; la sueur ruisselle de son front, il se torture l'esprit et, au bout d'un temps fort court, il est obligé d'y renoncer.

Ceci revient à dire que nous avons plus de désirs que de besoins, et que, nous laissât-on la liberté de disposer de notre sort à notre gré, nous serions après comme auparavant, c'est-à-dire incomplétement satisfaits.

Un bon ouvrier, quel que soit son état, ne s'ennuie pas à son travail, il s'y intéresse, s'y applique et y trouve des attraits précieux.

Sans doute, tous les métiers ont des inconvénients comme ils ont des avantages ; l'homme sage cherche à pallier les uns et à profiter des autres.

Pour ce qui concerne le houilleur, le plus souvent ni lui, ni les directeurs ne peuvent remédier à tels ou tels inconvénients qui rendent le travail incommode ; mais, quand ces inconvénients n'existent pas, il ne faut pas les créer, comme cela arrive quelquefois à des ouvriers peu sérieux qui se jouent de tout.

Dans certains pays, à Saint-Etienne, les postes sont de douze heures, partagées par un repos de deux heures environ, ce qui constitue un travail effectif de dix heures. Dans l'Allier, ils sont de huit heures sans repos.

Le premier mode de travail est le meilleur de toutes manières. Ces deux heures, qui partagent le temps du travail, et pendant lesquelles le houilleur prend son repas, lui permettent de se délasser et d'arriver à la fin de la journée après avoir donné à peu près toute la somme de travail qu'il est capable de fournir sans fatigue.

Un travail de huit heures, sans interruption, est plus fatigant et moins productif. Au surplus, l'ouvrier houilleur n'a pas, le plus souvent, à choisir. Il y a des chantiers où le travail ne peut pas être interrompu, comme par exemple, dans les galeries inclinées où l'eau abonde.

C'est surtout dans ces cas, qu'on établit des postes de petite durée.

Au centre du département de l'Allier, dans le principe, les houillères étaient éloignées des habitations des ouvriers, qui mettaient une heure et demie ou deux heures pour arriver à leur chantier, et autant pour regagner leur demeure; il fallait bien alors faire les portes de huit heures, sans quoi ils n'auraient pas eu un temps suffisant pour les repas et le sommeil.

Le travail doit être régulier et jamais excessif. Tout travail, comme le dit très bien M. Fonteret, qui dépasse les forces, produit la lassitude, le malaise, la souffrance, et, à la longue l'épuisement. Le bœuf surmené, c'est-à-dire excédé par la marche, par des fatigues, sans cesse ni relâche, meurt de maladies charbonneuses ou putrides.

Vous croyez-vous plus forts que le bœuf?

Aussi, pour ce qui concerne spécialement le houilleur, est-ce une mauvaise chose, en principe, que de faire double journée. Un ouvrier jeune, d'une santé robuste, peut cependant de temps en temps et à des intervalles suffisamment éloignés, se permettre cet excès de travail, sans grands inconvénients; il choisira, plus volontiers, s'il le peut, les veilles de fête, afin d'avoir un temps plus long pour se reposer. Qu'il se souvienne que c'est un excès qu'il ne doit répéter que rarement, et dont il devra s'abstenir dès qu'il en ressentira de la fatigue.

La régularité dans le travail est le meilleur moyen pour arriver à de bons résultats; l'exercice musculaire restreint dans des limites modérées répand, dans tout l'organisme, la force et le bien-être, et permet d'atteindre aux plus hautes limites de la production.

Je dois dire un mot du travail nocturne : le besoin du sommeil se fait sentir chez tous les animaux, au retour périodique de la nuit; c'est une preuve que la nature a entendu fixer l'heure où il doit être satisfait.

Pour éviter, pendant l'été, les fortes chaleurs du jour, on avait résolu de faire marcher des troupes pendant la nuit et de les faire reposer pendant le jour; on sait ce qu'il résulta de cette fâcheuse interversion : le nombre des malades augmenta de plus du double. C'est qu'en effet, dormir le jour et veiller la nuit, c'est, comme le dit M. Michel Lévy (1), déterminer une interversion violente dans la marche naturelle des phénomènes organiques. C'est les exalter, au moment où ils tendent à leur minimum d'intensité, et les déprimer à l'époque ordinaire de leur ascension. C'est remplacer les stimulations légitimes du jour par les excitations factices de la nuit. Il n'est point d'agression plus directe, plus hostile, contre les lois conservatrices de l'organisme, que la subversion de l'ordre fixé pour le repos et pour l'activité.

On ne transgresse pas, sans dangers, l'ordre de la nature; les travaux nocturnes sont malsains.

Le repos du septième jour de la semaine, que la religion ordonne et que recommande une bonne hygiène, est parfaitement en harmonie avec les besoins de l'homme qui vit du travail de ses mains.

(1) *Traité d'hygiène publique et privée.* Paris, 1857, t. II, p. 385.

Ces interruptions du travail sont indispensables pour l'entretien et la conservation de la santé ; mais c'est dans les joies de la famille, dans des promenades au grand air dans d'innocentes et paisibles distractions qu'on devra passer cette journée et non dans l'air empesté d'un cabaret, où vous laisserez votre argent, votre santé, votre repos et la considération dont jouit un ouvrier laborieux et honnête.

On verra, dans le courant de cet ouvrage, par le tableau des périls et des pernicieuses influences auxquelles le houilleur est exposé, qu'il lui faut une constitution robuste pour les combattre et pour y résister.

La force, l'agilité sont des qualités indispensables aux houilleurs, c'est dire que les enfants et les vieillards ne doivent point être employés aux travaux souterrains. Pour les enfants, c'est pendant l'âge de la croissance, du développement des organes, qu'un air pur leur est surtout précieux. M. Baudelocque a pu s'assurer, par des recherches consciencieuses, que la respiration habituelle d'un air vicié et ne contenant qu'une proportion insuffisante d'oxygène, était la cause principale et dominante de la maladie scrofuleuse chez les enfants. Ces raisons, et bien d'autres que je n'énumérerai pas ici, mais que je développerai dans la suite, doivent faire interdire l'entrée des mines aux enfants, jusqu'à ce qu'ils aient passé la période d'accroissement.

Quant aux vieillards, outre qu'ils manquent de l'agilité si souvent nécessaire dans les mines pour éviter les accidents, pour pénétrer dans certains travaux et pour en sortir, ils ont des poumons, comme je le dirai plus longuement dans un chapitre à part, dont les vésicules sont devenues raréfiées, friables, et par conséquent très susceptibles de devenir malades et notamment de contracter l'emphysème.

Il faut donc être dans la force de la jeunesse pour embrasser l'état de houilleur, et n'avoir aucune trace d'affection de poitrine, ni aucune prédisposition héréditaire à ces affections.

Dans la suite, je développerai toutes ces propositions que je dois me borner à émettre actuellement.

INSTRUCTION PRATIQUE SUR L'EMPLOI DES LAMPES DE SURETÉ DANS LES MINES, PUBLIÉE PAR M. LE DIRECTEUR GÉNÉRAL DES PONTS ET CHAUSSÉES ET DES MINES.

§ 1. Observations préliminaires sur l'aérage et l'éclairage des mines.

L'aérage et l'éclairage de l'intérieur des mines présentent de grandes difficultés, contre lesquelles viennent quelquefois échouer tous les secours de la science, toutes les ressources de l'industrie, et toutes les précautions de la prudence humaine.

Dans beaucoup de circonstances, il ne s'agit pas seulement de renouveler l'air des excavations souterraines, c'est-à-dire, d'y introduire sans cesse l'air même de la surface du sol, pour subvenir en même temps à la respiration des ouvriers et à la combustion des lampes; il faut encore en extraire et en expulser toutes les mofettes nuisibles qui s'y forment ou qui s'en dégagent en plus ou moins grande abondance. En un mot, il ne suffit pas de porter au mineur, dans ses ateliers les plus profonds et les plus reculés, l'air sans lequel il ne peut vivre ; il faut aussi écarter de lui différents fluides aériformes qui lui donneraient la mort.

C'est surtout dans les mines de houille que ces sortes de difficultés se rencontrent plus fréquemment, et qu'elles sont accompagnées de plus de dangers. Tantôt le gaz azote et le gaz acide carbonique (que la plupart des mineurs ne distinguent pas l'un de l'autre, et qu'ils nomment *mauvais air*) remplissent les anciens ouvrages et se répandent dans les galeries et les puits, et l'on ne peut y rester ou en approcher sans risquer d'être frappé d'asphyxie. Tantôt le gaz hydrogène carboné (le *grisou* ou *grieux* des mineurs) sort des fentes du rocher ou de la masse même de houille qu'on exploite. Plus à craindre que les deux premiers gaz, il peut comme eux asphyxier les ouvriers, et s'il vient à prendre feu à une lumière, lorsqu'il est mêlé en certaines proportions (1) avec l'air commun, il produit une explosion terrible qui brûle tout ceux qu'elle atteint, qui détruit et disperse au loin tous les ouvrages, et qui, transformant subitement l'air des galeries en gaz délétère, frappe aussi de mort quelques instants plus tard tous ceux que le feu et la commotion ont pu épargner (2).

Dans les cas les plus ordinaires, on emploie, pour prévenir ces déplorables catastrophes, différentes méthodes, et on prescrit différentes dispositions particulières que nous nous bornerons à rappeler ici en peu de mots.

A. Lorsqu'on redoute le dégagement continuel et l'accumulation des gaz méphitiques dans une partie de la mine, on rend l'aérage *plus vif et plus serré*, selon l'expression des mineurs, c'est-à-dire que l'on augmente la vitesse et le volume de l'air qu'on y fait circuler, afin de noyer ces gaz dans une telle masse d'air commun, que le mélange qui en résulte ne puisse être nuisible (3).

(1) Le mélange d'une partie en volume de gaz hydrogène carboné avec quatre, sept, huit et jusqu'à treize parties d'air atmosphérique, a la propriété de faire explosion.

(2) Le gaz hydrogène carboné produit, par sa combustion, de l'eau et son propre volume de gaz acide carbonique.

(3) Un dixième de gaz acide carbonique dans l'air éteint les lumières, et est nuisible aux hommes et aux animaux.

B. Lorsqu'on craint l'affluence et l'explosion du gaz hydrogène carboné, on force l'air qu'on fait venir du dehors, à passer sur la surface même des *tailles* d'exploitation, et dans les coins et les angles des galeries, pour balayer continuellement les parois, entraîner tous les jets de gaz inflammable qui en sortent, et toutes les bulles de ce gaz qui pourraient y rester adhérentes. On a soin surtout de faire arriver le courant au bas des tailles, de sorte qu'il les parcoure en montant plutôt qu'en descendant; et on le conduit ensuite au dehors de la mine par des galeries et des puits où il n'y a aucune lumière. On empêche les ouvriers de fumer dans la mine; on leur défend l'entrée des vieux ouvrages qui sont pleins de gaz inflammable; on interdit le travail à la poudre; on diminue autant qu'on peut le nombre des lampes dans les galeries de service et dans les ateliers; quelquefois même on n'en emploie qu'une seule, qu'on place à l'entrée des chambres d'exploitation, et dont on augmente, s'il le faut, la clarté à l'aide d'un réflecteur.

Dans quelques mines, on éclaire les travailleurs avec la *meule d'acier*, dont les étincelles ne peuvent que difficilement enflammer le gaz hydrogène carboné.

C. Si l'on aperçoit ou si l'on soupçonne que ce gaz s'est amassé dans quelque cavité de peu d'étendue au plafond d'une galerie, on peut le neutraliser en un instant en y mettant le feu. C'est aussi de cette manière que dans plusieurs mines du midi de la France, on détruit tous les matins l'air inflammable des chambres d'exploitation, avant l'entrée des ouvriers. Mais cette précaution n'empêche pas toujours d'autres explosions d'avoir lieu, et elle n'est pas elle-même sans inconvénients, surtout si l'espace occupé par le gaz inflammable est considérable, et si l'on néglige de mettre les ouvriers à l'abri de tout accident (1).

(1) Tous les ouvriers doivent être retirés; celui qui est chargé de ce dangereux service, se couvre de linges mouillés et porte un masque sur le visage; il tient à la main une longue perche, au bout de laquelle est une chandelle allumée; il se couche le ventre sur le sol, se traîne jus-

D. Si le gaz inflammable est répandu dans toute ou presque toute l'étendue d'une mine, et si l'on a lieu de craindre que ce gaz, venant à s'allumer aux foyers d'aérage, ne produise une détonation qui se propage de proche en proche jusqu'aux extrémités les plus éloignées, on conduit l'air de manière que le mélange explosif ne traverse pas les grilles et le combustible embrasé, mais qu'il passe en dehors des parois de ces foyers, et qu'il vienne se réunir au courant d'air chaud et de fumée à une grande distance (1) au delà des grilles pour qu'il puisse s'enflammer.

E. Enfin, si l'on appréhende que le gaz hydrogène afflue en si grande proportion dans toutes les parties d'une mine, que l'air en soit surchargé et ne puisse servir à la respiration (2), on peut faciliter son écoulement en pratiquant au plafond des galeries des évents ou des soupiraux par où ce gaz plus léger s'échappe dans des canaux particuliers qui le conduisent hors de la mine, et l'air atmosphérique, circulant dans les galeries inférieures, parviendra ainsi aux ouvriers plus pur ou moins mêlé de mofettes.

Tels sont les moyens principaux dont on s'est servi depuis

qu'au lieu où il présume que le gaz est rassemblé, et il l'enflamme en élevant sa lumière.

Remarquons ici que, s'il était reconnu nécessaire, en certains cas, de mettre le feu au gaz explosif rassemblé dans une partie de la mine, on pourrait le faire avec moins de danger, en disposant d'avance, dans le lieu où le gaz est amassé, une batterie de fusil dont le bassinet contiendrait un peu de poudre, et dont la détente serait attachée à un fil d'archal, qui serait prolongé jusqu'à telle distance qu'on voudrait, et même jusqu'au dehors de la mine. On n'aurait qu'à tirer le fil quand il faudrait produire l'explosion.

(1) Cette distance doit être, en général, de 20 à 25 mètres au moins.

(2) Un tiers de gaz hydrogène carboné, mêlé à deux tiers d'air atmosphérique, éteint la lumière des lampes, et ne pourrait être respiré longtemps sans inconvénient.

longtemps pour garantir les mineurs des dangers auxquels ils sont malheureusement exposés dans les mines où il se développe une grande quantité de gaz méphitiques ou inflammables.

Mais, il faut l'avouer, quelques soins qu'on ait mis dans la pratique habituelle de ces différents moyens, et quelque intelligence qu'on ait apportée dans tous les détails de leur exécution, ils n'ont pas toujours eu le succès qu'on avait droit d'en attendre. L'approche imprudemment faite d'une seule lumière dans un angle de galerie où s'était amassé un mélange d'air commun et de gaz hydrogène, a suffi parfois pour produire en un instant une explosion générale, et ruiner la mine la mieux conduite, la mieux aérée, la mieux exploitée.

Dans d'autres cas difficiles à prévoir, des torrents de gaz sortis inopinément de quelque cavité rencontrée par hasard, ou de quelque crevasse inaperçue, ont troublé subitement et arrêté la circulation de l'air, inondé les galeries et rendu la mine inabordable.

Grâce aux progrès des sciences et aux découvertes nouvelles, ces explosions soudaines, que l'habileté des chefs et la vigilance des ouvriers ne pouvaient pas empêcher, seront presque toujours évitées à l'avenir; et si l'art est encore impuissant pour arrêter et détourner les irruptions imprévues des gaz méphitiques, il peut du moins fournir des moyens sûrs de pénétrer dans les mines dont ces gaz remplissent toutes les chambres et toutes les avenues.

Avec la lampe de sûreté, le mineur peut maintenant s'éclairer sans danger au milieu d'une atmosphère mélangée de gaz hydrogène.

Avec un appareil convenablement disposé pour la respiration, il peut aussi pénétrer et séjourner dans les excavations souterraines où ne se trouve pas l'air ordinaire qui est nécessaire pour l'entretien de la vie et la combustion des lampes.

La première de ces deux inventions n'est connue que depuis peu d'années. Elle est due à sir Humphry Davy, président de la Société royale de Londres. De nombreuses expériences ont complétement démontré son efficacité. La lampe de sûreté est aujourd'hui généralement employée dans les mines de l'Angleterre et de la Belgique où l'on a lieu de craindre les explosions du gaz hydrogène. Elle commence à l'être aussi dans nos mines de houille; on en compte plus de deux mille dans les belles mines d'Anzin; mais des préjugés ou de faux prétextes, ont jusqu'ici empêché qu'elle ne fût admise aussi dans les autres.

L'invention de l'appareil respiratoire est plus ancienne que celle de lampe de sûreté; cependant il ne paraît pas qu'elle ait encore eu aucune application. On ne peut douter qu'elle ne puisse être de la plus grande utilité, soit pour porter des secours aux malheureux mineurs qui ont pu être surpris au fond de leurs ateliers souterrains par un déluge de gaz méphitique, soit pour réparer et rétablir les canaux d'aérage et rendre la mine accessible, soit enfin pour visiter et reconnaître d'anciennes mines et des ouvrages abandonnés.

Nous croyons rendre un véritable service et à l'art des mines et à l'humanité, en appelant aujourd'hui l'attention de tous les exploitants sur ces deux moyens de sûreté, dont il est bien à désirer que l'usage leur devienne familier.

Nous allons exposer d'abord les propriétés, la construction et l'usage de la lampe de sûreté, et les soins indispensables qu'elle exige.

§ 2. Lampe de sûreté.

1° *Propriétés de cette lampe.*

La lampe de sûreté consiste spécialement dans une lanterne dont l'enveloppe en toile métallique (de fil de cuivre) recouvre et renferme la mèche d'une lampe ordinaire.

Cette toile métallique, dont le tissu est assez fin et assez serré pour qu'il contienne au moins cent quarante ouvertures dans un centimètre carré, a la propriété très remarquable de ne point laisser passer la flamme à travers ses interstices, de sorte que si l'on porte cette lampe allumée dans une atmosphère explosive de gaz hydrogène carboné, le gaz entrant dans l'intérieur de l'enveloppe pourra prendre feu à la lumière de la lampe, mais l'explosion ne pourra pas se propager au dehors, même quand la toile métallique aurait acquis la chaleur du fer rouge (1).

La condition essentielle pour que cet effet ait toujours lieu infailliblement, c'est que l'espace dans lequel la flamme de la lampe est confinée, ne communique avec l'atmosphère extérieure par aucune ouverture, aucune jointure, ou aucune fente qui soit plus large que les mailles de l'enveloppe (2).

(1) On peut observer un phénomène tout à fait semblable, si l'on dirige sur un morceau de la toile métallique dont il s'agit ici, un jet de gaz hydrogène carboné sortant d'une vessie ou d'un gazomètre ; on pourra allumer le jet d'un côté ou de l'autre de la toile à volonté, sans que la portion qu'on aura enflammée puisse mettre le feu à celle qui est de l'autre côté. Il en est de même d'un tube métallique qui n'a que 3 millimètres de diamètre, et dont la longueur est très grande relativement à ce diamètre ; ce tube ne peut transmettre l'inflammation d'une de ses extrémités à l'autre. Tous ces faits s'expliquent par la considération que la flamme exige un degré de température très élevé, qui ne peut subsister quand les gaz qui la produisent viennent à être en contact avec des surfaces métalliques dont la température est beaucoup plus basse.

(2) Cette propriété des tissus métalliques à petites mailles et des tubes de métal longs et étroits, peut avoir son application en beaucoup de circonstances, et dans les mines même, pour empêcher la détonation qui aurait lieu dans un fourneau allumé de se communiquer au gaz qui afflue vers ce fourneau. M. Chevremont a fait dernièrement un heureux essai de ce moyen dans une mine des environs de Mons. Il a fait placer deux grilles de fer garnies de toile métallique dans la galerie qui aboutit au foyer d'aérage, et prévenu ainsi toute propagation d'explosion en arrière dans l'intérieur de la mine.

2° *Forme et construction de cette lampe.*

La forme des lampes de sûreté peut être variée de différentes manières.

Ces lampes ont trois parties principales : 1° le réservoir d'huile ; 2° l'enveloppe imperméable à la flamme ; 3° la cage qui sert à fixer l'enveloppe sur le réservoir et à la garantir de tout choc.

1° *Réservoir d'huile.* — Le réservoir est cylindrique et plus large que haut, afin que l'huile qu'il renferme soit moins éloignée de l'extrémité allumée de la mèche, et puisse l'alimenter facilement, même lorsqu'elle est près d'être entièrement consumée.

Le fond supérieur de ce réservoir est percé d'une ouverture circulaire de 18 à 20 millimètres de diamètre, que recouvre la plaque horizontale du porte-mèche, et il est surmonté d'un anneau cylindrique, dont la surface verticale intérieure est taillée en écrou.

Dans la plupart des lampes qui ont été employées jusqu'ici, un tube extérieur sert à introduire l'huile dans le réservoir ; son ouverture inférieure s'approche assez près du fond pour qu'elle soit toujours sous la surface de l'huile, même quand il n'en reste plus que quelques millimètres de hauteur, son orifice extérieur se ferme avec une vis en cuivre (1).

Dans les mines de Mons, on a remplacé ce tube droit par un tube recourbé en dedans du réservoir comme un siphon, afin qu'il restât toujours de l'huile au fond de ce tube, et qu'il n'y eût

(1) Quelques fabricants de lampes ont cru pouvoir substituer, par économie, des bouchons de liége aux vis en cuivre ; mais le bouchon à vis est plus sûr ; car si la lampe venait à se renverser sans s'éteindre quand il ne reste plus que très peu d'huile dans le réservoir, il pourrait arriver que le bouchon de liége sautât, qu'il y eût alors un passage ouvert à la flamme du dedans au dehors.

point de communication ouverte au dehors, même quand le bouchon est enlevé et qu'on verse l'huile dans la lampe. Mais ce moyen n'empêcherait pas qu'une détonation dans l'intérieur du cylindre de tissu métallique ne chassât l'huile du siphon, et il est bon, dans tous les cas, de s'abstenir d'ouvrir le bouchon du réservoir quand l'air de la mine est détonant.

Ces remarques prouvent qu'il vaut mieux supprimer tout à fait ce tube extérieur, comme on le voit dans une lampe nouvellement construite à Liége par MM. Chevremont et Smets frères : l'appareil en est plus simple; on y verse l'huile par l'ouverture que recouvre la plaque horizontale du porte-mèche (1).

Un tube, ouvert par les deux bouts, est soudé sur le fond du réservoir et s'élève jusqu'au-dessus de la plaque du porte-mèche, qu'il traverse. Il est destiné à contenir une tige cylindrique, qui le remplit entièrement, et dont le bout supérieur est recourbé en forme de crochet pour servir à régler la mèche, l'élever, l'abaisser, la moucher ou l'éteindre. L'extrémité inférieure de cette tige est repliée à angle droit, afin qu'on puisse la placer et l'arrêter sur la languette ou plaque d'arrêt, dont un bout est libre, et dont l'autre est soudé sous le réservoir (2).

Un autre tube traverse les deux fonds du réservoir, et il y est soudé hermétiquement : il sert au passage d'une tige à vis, qui tient la lanterne fermée, et ne permet de l'ouvrir qu'avec la clef qui convient à la tête de cette vis, une plaque ou *cache-entrée*, qui tourne sur un clou rivé, sert à boucher l'orifice de ce tube, et empêche la terre et la boue d'y entrer.

Le porte-mèche consiste en un petit tube vertical de 5 millimètres de diamètre, et de 30 millimètres de longueur; il est soudé au centre d'une plaque horizontale, de 45 millimètres de

(1) Les premières lampes de sûreté qui ont été apportées de Londres à Paris, n'avaient pas de tube extérieur pour y verser l'huile. L'École royale des mines en possède un modèle de cette forme depuis 1816.

(2) Il est bon que cette tige soit arrêtée ainsi, pour empêcher qu'elle ne retombe d'elle-même sur la mèche et ne l'éteigne.

diamètre. Il a sur le côté, un peu au-dessous de son extrémité supérieure, une ouverture rectangulaire, pour y introduire à volonté le crochet qui sert à relever ou à noyer la mèche.

2° *Lanterne ou enveloppe imperméable à la flamme.* — Cette enveloppe, en gaz ou toile métallique (1), qui contient cent quarante ouvertures par centimètre carré, a la forme d'un cylindre un peu conique; ce qui permet de la faire entrer dans la cage dont il va être parlé ci-après, et de l'en retirer plus facilement pour la brosser et la nettoyer.

Sa hauteur est de 15 à 17 centimètres; son extrémité supérieure a 35 millimètres de diamètre, et est fermée par un fond de la même toile; son extrémité inférieure a 38 ou 40 millimètres de diamètre; elle est ouverte, et son bord est replié en dehors sur une largeur de 2 à 3 millimètres; ou, ce qui vaut mieux, ce bord inférieur est serré étroitement par un lien de fil de fer ou de fil de laiton dans la gorge d'une rondelle ou virole de cuivre. Cette virole a l'avantage de conserver la forme circulaire du bord inférieur de l'enveloppe, et elle empêche qu'on ne puisse enlever cette enveloppe ou cette cheminée sans dévisser la cage.

Les différentes dimensions que nous venons d'indiquer sont celles qui conviennent le mieux; car, dans les cylindres plus grands, la combustion du gaz inflammable échauffe beaucoup trop leur partie supérieure, et peut l'amener promptement à une forte chaleur rouge, d'où il arriverait que le tissu métallique serait altéré et troué en peu de temps, et ne pourrait plus garantir de l'explosion.

Il est bon, pour éviter cet inconvénient dans tous les cas, même dans les petits cylindres, de recouvrir le haut de l'enve-

(1) Cette toile est ordinairement en fil de fer de trois dixièmes de millimètre de grosseur. Une toile en fil de cuivre rouge peut aussi être employée à cet usage; mais on ne doit pas se servir de tissu en laiton ni en platine; le fil de laiton aurait l'inconvénient de s'altérer et de se détruire à la longue, et le fil de platine pourrait communiquer l'explosion au dehors.

loppe cylindrique par une deuxième enveloppe longue de 3 à 4 centimètres, et dont le fond est élevé de 12 à 15 millimètres au-dessus du fond de la première.

Les jointures de ces enveloppes doivent être doubles ou à bords repliés l'un sur l'autre, pour qu'il n'y ait aucune ouverture plus grande que les interstices du tissu ; il faut aussi que le bord inférieur de la deuxième enveloppe soit cousu avec soin, afin qu'il reste toujours appliqué sur la première et ne puisse s'en séparer, même quand elle viendrait à être pliée ou déformée.

Au lieu de la deuxième enveloppe en toile métallique dont on vient de parler, on peut (comme on l'a fait dernièrement dans les mines des environs de Mons) adapter au sommet de l'enveloppe ou cheminée un chapiteau cylindrique de cuivre, de 3 centimètres de longueur, et percé de trous aussi petits que les mailles de la toile métallique.

3° *Cage qui sert à fixer l'enveloppe cylindrique ou la lanterne sur le réservoir et à la garantir de tout choc.* — Cette cage est composée de quatre ou mieux de cinq gros fils de fer, longs de 18 à 19 centimètres, fixés par leur bout inférieur sur le bord d'un anneau de cuivre, et, par leur autre bout, sur une plaque de tôle de 7 à 8 centimètres de diamètre.

L'anneau porte sur sa surface verticale extérieure quatre ou cinq pas de vis.

La plaque est assez large pour couvrir le cylindre et le réservoir, et empêcher que les gouttes d'eau qui peuvent tomber d'en haut ne pénètrent dans la lanterne et n'éteignent la lampe ; elle est munie d'un anneau et d'un crochet, pour qu'on puisse porter la lampe à la main, l'accrocher à la boutonnière de l'habit ou l'attacher où l'on veut.

On fait entrer le cylindre de toile métallique dans cette cage, jusqu'à ce que son bord inférieur ou la virole sur laquelle ce bord est fixé, soit en contact avec l'anneau; cet anneau se visse ensuite dans l'écrou du réservoir, et il fixe ainsi, en même temps, la cage, le cylindre, le porte-mèche, et les maintient en place (1).

3° *Avantages de cette lampe.*

» La lampe construite dans les dimensions et avec tous les soins que nous avons indiqués, présente au mineur toute la sécurité désirable, et elle peut servir à l'éclairer sans danger dans toutes les galeries et dans toutes les excavations souterraines où il a à craindre la présence du gaz hydrogène carboné.

» Elle a l'avantage, quand le gaz ne se renouvelle pas et ne se mêle pas continuellement dans l'atmosphère de la mine, de le brûler peu à peu et d'en réduire la quantité au-dessous de celle qui est nécessaire pour l'explosion.

» Lorsqu'au contraire ce gaz afflue sans cesse et avec une telle abondance qu'il ne peut être consumé assez vite, la lampe fournit des indices certains de l'état de l'air de la mine; elle signale le danger qu'il pourrait avoir à y rester, et elle avertit ainsi le mineur du moment où il doit se retirer.

» Si le gaz inflammable commence à se mêler avec l'air ordinaire dans les plus petites proportions, son premier effet est d'augmenter la longueur et la grosseur de la flamme.

» Si le gaz forme le douzième du volume de l'air, le cylindre se remplit d'une flamme bleue très faible, au milieu de laquelle on distingue la flamme de la mèche (2).

(1) Cet anneau pourrait être ajusté sur le réservoir comme un couvercle de tabatière ; mais, dans ce cas, il offrirait moins de sûreté contre l'explosion que s'il était assemblé à vis, parce qu'il pourrait arriver qu'il fût placé assez obliquement pour laisser une ouverture suffisante au passage de la flamme.

(2) Quelquefois, mais rarement, quand le gaz est peu abondant ou inégalement répandu dans l'air, on entend plusieurs petites explosions intérieures qui se succèdent rapidement, mais qui ne doivent inspirer aucune inquiétude, parce qu'elles ne se propagent point au dehors. (*Voyez* les expériences faites par le docteur, Hamel de Saint-Pétersbourg,

» Si le gaz forme le sixième ou le cinquième du volume de l'air, la flamme de la mèche cesse d'être visible; elle se perd dans celle du gaz qui remplit le cylindre, et dont la lumière est assez éclatante (1).

» Enfin, si le gaz vient à former le tiers du volume de l'air, la lampe s'éteint tout à fait (2); mais les mineurs ne doivent pas attendre jusque-là pour se retirer.

» Nous venons de dire que, dès que l'air de la mine est devenu explosif, c'est-à-dire quand il contient un douzième ou un treizième de gaz hydrogène carboné, le cylindre de la lampe est à l'instant rempli de la flamme de ce gaz, et que la lumière de cette flamme augmente ensuite en intensité à mesure que la quantité du gaz augmente. Les ouvriers doivent donc consulter continuellement cette indication ; elle doit être leur sauvegarde, et leur montrer s'ils doivent enfin quitter la mine, jusqu'à ce qu'on ait pu y faire arriver une plus grande masse d'air atmosphérique.

4° *Emploi de la lampe de sûreté quand l'atmosphère est explosive.*

» Dans le cas où les mineurs ont besoin de travailler longtemps dans une mine dont l'atmosphère est explosive, on peut

dans la mine de houille de Decbank, *Philos. Magazine*, juillet, 1816. *Voyez* aussi les expériences répétées dans le laboratoire de l'Ecole royale des mines avec le gaz hydrogène pur et avec le gaz hydrogène carboné, et notamment la deuxième expérience, rapportée page 197 du tome Ier des *Annales des Mines*, 1816.)

(1) Dans tous ces différents cas, on peut toujours éteindre facilement la flamme qui remplit le cylindre de toile métallique, en le couvrant d'un étui en tôle ou en étoffe de laine.

(2) On peut observer ces différents états dans une galerie de mine où afflue le gaz hydrogène, si l'on place d'abord la lampe sur le sol (où il y a moins de gaz), et si on l'élève ensuite graduellement jusqu'au plafond, où le gaz plus léger se trouve ordinairement en plus grande proportion.

craindre que la combustion prolongée du gaz dans la lanterne n'échauffe la toile métallique du cylindre à une température trop élevée, et ne finisse par l'altérer ou la trouer. On préviendra cet inconvénient en faisant usage :

» Ou d'une lampe à double cylindre;

» Ou d'une lampe à simple enveloppe, dont les fils du tissu sont composés de deux ou de plusieurs fils tordus et tressés ensemble ;

» Ou d'une lampe dont le cylindre est en cuivre laminé, percé de très petites ouvertures circulaires, ou mieux rectangulaires (1);

» Ou même enfin, d'une lampe de sûreté ordinaire, dont le sommet est recouvert d'une seconde enveloppe, et qu'on place dans une lanterne ordinaire de verre ou de corne, dont on a enlevé la porte.

» Le double cylindre en toile ou gaze métallique est complétement sûr, et il n'y a pas d'exemple que le cylindre extérieur ait jamais acquis la chaleur rouge, même quand le cylindre intérieur a été lui-même échauffé à ce haut degré de température pendant plusieurs heures.

» Le cylindre en toile métallique dont les fils sont composés de deux ou de plusieurs fils tordus ensemble, a aussi l'avantage de s'échauffer moins vite et de rester exposé à la flamme du gaz sans rougir (2).

» Le cylindre en cuivre percé de petits trous offre la même sûreté, mais il a l'inconvénient de coûter un peu plus cher. Si son

(1) Les ouvertures rectangulaires ont, à grandeur égale, un pouvoir réfrigérant plus considérable, et doivent être préférées. (*Voyez* les ouvrages sur la perméabilité à la flamme, par M. Lefroy, *Annales des Mines*, t. Ier, p. 219.)

(2) Des lampes de sûreté dont la toile métallique est composée de fils tressés d'un quarantième de pouce anglais d'épaisseur, et qui contient seize fils en chaîne et trente fils en trame, ont en même temps assez de flexibilité pour ne pas se casser, et assez de solidité pour ne pas se rompre même par des chocs très violents.

épaisseur est de six dixièmes de millimètre, les ouvertures rectangulaires doivent avoir 1 millimètre six dixièmes de hauteur, sur huit dixièmes de millimètre de largeur. Ces ouvertures pourront même être plus grandes, si l'épaisseur du cuivre est elle-même plus considérable (1).

» Enfin, la lampe de sûreté ordinaire, étant renfermée dans une lanterne commune de verre ou de corne, sera aussi moins exposée à s'échauffer et à rougir, parce que la circulation de l'air y sera diminuée (2).

5° *Usage de la lampe de sûreté lorsqu'elle vient à s'éteindre dans une atmosphère surchargée de gaz inflammable.*

» Quand le volume du gaz hydrogène carboné est le tiers de celui de l'air atmosphérique, la lampe s'éteint aussitôt ; mais alors même elle offre aux mineurs une nouvelle ressource, si l'on a eu soin de placer dans l'intérieur du cylindre, au-dessus ou autour de la mèche, plusieurs fils ou lames de platine tournés

(1) Cette lampe convient très bien quand on ne doit en faire usage que rarement. Pour le service ordinaire, les lampes à tissu de fil métallique sont préférables, à cause de leur flexibilité et de la facilité de substituer de nouveaux cylindres. Cette flexibilité de l'enveloppe est ici bien plus importante qu'on ne le croirait au premier aperçu. L'expérience a déjà prouvé plusieurs fois que l'explosion a été prévenue avec des lampes à tissu métallique, et qu'elle ne l'aurait pas été dans les mêmes circonstances, si leur enveloppe avait été faite d'autre matière plus résistante. Cette remarque pourrait s'appliquer en partie au chapiteau de cuivre de l'enveloppe.

(2) On obtient un effet semblable, c'est-à-dire qu'on retarde ou qu'on empêche le trop grand échauffement de l'enveloppe de cette lampe : 1° si l'on ajoute en dedans ou au dehors une plaque étamée qui sert de réflecteur ; ou 2° si l'on enferme le cylindre de toile métallique dans un cylindre de verre plus court, et qui intercepte ainsi le passage de l'air dans une partie de la longueur du cylindre métallique ; ou 3° si l'on adapte à une lampe à double cylindre une cheminée en cuivre qui ne laisse à découvert que le tiers ou la moitié de la surface cylindrique du

en spirale, dont l'épaisseur soit de trois dixièmes de millimètre environ (1).

» Ces fils ou ces lames de platine acquerront bientôt et conserveront un haut degré de chaleur, tant que la lampe brûlera et consumera le gaz hydrogène répandu dans l'air de la mine. Mais, dès que ce gaz, affluant sans cesse, viendra à former le tiers du volume de l'air et à éteindre la flamme de la lampe, le platine dans l'obscurité paraîtra lumineux et répandra une lueur assez forte pour guider les mineurs lorsqu'ils se retirent (2).

tissu métallique ; ou encore 4° si l'on recouvre cette lampe d'un cylindre en cuivre qu'on peut lever ou abaisser à volonté ; ou enfin 5° si, comme l'a proposé M. Hodgson, on renferme la mèche de la lampe dans une lanterne dont un côté est fermé par un verre épais, mastiqué avec soin, et dont le côté opposé est garni d'un tissu métallique qu'on peut couvrir ou découvrir plus ou moins par une plaque de cuivre qui glisse dans une coulisse.

Mais nous devons faire remarquer que, parmi toutes ces variétés de formes que nous venons d'indiquer, celles qui admettent du verre ne sont pas sans inconvénient : le verre est exposé à être brisé par la chute de la lampe, par le choc d'un corps étranger, et même par quelques gouttes d'eau froide qui viendraient à tomber sur sa surface extérieure lorsqu'il est échauffé par la flamme de la lampe.

(1) En plaçant la spirale de fil de platine au bas de la lampe et autour de la mèche, on met le fil à l'abri de la fumée.

(2) Le platine reste ainsi lumineux pendant que le gaz se consume lentement et sans flamme. Le palladium se comporte comme le platine dans les mêmes circonstances dont il est ici question ; mais le cuivre, l'argent, le fer, l'or et le zinc n'ont pas les mêmes effets. Cette propriété de produire, d'entretenir et de rendre sensible la combustion des gaz, a été attribuée, par M. Davy, au peu de conductibilité et au peu de capacité de chaleur du platine et du palladium. Les expériences de M. Derobeneiner et celles de MM. Thénard et Dulong viennent de prouver que la nature du métal ou des autres substances solides en contact avec les gaz détermine la combinaison de ces gaz à des températures très différentes ; que cette action est modifiée par l'étendue de la surface, l'épaisseur des fragments, et même par leur configuration, et qu'elle a, en certains cas, tant d'énergie, que le métal (comme

» Ce phénomène n'a plus lieu quand la proportion du gaz est telle qu'il forme les deux cinquièmes du volume de l'air : le platine cesse alors d'être en ignition, il perd peu à peu sa haute température. Mais on peut la lui rendre de nouveau, si l'on parvient assez tôt dans une partie de la mine où il y ait une plus grande proportion d'air atmosphérique ; le platine devient bientôt rouge ; il enflamme le gaz dans l'intérieur du cylindre, si le mélange d'air et de gaz est explosif, et le gaz enflammé rallume à l'instant la mèche de la lampe (1).

» Ce moyen curieux de s'éclairer quand toutes les autres lumières s'éteignent, pourra quelquefois servir aux mineurs, soit pour se diriger dans les parties d'une mine dont ils ne connaissent pas les détours, soit pour se porter des secours mutuels, soit même pour juger par l'éclat du fil de l'état de l'air de la mine.

» Il ne serait donc pas inutile que les maîtres mineurs et les chefs d'ateliers eussent des lampes garnies intérieurement de spirales en fil de platine.

» La spirale de fil de platine peut être suspendue à 4 ou 5 centimètres au-dessus de la mèche ; et, dans ce cas, elle doit être supportée par un gros fil en platine, en argent, en cuivre ou en fer, ajusté sur la plaque du porte-mèche, de manière qu'on puisse l'enlever facilement quand il s'agit de nettoyer la lampe. La spirale de fil de platine peut aussi être placée au bas de la lampe autour de la mèche.

l'éponge de platine, la limaille de platine ou le précipité de platine par le zinc) peut, même en partant de la température ordinaire, devenir incandescent et produire l'explosion.

(1) Il résulte évidemment de cette propriété du platine : 1° qu'on ne doit pas employer une toile en fil de ce métal pour faire l'enveloppe cylindrique d'une lampe de sûreté ; 2° que les fils de platine qu'on peut placer dans l'intérieur de ces lampes pour répandre de la lumière dans les mélanges qui contiennent trop d'air atmosphérique pour être explosifs, doivent être disposés de manière qu'aucune pointe de ces fils ne puisse traverser les mailles de l'enveloppe et se projeter au dehors dans aucun cas.

6° *Soins qu'exige la lampe de sûreté.*

» L'emploi de la lampe de sûreté dans les mines demande plusieurs soins essentiels, dont les uns doivent être pris par les ouvriers eux-mêmes, et dont les autres regardent spécialement le maître mineur. Mais, avant de les exposer, nous devons faire observer que la lampe de sûreté ne doit dispenser, dans aucun cas, de la nécessité d'entretenir dans la mine un courant continuel d'air atmosphérique, et de veiller sans cesse avec la plus minutieuse attention, à ce qu'aucune matière embrasée ne puisse occasionner la détonation du gaz hydrogène. Ainsi l'on défendra sévèrement aux ouvriers de fumer dans l'intérieur de la mine; on leur interdira l'emploi de la poudre dans tous les lieux où l'air sera détonant; et les moyens qu'on adoptera pour le renouvellement continuel de l'air, seront combinés de manière qu'ils ne puissent donner lieu à l'explosion du gaz inflammable.

» 1° Toute la garantie que présente la lampe de sûreté dépendant nécessairement de l'isolement de sa flamme dans une enveloppe de toile métallique, il faut surtout que, dans aucune circonstance et sous aucun prétexte, le mineur ne se permette d'ouvrir sa lampe, d'en séparer ni même seulement d'en soulever l'enveloppe cylindrique. Toute sécurité disparaîtrait à l'instant, et l'imprudence d'un seul compromettrait le sort de tous ceux qui se trouveraient alors dans la mine.

» Il faut donc absolument, quelque confiance qu'on ait dans tous les ouvriers, et quelque superflue que paraisse cette précaution, employer un moyen particulier de fermer les lampes, pour que les ouvriers ne puissent les ouvrir.

» On s'est d'abord servi pour cet effet d'un petit cadenas. Ce moyen était fort simple, mais il a présenté plusieurs inconvénients qui l'ont fait abandonner. La poussière et la boue bouchaient et obstruaient souvent l'entrée du cadenas; quelques ouvriers essayaient de l'ouvrir ou de le forcer avec un crochet ou un autre instrument; et la dépense première ainsi que l'entretien de ces cadenas coûtaient assez cher dans les mines où il faut plusieurs centaines de lampes.

» Par toutes ces raisons, on a renoncé à l'emploi des cadenas, et l'on a adopté généralement l'usage d'une tige à vis qui traverse dans un tube le réservoir d'huile, et pénètre ensuite dans une ouverture pratiquée sur le bord de l'anneau inférieur de la cage de la lampe. La tête de cette tige ne doit pas être saillante au-dessous du fond du réservoir. Elle est à trois ou quatre pans, et ne peut être tournée qu'avec une clef semblable à une clef de pendule.

» Pour rendre cette fermeture plus sûre, il convient que la tête de la tige reste cachée à une certaine profondeur dans le tube qui la renferme. Elle exigera ainsi une clef dont le canon sera plus long, et les ouvriers ne pourront que plus difficilement s'en procurer une pareille.

» 2° Il convient encore de numéroter toutes les lampes et de donner toujours la même lampe au même ouvrier. C'est un moyen de surveillance qu'il ne faut pas négliger, et qui fera connaître quels sont ceux qui soignent leurs lampes et les conservent, et quels sont ceux qui les endommagent ou qui essayent de les ouvrir.

» 3° Dans une mine où l'on craint l'explosion du gaz hydrogène carboné, on doit faire exclusivement usage de la lampe de sûreté, et il ne faudrait jamais se permettre d'employer des lampes ordinaires dans les parties de la mine où l'on pourrait supposer qu'il n'y a pas de danger de détonation. Il n'arrive que trop souvent que, la circulation de l'air venant à être accidentellement troublée, retardée ou interrompue, les parties de la mine où l'air est ordinairement aussi pur que celui de la surface du sol, sont tout à coup infectées du gaz inflammable.

» 4° Les lampes doivent être toutes allumées hors de la mine; le maître mineur qui est chargé de cette fonction, les ferme ensuite exactement, et en remet une à chaque ouvrier.

» 5° Cette distribution des lampes ne doit se faire qu'après que chacune d'elles a été visitée et examinée, et qu'elles ont été reconnues en bon état;

» 6° Les ouvriers descendent dans la mine munis chacun de sa lampe, qu'ils portent à la main, ou qu'ils ont accrochée à leur boutonnière (1), et ils doivent mettre tous leurs soins, pendant le trajet, pour qu'elle ne reçoive aucun choc et n'éprouve aucun accident qui puisse déformer ou trouer son enveloppe;

» 7° Quand les mineurs sont arrivés à leur poste, ils doivent suspendre leur lampe à un crochet fixé sur un étai en bois ou en fer (2). Ils doivent avoir soin de la placer à quelque distance des tailles, à l'abri des chutes de houille et de pierres; ils doivent aussi l'éloigner des courants de gaz qui sortent impétueusement des fentes ou des trous de sonde, pour éviter que la combustion rapide de ce gaz dans l'intérieur des lampes n'échauffe leur enveloppe cylindrique à une trop haute température.

» Ils doivent surtout se garder de la fixer dans la houille ou dans le terrain qui la recouvre, car le plus petit éboulement pourrait la faire tomber, la briser, la déchirer, ou seulement la trouer sans l'éteindre, et occasionner ainsi une explosion dans la mine.

» 8° La poussière qui vole dans l'air, particulièrement à l'époque de la journée où l'on abat la houille dans les tailles d'exploitation, bouche promptement les interstices de la toile métallique de ces lampes. Chaque ouvrier doit avoir une brosse pour nettoyer,

(1) Quelques-uns accrochent leur lampe à un anneau cousu sur l'épaule gauche; d'autres l'attachent à un cordon passé autour du cou.

(2) Dans quelques mines de l'Angleterre, le support en fer est préféré, parce que le bois est quelquefois exposé à se charbonner à la surface par l'effet de la chaleur excessive de la lampe (*voyez* la lettre de M. Buddle à M. Davy. *Philos. Magazine*, t. XLVIII, p. 55); mais cet effet n'a pas lieu si l'on donne à la tige du crochet de fer assez de longueur pour que la lampe ne touche pas l'étançon en bois dans lequel ce crochet est fixé.

quand il le faut, l'enveloppe cylindrique de sa lampe, et lui rendre ainsi toute sa clarté ;

» 9° Le réservoir de la lampe contient environ 152 grammes (cinq onces) d'huile qui doivent durer neuf à dix heures. Si le travail de l'ouvrier doit durer plus longtemps, il faut alors avoir soin d'ajouter de nouvelle huile au bout de sept à huit heures; mais cette addition d'huile dans une lampe allumée demande beaucoup de précautions et ne doit pas toujours se faire dans la mine.

» Lorsqu'on se trouve dans une atmosphère explosive, et que le gaz brûle dans l'intérieur de l'enveloppe de la lampe, et surtout lorsqu'il ne reste pas assez d'huile dans le réservoir pour couvrir et fermer l'ouverture inférieure du tube par lequel on doit verser l'huile, il est prudent de ne pas ouvrir le bouchon du réservoir et de ne pas ajouter de nouvelle huile. Il vaut mieux dans ce cas faire apporter une nouvelle lampe allumée (1).

» La lampe qui n'a point de tube extérieur n'a pas cet inconvénient; son réservoir est plus grand et contient assez d'huile pour un travail de douze heures, ce qui est plus que suffisant pour le service ordinaire.

» 10° Si les mineurs se trouvent dans une atmosphère explosive, et qu'ils s'aperçoivent que la combustion des gaz dans l'intérieur de la lampe échauffe et fait rougir la toile métallique, quoique l'explosion ne puisse pas être communiquée même à ce haut degré de température, ils devront, si leur travail peut être retardé sans inconvénient, se retirer dans une autre partie de la mine jusqu'à ce qu'on soit parvenu à faire arriver une assez grande masse d'air commun pour diminuer la proportion du gaz hydrogène carboné ;

» 11° Dans les mêmes circonstances, si le travail des mineurs est urgent et indispensable, et s'ils doivent rester longtemps dans

(1) On cite plusieurs accidents qui ont eu lieu parce qu'on a imprudemment ouvert le bouchon du réservoir, quand il ne restait pas assez d'huile pour boucher toute communication du dedans au dehors.

une atmosphère détonante, il sera bon qu'ils rafraîchissent de temps en temps le cylindre de toile métallique avec une éponge imbibée d'eau ou avec un linge mouillé.

» 12° Dans aucun cas les ouvriers ne doivent essayer d'éteindre, en la soufflant, la flamme du gaz qui remplit la lanterne; car, quoiqu'on sache que des courants rapides de gaz hydrogène et d'air atmosphérique ne communiquent pas ordinairement l'explosion, quand les lampes sont bien construites, on pourrait craindre, surtout si les fils étaient dérangés ou qu'ils fussent à la température de la chaleur rouge, qu'un souffle violent ne poussât au dehors de la lampe la flamme, qui, dans un air calme et en repos, y serait restée confinée. C'est en couvrant la lampe d'un étui en tôle, ou en l'étouffant dans leurs vêtements, que les ouvriers doivent l'éteindre (1).

» 13° Quand les ouvriers sont sortis de la mine et ont remis chacun leur lampe au maître mineur, toutes ces lampes sont aussitôt reportées dans le magasin, où on les nettoie et où on les examine de nouveau.

» 14° Pour nettoyer les lampes, on commence par les ouvrir : on sépare ensuite les cylindres de tissu métallique de la cage qui les renferme, et on les dégraisse, soit en les plongeant dans de l'eau chaude qui tient un peu de potasse en dissolution, soit en les exposant à un feu clair qui brûle la suie et l'huile qui les salissent.

» Dans le premier cas, après avoir lavé les cylindres, on les rince dans l'eau claire, on les brosse en dedans et en dehors, et on les fait sécher.

» Dans le deuxième cas, on fait tourner chaque cylindre pen-

(1) Cette précaution est sagement recommandée aux ouvriers des mines de Valenciennes. Un article du règlement relatif à la police intérieure de ces mines porte : « Dans le cas où le grisou arriverait en » trop grande abondance dans l'intérieur de la cheminée métallique, il » est défendu de souffler le feu pour l'éteindre. L'ouvrier l'étouffera dans » un étui ou dans ses vêtements. »

dant une minute seulement sur le feu, et lorsqu'ils sont refroidis, on les brosse pour enlever toute la poussière charbonneuse qui les recouvre.

» Cette deuxième méthode est préférée aujourd'hui à la première ; elle altère moins le tissu des cylindres et laisse sur les fils de ce tissu une sorte de vernis qui prévient leur oxydation (1).

» 15° On visite ensuite toutes les parties de la lampe ; on met au rebut tous les cylindres de toile métallique qui ont quelque défaut, et l'on renvoie aux ateliers les réservoirs et les cages qui ont besoin d'être réparés (2).

» 16° Quand les cylindres dont la toile est en fil de fer doivent rester quelque temps en magasin sans être employés, et qu'ils ne sont pas encore couverts d'un enduit de rouille, il faut les huiler pour empêcher qu'ils ne se détériorent.

» 17° On pourra aussi, avant de se servir de ces lampes, éprouver leur sûreté en les plongeant allumées dans un baril qu'on aura rempli d'un mélange détonant de gaz inflammable et d'air ordinaire. Mais cette épreuve une fois faite ne doit pas dispenser de l'examen journalier auquel chaque lampe doit être sévèrement soumise, quand elle revient de la mine et avant qu'on l'y reporte.

7° *Réponse à quelques objections qui ont été faites contre les lampes de sûreté.*

» Quoiqu'une expérience de plusieurs années ait prouvé, dans un grand nombre de mines de diverses contrées de l'Eu-

(1) Un ouvrier un peu exercé peut nettoyer deux cents lampes dans une journée.

(2) Les réparations les plus ordinaires consistent à redresser les barreaux de la cage qui sont courbés, à resserrer les rivures de ces barreaux qui ont pris du jeu, et à ressouder les tubes qui aboutissent au fond du réservoir et qui laisseraient échapper l'huile de la lampe.

rope, toute l'efficacité de la lampe de sûreté, il ne sera peut-être pas inutile de réfuter ici tout ce qu'on a objecté pour en rejeter l'usage :

» 1° On a prétendu que des poussières de matières combustibles suspendues dans l'air, pénétreraient dans l'intérieur de l'enveloppe cylindrique, et qu'elles pourraient s'y allumer, en ressortir enflammées et causer l'explosion.

» Mais on a jeté à plusieurs fois de suite de la poudre à canon pulvérisée et mêlée de poudre de charbon, dans les lampes qui brûlaient dans un mélange de gaz plus explosif que le gaz inflammable des mines, et l'explosion n'a pu être communiquée au dehors. L'explosion n'eut pas lieu non plus quand on laissa ces matières flotter dans cette atmosphère, ni même quand on les eut amoncelées sur le sommet du cylindre, qui avait acquis la chaleur rouge (1).

» 2° On a avancé que la combustion prolongée du gaz hydrogène dans l'intérieur du cylindre de toile métallique, quand l'air de la mine est détonant, finirait par altérer, brûler et trouer le tissu de cette enveloppe.

» Cet accident, qui aurait lieu sans doute à la longue pour des lampes à simple enveloppe, n'est pas à redouter pour celles qui ont une double enveloppe cylindrique ou un chapiteau de cuivre au sommet, ou dans lesquelles la circulation de l'air est diminuée par un réflecteur en fer ou en cuivre étamé.

» 3° On a pensé que l'air agité pousserait la flamme à travers les mailles de l'enveloppe, et pourrait causer ainsi une détonation au dehors; mais des essais nombreux ont pleinement dissipé toutes ces craintes. Des courants mélangés d'air atmosphérique et de gaz hydrogène carboné n'ont pu expulser la flamme hors du cylindre de toile métallique, quand cette toile contenait cent quarante ouvertures par centimètre carré.

(1) *Voyez* les diverses expériences rapportées p. 36, 54 et 93 du *Philos. Magazine*, t. XLVIII, 1816, et les *Annales des Mines*, t. Ier, p. 208.

» 4° On a craint encore que, lorsqu'il s'établit dans une mine de forts courants de gaz inflammable et d'air ordinaire, agissant parallèlement ou sous différents angles, l'effet de ces courants ne fût d'accroître la température du cylindre de toile métallique, et d'augmenter par suite son pouvoir à laisser passer la flamme. Mais l'expérience a encore été cette fois favorable aux lampes de sûreté bien construites.

» Des lampes à simple et à double cylindre ayant été exposées à un courant de gaz inflammable, dirigé transversalement à un grand courant d'air atmosphérique, le gaz brûla dans l'intérieur des lampes, mais leur tissu métallique ne fut porté qu'à la chaleur rouge.

» On augmenta ensuite la vitesse du courant du gaz inflammable de manière à obtenir un jet impétueux, et tel qu'il ne s'en rencontre jamais dans les mines : la lampe à double cylindre fut exposée au concours des deux courants de gaz et d'air ordinaire, son tissu métallique acquit bientôt la chaleur rouge, mais il ne brûla pas et ne communiqua pas l'explosion. La lampe à simple enveloppe ayant été placée au point où la combustion était le plus intense, le fil de son tissu brûla en jetant des étincelles et transmit l'explosion. Mais les lampes simples portant des plaques d'étain pour diminuer la circulation de l'air et réfléchir en même temps la lumière, et des lampes à double cylindre placées dans les mêmes courants que ci-dessus, ne purent jamais s'échauffer jusqu'au degré de la combustion du fer, et elles n'ont point communiqué l'explosion (1).

(1) *Voyez* le t. XLVIII du *Philos. Magazine*, p. 198, et le t. Ier des *Annales des mines*, p. 207. Au reste, si l'on pouvait craindre de rencontrer des courants de gaz qui élevassent la chaleur du tissu métallique au delà du rouge obscur, on parviendrait avec des tissus de fils tressés, dans lesquels les vides sont plus rétrécis et les surfaces rayonnantes beaucoup plus grandes, à ne pas dépasser ce degré de chaleur, et à éviter ainsi toute explosion. En général, on peut dire qu'on sera toujours maître de maintenir la température du tissu aussi basse qu'on voudra, en diminuant les ouvertures, et en augmentant la masse métallique et les

» 5° On a objecté que les cylindres en tissu métallique étaient trop faibles pour l'usage des mines, et qu'ils seraient exposés à des chocs et à des chutes qui pourraient les plier, les déformer ou les trouer. Mais les gros fils de fer qui les entourent, le réservoir qui les supporte, et le chapeau qui les recouvre, les garantissent de beaucoup d'accidents. Et s'il était vrai qu'ils ne fussent pas assez solides, il serait facile d'employer des tissus plus serrés et plus épais, et même des cages extérieures à barreaux plus nombreux et plus forts, et de donner ainsi à ces lampes toute la solidité désirable en conservant toute leur sûreté.

» 6° On a souvent répété que les lampes de sûreté donnaient moins de lumière que les lampes libres et découvertes. On a ajouté que les mailles du cylindre de toile métallique s'obstruaient facilement, et se remplissaient de poudre de houille, et que les ouvriers n'étaient pas assez bien éclairés, surtout sur la fin de la journée et lorsqu'ils ont besoin de beaucoup de lumière pour achever certains ouvrages, tels que le triage de la houille et le choix des remblais. Cette objection, il faut en convenir, peut paraître au premier aspect n'être pas sans fondement; il n'y a aucun doute qu'une flamme renfermée dans un cylindre de oile métallique répande au dehors moins de lumière qu'elle n'en donnerait si cette enveloppe n'existait pas. On a reconnu par des expériences directes que la lampe de sûreté perdait un cinquième ou un quart de lumière, qui est interceptée par les fils de l'enveloppe. Mais si l'on adapte à la lampe une plaque d'étain ou de fer ou cuivre étamé qui serve de réflecteur, ou un verre plan convexe, placé en dehors, qui rassemble les rayons et les empêche de diverger, on obtient sur tous les points qui sont éclairés en même temps par la lumière directe et par la

surfaces rayonnantes; car cette température cessera toujours de s'accroître, quand le tissu pourra dissiper, par le rayonnement et par le contact de l'air extérieur, toute la quantité de chaleur qu'il recevra de la flamme de la lampe.

lumière réfléchie, ou seulement par la lumière réfractée, autant de clarté qu'en pourrait donner la flamme de la lampe libre et découverte.

» Le réflecteur peut être placé à volonté en dedans ou en dehors du cylindre de toile métallique; mais on concevra aisément qu'il produit plus d'effet quand il est placé intérieurement, que quand il est appliqué en dehors sur l'enveloppe cylindrique de la lampe, parce que, dans le premier cas, les rayons réfléchis n'ont qu'une fois à traverser les mailles de la toile métallique, tandis que, dans le second, le tissu serait traversé deux fois par les mêmes rayons, tant avant qu'après leur réflexion (1).

» On peut donc par ces moyens simples, le réflecteur ou la lentille, augmenter, quand on le veut, la lumière portée sur les points où le mineur applique son travail, et la rendre égale à celle de la flamme libre de la lampe.

» Au reste, quand il ne serait pas possible d'obtenir d'une lampe de sûreté la même lumière que d'une lampe ordinaire, il faudrait pas moins préférer l'emploi de la première sorte de lampe dans toutes les mines où l'on peut craindre les détonations du gaz hydrogène; car on pourra toujours multiplier sans danger les lampes de sûreté, si l'on a besoin de plus de lumière, tandis qu'au contraire, dans les mêmes circonstances d'une atmosphère explosive, si l'on se sert de lampes ordinaires, on sera contraint, pour diminuer les chances d'un péril imminent, de diminuer aussi le nombre de ces lampes, et de réduire les mineurs à travailler presque dans l'obscurité.

» 7° Enfin on objecte que plusieurs explosions ont eu lieu dans des mines où l'on faisait un usage habituel des lampes de sûreté.

» Mais ces événements déplorables, dont on n'assigne pas la

(1) Si l'on n'avait pas besoin de faire servir le réflecteur à diminuer le passage de l'air dans la lanterne, on pourrait le placer en dehors, et l'incliner de manière à réfléchir la lumière hors du cylindre dans telle direction qu'on voudrait.

véritable cause, ne peuvent pas diminuer la confiance que doit inspirer l'emploi bien entendu et bien dirigé de ce moyen précieux d'éclairage. Ils doivent être seulement un avertissement utile, que ces lampes ne sont destinées à prévenir que les explosions qui seraient occasionnées par la flamme de leur mèche, si elle était libre et à découvert. Leur sûreté cesse, si on les ouvre, si elles sont trouées ou déchirées, si leur enveloppe métallique, devenue rouge par la combustion longtemps continuée du gaz inflammable, est exposée à un souffle violent qui chasse la flamme au dehors, ou à un courant rapide qui brûle les fils du tissu et les mette en fusion ; en appuyant le tabac sur l'enveloppe de la lampe, et en produisant avec la bouche une forte aspiration qui attire la flamme.

Nous ne répéterons pas ici quelles précautions doivent être prises contre tous ces accidents, ni quels autres soins, non moins indispensables, doivent être apportés pour entretenir une circulation d'air continuelle, et empêcher toutes les explosions que pourraient produire beaucoup de causes tout à fait étrangères aux lampes de sûreté.

Il nous suffira de rappeler que quand l'air d'une mine est mélangé de gaz inflammable, la lampe de sûreté offre le double avantage de garantir le mineur des chances de détonation qui sont les plus ordinaires et les plus fréquentes, et de lui signaler tous les autres dangers, en lui montrant que l'air est devenu explosif : c'est à sa prudence à les prévenir ou à les éviter.

DEUXIÈME PARTIE

ACCIDENTS ET MALADIES PROPRES AUX MINEURS

PREMIÈRE SECTION

ACCIDENTS.

Dans un ouvrage d'hygiène, on doit entendre par accident de mines tout ce qui arrive de fâcheux au point de vue de la santé des ouvriers, blessures, asphyxies, etc. (1).

CHAPITRE I.

BLESSURES.

On entend par blessure (qui vient d'un mot grec signifiant frapper) une lésion produite sur nos organes par le

(1) Nous ne sommes plus au temps où l'on croyait à l'existence des esprits malins, dont le rôle imaginaire était de tourmenter les hommes de mille manières différentes, mais, au commencement du XVIIIe siècle, on aurait rangé parmi les causes d'accidents dans les mines l'existence de ces êtres fantastiques. Voici ce qu'écrit Ramazzini en 1700, dans son *Traité sur les maladies des artisans*, trad. de Fourcroy Paris, 1777, p. 16.

« Il y a encore dans les mines d'autres maux plus terribles que ceux-là (blessures, ulcères, etc.) : ce sont des pestes animées qui tourmentent et font périr les misérables mineurs. Il y a aussi des esprits, des spectres, qui épouvantent et attaquent les ouvriers, et qui, au rap-

choc d'un corps quelconque et d'une gravité qui varie avec la cause produite.

Nous allons passer en revue les divers genres de blessures auxquelles sont sujets les houilleurs.

Contusions.

La contusion (du mot latin *contundere* qui veut dire meurtrir) peut se définir ainsi : une lésion produite dans les tissus vivants, par le choc de corps orbes ou à large surface, sans solution de continuité à la peau.

Dans ses différents degrés, la contusion comprend les blessures les plus légères et les plus graves, depuis la rupture de quelques vaisseaux capillaires jusqu'à la mortification des organes lésés.

Dans le premier degré, c'est-à-dire quand il existe seulement un peu de gonflement, de douleur et un épanchement de sang peu considérable, l'application de quelques compresses imbibées d'une liqueur astringente telle que : eau de Goulard, eau-de-vie camphrée, teinture d'arnica, etc., suffira pour hâter la résolution de l'engorgement.

port d'Agricola, ne sont mis en fuite que par des prières et des jeûnes. Kirker, dans son *Monde souterrain*, en parle longuement aussi.

» J'ai d'abord cru très fabuleux tout ce qu'on rapportait de ces esprits habitants des mines ; mais un habile métallurgiste, chargé du soin d'examiner les mines des montagnes de Modène, m'a assuré que dans celles de Hanovre, assez célèbres dans l'Allemagne, il n'était pas rare de voir des mineurs frappés de ces esprits, qu'ils appellent *Knauff-Kriegen*, mourir deux ou trois jours après cet accident, ou guérir facilement, s'ils sont assez heureux pour vivre au delà de ce terme. » Dans les *Actes philosophiques de la Société royale de Londres* (novembre 1669, t. II), il est fait mention de ces esprits.

La plupart du temps, pour des cas aussi simples, les ouvriers houilleurs endurcis par les rudes travaux de leur métier négligent de consulter le médecin, s'ils peuvent continuer de travailler.

Cependant, si le coup a porté sur un corps glanduleux, comme le testicule, la parotide (glande située près de la joue), une négligence pourrait avoir dans la suite des conséquences fâcheuses. Car, « après une contusion légère il n'est pas rare de voir persister dans ces organes une induration qui est quelquefois le point de départ d'une dégénérescence de mauvaise nature (1). »

Les contusions qui ont leur siége dans les tissus qui avoisinent une articulation doivent être aussi l'objet de soins et de précautions.

Les contusions revêtent souvent des caractères beaucoup plus sérieux que dans les cas dont nous venons de parler, et dont la gravité varie avec les causes qui les produisent, mais elles réclament toutes les mêmes soins au moment de l'accident. On se bornera à appliquer sur le siége du mal des compresses imbibées d'une liqueur résolutive, ou même simplement d'eau fraîche, et l'on réservera au médecin l'initiative d'un traitement plus énergique. Le blessé devra laisser en repos le membre où siége la contusion, car l'exercice, dans ces cas, outre la douleur qu'il occasionne, peut aggraver les désordres qui existent déjà.

Sans doute je suis loin d'avoir tout dit sur ces contusions et sur les moyens de traitement qui leur sont applicables.

Je n'ai pas parlé des compressions méthodiques prati-

(1) Nélaton, *Éléments de pathologie chirurgicale.*

quées sur la partie tuméfiée, qui forcent le sang encore fluide à s'épancher dans le tissu cellulaire voisin et facilitent par là même son absorption; ni de la nécessité, quand le sang n'est pas résorbé, quand il forme un kyste sujet à s'enflammer, de lui ouvrir une issue, en évitant l'introduction de l'air, pour prévenir de vastes décollements.

C'est que ces soins et d'autres encore concernent le médecin seul, et que les ouvriers doivent se borner, pour différents motifs qu'ils comprendront dans la suite, à la conduite que je leur ai indiquée.

Contusions des organes internes. — Tous les hommes, quel que soit leur métier, peuvent être atteints de lésions semblables à celles dont nous venons de parler et qui n'offrent, le plus souvent, que peu de gravité ; mais il n'en est pas de même des contusions des organes internes, contusions du foie, des intestins, des poumons, du cœur, du cerveau, qui semblent être le triste apanage de l'état du houilleur, ou tout au moins beaucoup plus fréquentes chez lui que chez toute autre classe d'artisans.

Rien n'est plus facile à expliquer que cette fâcheuse prédisposition, si l'on réfléchit que le houilleur est, par la nature même de son travail, exposé aux éboulements de charbon (qu'il les provoque par l'entaillage ou qu'ils aient lieu spontanément), aux chutes de lieux élevés, à des chocs puissants soit par les bennes, soit par les wagons, soit enfin par des blocs de pierre ou de charbon lancés par la poudre, etc.

L'histoire des contusions internes est fort obscure tant au point de vue du diagnostic et du pronostic que du traitement. Les faits que je vais citer sont malheureusement de nature, non à dissiper les ténèbres qui l'entourent, mais à prouver au contraire la vérité de ce que j'avance.

Il arrive souvent, lorsque des organes situés dans les cavités de l'abdomen, du thorax ou du crâne, sont contus, que les téguments ou les os qui ont été directement frappés, ne présentent aucune trace de lésions; ils transmettent les ébranlements qu'ils ont reçus aux organes avec lesquels ils sont en contact, dont la texture est molle et vasculaire, et y déterminent des déchirures profondes de véritables contusions qui ont lieu par contre-coup.

Obs. I. — J'ai fait en 1855 l'autopsie d'un homme qui était tombé dans un puits profond. Le crâne était fracturé et la substance cérébrale affreusement meurtrie; mais aucun autre os n'avait été brisé, et cependant la rate, le foie, le cœur lui-même étaient profondément déchirés.

Obs. II. — Un ouvrier piqueur, âgé d'une cinquantaine d'années environ, fut pris sous un éboulement de charbon menu. Les travaux nécessaires pour le dégager durèrent très longtemps, une heure et demie ou deux heures. Pendant ce temps, il causait avec ses camarades et manifestait plus d'impatience que de douleur. Une fois délivré et sorti de cette fâcheuse situation, il put se rendre chez lui à pied, en s'appuyant légèrement sur le bras d'un de ses camarades; il prétendait n'avoir aucun mal. Il respirait bien, et cependant il mourut dans la nuit suivante. — L'autopsie me fut refusée.

La mort ne peut guère s'expliquer, dans ce cas, que par une lésion d'un organe important à la vie.

Mais cet organe, quel est-il?

Obs. III. — Au mois de mars 1856, un ouvrier remblayeur travaillant à la tranchée de la mine de Doyet (Allier), est pressé entre deux wagons allant à la rencontre l'un de l'autre. Il se plaint, après l'accident, d'une douleur très violente dans le ventre; on n'observe rien aux téguments. La pression est douloureuse. On applique trente sangsues au siége du mal, et ensuite on y maintient des compresses d'eau froide. Je prescris la diète, etc. Tout alla bien pendant cinq jours; aucun symptôme alarmant ne s'était produit. Le ventre était un peu tendu; mais rien, du reste, n'indiquait des désordres graves. Je commençais à bien augurer sur le sort de mon malade, qui lui, au contraire, était profondément triste; il me répétait souvent qu'il avait reçu un mauvais coup et qu'il ne s'en relèverait pas. Le lendemain, (sixième jour) il rendit à plusieurs reprises, par le haut et par le bas, des flots d'un sang noir; mes efforts pour arrêter cette hémorrhagie furent vains, et quelques heures après il expira.

Ici cette triste anxiété, ce pressentiment d'une fin prochaine qu'on ne saurait confondre avec la pusillanimité d'un homme faible et peu courageux, étaient de nature à faire croire à l'existence d'une lésion profonde et grave; et ce symptôme, quoique vague, quoique n'ayant pas de signification précise, surtout lorsqu'il n'est accompagné d'aucun autre, a cependant une grande valeur, parce qu'il indique l'état des forces vitales, et que c'est sur cet état de forces vitales que nous devons le plus souvent fonder notre pronostic, et quelquefois aussi notre diagnostic.

L'homme qui fait le sujet de l'observation nº 2 se plaignait d'être fatigué. Les forces étaient déprimées. On n'y fit pas grande attention parce que la pression qu'il avait subie pendant près de deux heures semblait rendre compte de cette lassitude qu'il disait ressentir.

A part cette indication fournie par l'état des forces vitales, indication vague, je le reconnais, il n'y a aucun signe dans ces deux observations qui ait pu mettre le médecin sur la voie d'une lésion grave. Et la proposition que j'ai émise au commencement de cet alinéa, à savoir que rien n'est plus obscur que l'histoire des contusions des organes internes est jusqu'ici pleinement justifiée.

Quand la contusion porte sur des organes enfermés dans la cavité thoracique, le diagnostic est d'ordinaire plus aisé, à cause du crachement de sang qui survient au moment même de l'accident et à cause des moyens dont nous pouvons disposer pour explorer ces organes. On verra cependant, par le fait suivant, que l'erreur n'est pas toujours facile à éviter, et qu'il faut être réservé quant au pronostic.

Obs. IV. — Un ouvrier remblayeur, monté sur un petit wagon à remblais, descendait avec une grande vitesse une pente rapide; le wagon déraille et est précipité au fond de la tranchée. L'ouvrier n'avait pas lâché prise, et l'homme et le wagon roulèrent l'un sur l'autre presque jusqu'au terme de leur course, de telle sorte que cet homme avait eu à supporter plusieurs fois le poids du wagon qui s'appuyait sur sa poitrine. Il s'ensuivit d'abord une hémoptysie peu abondante. J'ordonnai une saignée, la diète, etc. — Il n'y avait aucune fracture.

D'une part, j'avais toujours vu guérir les pneumonies de cause traumatique avec une rapidité infiniment plus grande que les pneumonies qui reconnaissent d'autres causes, et revêtir, toutes choses égales d'ailleurs, un caractère plus bénin; d'autre part, l'état de l'organe, l'état des forces vitales chez ce blessé, me permettaient d'espérer une issue favorable. Je me crus en droit de rassurer la famille.

Cependant, cinq jours après, l'hémorrhagie se renouvela et fut très intense; les crachats prirent l'odeur caractéristique de la gangrène, et après quelques alternatives de bien et de mal, la mort survint.

Pour terminer ce qui a trait aux contusions des organes internes, je vais citer une observation qui n'a pas été recueillie chez un mineur; elle présente un exemple de contusions du cerveau indépendantes de toute fracture des os du crâne.

Obs. V.—Au mois d'octobre 1859, je fis à l'Hôtel-Dieu de Saint-Étienne en présence de MM. les docteurs Dayral et Million, l'autopsie d'un homme qui avait reçu un coup de manche de fouet sur le sommet de la tête, un peu à gauche, où il y avait une légère solution de continuité. Cet homme, à plusieurs reprises, avait ressenti dans tout le côté droit de la gêne dans les mouvements, une véritable paralysie qui disparaissait pendant quelque temps pour revenir de nouveau. Quelques jours avant sa mort, il s'était levé, s'était promené et semblait en pleine convalescence. Il mourut subitement.

A l'*autopsie*, les os du crâne furent trouvés intacts. A la partie supérieure du lobe gauche du cerveau, dans le point correspondant à la solution de continuité du cuir chevelu, il existait une vaste cavité qui aurait pu contenir un petit œuf de dinde, et qui était remplie par un sang noir.

On voit ici que l'ébranlement communiqué aux os fut transmis à la substance cérébrale, sans les avoir lésés, et que des désordres considérables ne s'étaient pas manifestés par des symptômes en rapport avec leur gravité, puisqu'au moment de la mort cet homme passait pour être hors de danger.

De tous les faits que je connais relatifs aux contusions des organes contenus dans les trois grandes cavités de l'abdomen, du thorax et du crâne, j'ai choisi avec intention ceux qui ont eu une issue malheureuse, d'abord parce que ce sont de beaucoup les plus nombreux, et ensuite pour montrer combien on doit être circonspect au sujet du pronostic, et combien le traitement demande une minutieuse attention et une active surveillance.

Ces blessures, quand elles ne sont pas compliquées de commotion cérébrale, de syncope, etc. (accidents dont nous parlerons tout à l'heure), ne demandent sur le moment aucun soin spécial. On placera le patient dans les meilleures conditions possibles pour lui procurer du repos. On lui fera prendre du thé, de l'eau sucrée, etc., et on attendra le médecin.

Commotion cérébrale. — Les causes puissantes qui ont déterminé les contusions dont il vient d'être question occasionnent souvent et en même temps un ébranlement général de l'économie avec commotion des centres nerveux, qui se traduit, selon le degré plus ou moins grave qu'elle affecte, par des étourdissements, des éblouissements de la perturbation dans les idées, ou par la perte de la connaissance et du mouvement volontaire.

Dans ces circonstances, on doit, avant tout, chercher à ranimer la vie par des excitants. On fera respirer au blessé les vapeurs du vinaigre, de l'éther, de l'ammoniaque, etc.; on pratiquera sur toute la surface du corps des frictions sèches ou aromatiques; on projettera avec force de l'eau froide sur le visage; on promènera des sinapismes sur les jambes et les pieds.

Si la commotion n'est pas intense, ces moyens suffiront pour en combattre et dissiper les effets. Mais, alors même que le blessé ne reprendrait pas l'usage de ses sens, les ouvriers doivent se borner aux soins que je viens de décrire, les continuer avec persévérance, mais ne pas aller au delà. Car dans les cas difficiles, c'est au médecin seul qu'il appartient de décider ce qu'il convient de faire.

De la saignée dans les contusions. — A propos de la saignée, bien qu'elle ne doive être pratiquée que par le médecin et jamais par les ouvriers, je dirai quelques mots.

Chez un ouvrier jeune, robuste, atteint de contusions violentes ne présentant pas les symptômes de la commotion cérébrale, la saignée pratiquée au moment de l'accident ou peu après, est d'une sage pratique. Elle diminue la masse du sang, atténue ainsi la quantité de fibrine et de matière colorante, et le rend moins stimulant, moins susceptible de produire l'inflammation.

En outre, on combat par ce moyen mieux que par tout autre la fluxion sanguine qui se fait sur l'organe contus. En effet, la nouvelle fluxion qu'on détermine sur le bras vient contrarier la première et la fait rétrograder sur un point d'où elle tendait à s'éloigner. Enfin on obtient par la saignée une sédation immédiate de l'économie.

Sans doute, il y a des cas particuliers qui doivent faire exception et que le médecin instruit saura toujours discerner; mais on peut dire d'une manière générale que dans ces cas la saignée est d'une sage pratique.

On aura recours aux saignées locales principalement lorsque les vaisseaux sanguins de l'organe contus devront fournir eux-mêmes le sang des sangsues ou des ventouses on obtiendra ainsi une déplétion immédiate. Mais il faut qu'elles soient suffisamment abondantes pour faire cesser la congestion; autrement, elles seraient plus nuisibles qu'utiles.

CHAPITRE II.

LUMBAGO.

Le lumbago est un des accidents de mines les plus fréquents et en même temps les moins graves. Un effort pour soulever un fardeau pesant suffit souvent pour déterminer la rupture de quelques fibres musculaires de la masse sacro-lombaire.

Quelquefois au moment de l'accident, le patient entend un petit craquement en même temps qu'il ressent une douleur instantanée et très vive.

Il faut qu'immédiatement il prenne une position telle que son dos soit horizontal, et l'un de ses camarades pratiquera le massage au point douloureux; c'est-à-dire qu'avec le talon de la main, il pressera fortement et comme en cadence les muscles de la masse lombaire comme pour les meurtrir. Cette manœuvre bien exécutée. suffit, dans certains cas, pour faire disparaître la douleur à peu près complétement et sur-le-champ.

Du reste, le lumbago qui reconnaît une cause analogue à celles dont je viens de parler est peu grave et guérit très rapidement.

Mais, je le répète, le massage bien fait, au moment même de l'accident, ou peu après, peut épargner quelques jours de chômage et de souffrance.

Après le massage, on fera quatre ou cinq fois par jour, à la région lombaire, des frictions avec un morceau de flanelle imbibée d'huile de camomille camphrée ou d'huile de jusquiame, de baume tranquille, de baume de Fioraventi, etc. ; on appliquera ensuite le morceau de flanelle sur la région douloureuse et on l'y maintiendra à l'aide d'une ceinture qu'on serrera légèrement.

Si ces moyens étaient insuffisants, on aurait recours d'abord aux ventouses sèches, puis aux ventouses scarifiées.

Le mal ne résistera pas longtemps à ces divers moyens employés successivement.

CHAPITRE III.

FRACTURES ET LUXATIONS.

1. Fratures.

On donne le nom de fractures aux solutions de continuité des os.

Les fractures simples n'offrent pas de considérations particulières chez les houilleurs. J'en parlerai cependant, parce qu'il est bon qu'ils puissent reconnaître d'une manière générale l'existence des fractures, en vue des premiers secours qu'ils sont appelés à donner à leurs camarades blessés.

L'os d'un membre est fracturé, quand ce membre est déformé sensiblement, qu'il soit considérablement raccourci ou tordu sur lui-même; lorsqu'il existe une mobilité anormale; pour plus de clarté, supposons la partie supérieure de la cuisse restant immobile, tandis qu'on peut communiquer des mouvements en tous sens à la partie inférieure: c'est là ce qu'on désigne par mobilité anormale. Dans tous ces cas, on peut être certain que l'os est brisé.

Il y a encore d'autres symptômes qui ont une grande valeur, mais qui sont plus difficiles à percevoir pour les personnes étrangères à la médecine. Ainsi, lorsqu'on saisit les deux fragments de l'os fracturé, et qu'on leur imprime des mouvements tels, que les deux nouvelles surfaces de l'os brisé frottent l'une contre l'autre, on perçoit une sensation de crépitation qui est un signe caractéristique des fractures. Je n'engagerai pas les ouvriers à chercher à produire cette crépitation. Ce sont des douleurs qu'il faut éviter au blessé. C'est au médecin seul, qui a besoin de s'entourer de tous les renseignements nécessaires pour conduire le traitement à bonne fin, qu'appartient ce soin.

Quoi qu'il en soit, il arrive souvent qu'en transportant le blessé, qu'en le relevant au moment de l'accident, celui ou ceux qui soutiennent le membre lésé perçoivent bien ce signe. Il est pathognomonique, c'est-à-dire qu'il indique d'une manière formelle l'existence d'une fracture.

A l'endroit du membre où la division de l'os a eu lieu, on observe un gonflement souvent considérable, gonflement résultant du déplacement des os et de l'épanchement de sang et plus ou moins volumineux selon la gravité du désordre.

Enfin le blessé ressent aussitôt une vive douleur et perd la faculté de mouvoir son membre.

Quelquefois au moment de la rupture de l'os il a entendu un craquement particulier. C'est un signe qui a une certaine valeur, mais dont il ne faut pas exagérer l'importance, car il trompe souvent.

Voilà les principaux signes à l'aide desquels on pourra reconnaître les fractures. Sans doute ces notions générales sont fort incomplètes, mais elles suffiront, j'espère, au but que je me propose.

Il ne s'agit pas, en effet, d'établir par un diagnostic précis lequel des deux os de la jambe ou de l'avant-bras, par exemple, est brisé, ni de quelle façon sont disposés les fragments. Il suffit que l'on puisse reconnaître et même soupçonner sur un membre l'existence d'une fracture pour adopter la ligne de conduite que je vais recommander.

Lorsqu'un ouvrier est blessé dans les travaux, le premier soin de ses camarades qui lui portent secours, c'est de le relever et de le porter vers le puits pour le faire remonter au jour. Pendant le trajet, pendant l'entrée et la sortie des bennes, ils le soutiennent comme ils peuvent, mais les fragments de l'os sont agités en tous sens, déchirent les tissus avec lesquels ils sont en contact, et provoquent ainsi une douleur affreuse. Avec cette manière de faire, on peut déterminer autour des fragments une inflammation très intense, et même l'issue de ces fragments à travers les tissus et la peau, et changer une fracture simple en une fracture compliquée qui peut, par cela seul, devenir très grave.

Voilà d'abord ce qu'il faut ne pas faire.

Voici maintenant la conduite à tenir dans ces circonstances.

Si l'endroit où l'accident a eu lieu n'offre pas de danger pour le blessé, on l'y laissera ; on se procurera au plus vite un matelas ou simplement de la paille qu'on glissera sous lui. Cette opération demande du soin. Pour transporter, ou soulever le blessé, il faut qu'une personne forte, se plaçant du côté opposé au membre fracturé, applique ses mains largement ouvertes l'une à la partie inférieure des fesses, l'autre à la région lombaire du blessé qui lui passe ses bras autour du cou ; deux autres aides soutiennent, le premier le reste du corps, le second (c'est le rôle le plus délicat) le membre fracturé et les trois personnes étant ainsi à leur poste soulèveront le blessé, ou s'il en est besoin, marcheront à petits pas et de manière à ne produire aucune secousse.

Cela fait, on mettra à nu le membre qui est le siége de la douleur, en coupant les vêtements qui le recouvrent, et une fois la fracture constatée au moyen de l'un ou de plusieurs des signes que j'ai indiqués, on devra, après l'avoir couvert de compresses imbibées d'eau-de-vie camphrée ou de tout autre liquide résolutif, donner au blessé la position la moins pénible, et l'on attendra le médecin qui appliquera sur les lieux mêmes, un appareil provisoire, ou même l'appareil définitif.

C'est alors que les fragments de l'os brisé, étant bien maintenus et mis dans l'impossibilité de chevaucher l'un sur l'autre, mais alors seulement, qu'on devra songer à faire remonter le blessé.

Je dirai plus tard quelles sont les précautions à prendre et les moyens à employer pour cette dernière opération. S'il n'était pas possible de laisser le blessé sur les lieux de l'accident, on le transporterait avec les précautions que j'ai indiquées plus haut, dans un endroit plus propice, et si l'on ne devait pas compter avant un temps long, sur l'arrivée du médecin, on aurait recours aux moyens que je décrirai plus loin.

Ce que je viens de dire ne s'applique pas à toutes les fractures ; celles qui ont leur siége aux mains ou à l'avant-bras, même au bras et à la clavicule, et quelques autres encore, quand elles sont simples, ne demandent pas toutes ces précautions ; mais, quand il s'agit de fractures de la cuisse ou de la jambe, comme cela a lieu souvent, on doit alors faire l'application des conseils que je viens de donner et de ceux que je donnerai plus loin.

§ 2. Luxations.

On donne le nom de luxation à un changement permanent dans les rapports naturels des surfaces articulaires des os.

Quand tout à coup, à la suite d'une violence extérieure, on observe vers une articulation, une déformation telle que, là où il existait des saillies, se trouvent des cavités et, réciproquement, un allongement ou un raccourcissement sensible du membre, si surtout les mouvements sont abolis dans ce membre, et que le blessé ressente, vers l'articulation une grande douleur, il est à peu près certain qu'on a affaire à une luxation. L'erreur cependant est facile, mais elle a moins d'inconvénient ici que dans bien d'autres cas et notamment quand il s'agit de fractures. Les frottements des extrémités osseuses des articulations ne produisent ni les douleurs, ni l'inflammation qu'occasionnent ceux des fragments d'un os fracturé.

On se contentera d'appliquer sur le siége de la douleur des compresses imbibées d'eau-de-vie camphrée, et l'on fera remonter le malade à l'aide des moyens que j'indiquerai plus loin.

On se gardera de faire des tractions ou d'autres manœuvres tendant à produire la réduction. Rien ne presse, le blessé souffre peu. D'ailleurs ces tentatives, faites mal à propos, pourraient avoir des conséquences funestes.

CHAPITRE IV.

DES PLAIES.

On donne le nom de plaie à toute solution de continuité des parties molles produite instantanément par une violence extérieure.

Une plaie intéresse toujours plusieurs tissus simultanément, tels que peau, tissu cellulaire, fibreux, musculaire etc., et présente constamment les phénomènes suivants : écoulement du sang, écartement des bords dela plaie, douleur.

a. *Hémorrhagie.* — L'écoulement du sang est le seul de ces phénomènes dont nous nous occuperons, parce qu'il réclame des secours immédiats.

Toute solution de continuité est nécessairement accompagnée d'un écoulement de sang; dans les cas peu graves, il suffira d'appliquer sur la plaie un morceau d'amadou, des gâteaux de charpie, ou du linge, soutenus de la main ou d'un bandage quelconque, pour arrêter l'hémorrhagie.

D'autres fois le sang s'échappe abondamment de la plaie par un jet rouge, écarlate, saccadé, et n'est arrêté par aucun des moyens que je viens d'indiquer. Cela signifie qu'un vaisseau important, qu'une artère a été ouverte, et le médecin pourra seul, par une opération qui est de son ressort exclusif, arrêter définitivement l'hémorrhagie ; mais avant son arrivée, le blessé sera souvent mort exsangue, s'il est privé de soins intelligents. Voici la conduite à tenir et les secours à administrer dans ces circonstances. On lavera la plaie avec de l'eau froide et si l'on a sous la main du perchlorure de fer, de l'eau de Pagliari, ou de l'eau de Rabel, on en imbibera des plumasseaux de charpie qui seront appliqués et maintenus au moyen de bandages très serrés, dans le fond de la plaie.

Si l'on n'a aucun de ces corps à sa disposition, on se contentera d'eau salée, ou simplement d'eau froide, car le temps presse, et il faut se servir de ce que l'on a, plutôt que d'attendre.

Si le sang continue à couler, malgré ces soins, on placera sur le membre au-dessus et au-dessous de la plaie, une ligature fortement serrée, soit avec un lacet, soit avec une bande, de manière que le sang artériel ne puisse plus venir du cœur, ni le sang veineux de l'extrémité du membre.

Tout cela a été fait en vain ; le sang persiste à affluer d'une manière effrayante.

Il est bien nécessaire que les personnes qui entoureront le blessé, ne se laissent pas troubler ; la vue du sang émeut tout le monde, surtout lorsqu'il s'échappe avec abondance et qu'il semble impossible de l'arrêter. Il faudra savoir maîtriser ces sentiments, car on aura besoin d'attention et de présence d'esprit pour réussir dans la petite opération que je vais indiquer.

D'ailleurs, il est bon de savoir qu'un homme peut, sans danger immédiat, fournir une quantité de sang plus considérable qu'on ne pense généralement.

J'ai, à deux reprises différentes, été appelé pour des hémorrhagies déterminées par la section d'une grosse artère (artère tibiale antérieure), les blessés étaient littéralement baignés dans leur sang, mais ils résistèrent très bien et guérirent tous deux, quoique le dernier ait subi une grave opération (ligature de l'artère fémorale).

Si donc les secours que nous avons recommandés tout à l'heure et qui ont été administrés rapidement, n'ont abouti à aucun bon résultat, il faudra tâcher de faire la compression de l'artère qui fournit le sang.

Quelques mots vont mettre le lecteur au courant de la manœuvre simple et facile qui est nécessaire pour arriver à ce résultat.

Le gros vaisseau (artère fémorale) qui du cœur apporte le sang à tout le membre inférieur, est, dans un endroit de son trajet, situé superficiellement : c'est à l'aine; en appliquant la main vers cette région, on sent facilement les battements énergiques de cette artère.

En exerçant sur ce vaisseau une forte compression, on en rapproche les parois, on l'oblitère momentanément, on empêche à peu près le sang de pénétrer dans la partie située au-dessous du point comprimé, et par conséquent de sortir par une plaie siégeant sur le membre inférieur.

Ce moyen d'arrêter l'hémorrhagie est facile à exécuter ; voici de quelle manière on procède :

Le blessé est couché sur le dos; on se tient debout du côté du membre lésé; on applique à plat les trois doigts de la main gauche, index, médius et annulaire dans le pli de l'aine et parallèlement à ce pli; on exerce à l'aide des cinq doigts de la main droite une compression dirigée un peu d'avant en arrière et de bas en haut. La fatigue survient très rapidement, aussi est-il nécessaire que plusieurs personnes se remplacent ; mais il faudra que celle dont les doigts seront placés au pli de l'aine, les y laisse ; c'est sur eux que l'on continuera à comprimer.

Pour le membre supérieur, le vaisseau qui apporte le sang artériel, passe sous la clavicule, arrive dans l'aisselle, descend le long du bras qu'il contourne, et vers la partie interne et moyenne, il devient superficiel.

Aussi on pourra exercer la compression sur les trois points que je vais indiquer.

1° A la partie moyenne et interne du bras : c'est là qu'il faudra faire la compression, quand la plaie siégera à la main, à l'avant-bras, ou à la partie inférieure du bras. Elle est très facile, on peut s'en assurer sur soi-même, en appliquant le pouce de la main droite vers la partie interne et moyenne du bras gauche et en pressant très modérément, on voit les battements du pouls cesser, puis revenir dès qu'on abandonne le vaisseau à lui-même.

2° S'il s'agit d'une plaie du bras, c'est dans l'aisselle qu'il faudra aller chercher l'artère pour la comprimer en dehors et en haut, sur la tête de l'os du bras.

3° Ce dernier procédé n'est pas bien difficile, cependant des gens inexpérimentés et souvent fort émus ne pourront pas toujours l'appliquer avec succès ; on presserait alors fortement sur la clavicule de haut en bas et un peu d'arrière en avant (nous supposons toujours le blessé couché).

Ce moyen exige souvent des efforts considérables et ne permet pas toujours d'oblitérer complétement les parois de l'artère qui envoie le sang dans le membre supérieur, il ne devra être essayé que quand le précédent aura échoué.

Si la plaie qui donne lieu à l'hémorrhagie a son siége sur le cou, sur le ventre ou sur la poitrine, la compression doit être faite directement avec les doigts.

Ces notions bien simples, je recommande aux ouvriers houilleurs de s'en pénétrer, car elles pourront peut-être leur donner l'occasion de sauver les jours d'un camarade blessé.

Les annales de la chirurgie militaire nous rapportent des faits où des soldats, par une compression pratiquée immédiatement sur des blessés, ont permis au chirurgien d'arriver à temps pour arrêter définitivement les hémorrhagies qui, sans ces secours, eussent été rapidement mortelles.

b. *Syncope.* — Il peut arriver que le blessé, qui a perdu une grande quantité de sang, qui a été vivement impressionné au moment de l'accident, tombe en syncope.

Après avoir enlevé ou relâché les vêtements ou les liens qui peuvent comprimer le cou, la poitrine ou le ventre, on le placera dans la position horizontale, de telle sorte que la tête soit située sur un plan un peu moins élevé que le reste du corps; on renouvellera l'air autour de lui; on lui projettera avec force quelques gouttes d'eau froide à la figure; on lui fera respirer des substances aromatiques; on lui passera sous les narines un flacon d'ammoniaque, mais sans l'y laisser séjourner; on fera des frictions sur la région du cœur, soit avec de l'alcool camphré, soit avec toute autre liqueur spiritueuse. Ces secours quelquefois doivent être prolongés longtemps avant de rappeler le malade à la vie; mais ils réussissent presque toujours.

Quand il recouvrera le sentiment, on lui fera prendre de l'eau sucrée, dans laquelle on aura ajouté quelques gouttes d'eau-de-vie, ou d'élixir de la Grande-Chartreuse.

c. *Plaies par instruments piquants.* — Les plaies par instruments piquants sont les plus fréquentes : ce sont celles que nous produisons chaque jour avec une lancette. Le tranchant favorisant la progression de la pointe, il suffit du plus léger effort pour faire pénétrer l'instrument dans les chairs. Dans ce cas, la solution de continuité est nette et guérit généralement bien ; mais si elle a été produite par un instrument dont la pointe était mal acérée, dont la pénétration a été, par là même, difficile, il en résultera une contusion, une déchirure des parties blessées, qui sont comprimées, froissées avant d'être divisées. Dans ces cas même, quand les plaies sont peu profondes, le plus souvent elles guériront rapidement et sans suppuration ; mais, quand elles siégent dans certaines régions du corps, notamment à la paume des mains ou à la plante des pieds, elles peuvent produire divers accidents graves.

Les ouvriers des forges, et notamment les puddleurs, savent bien que les phlegmons si douloureux de la main reconnaissent presque toujours pour cause l'introduction dans la paume de la main d'une *paille de fer*.

En outre, on a vu quelquefois ces causes, légères en apparence, déterminer les symptômes formidables du tétanos.

Il faudra ne pas négliger ces blessures, et consulter le médecin.

d. *Plaies contuses.* — Les plaies contuses sont produites par la chute ou le choc des corps pesants : ce sont les blessures les plus fréquentes des houilleurs.

Quand elles sont légères, elles demandent simplement à être protégées contre les chocs extérieurs par une compresse ou un mouchoir; on peut encore les recouvrir de corps gras ou émollients.

Souvent les plaies contuses sont compliquées de fractures, de broiement des os. Généralement dans ces cas, les hémorrhagies sont peu à redouter et sont assez rares, cela tient à la disposition anatomique des tissus qui constituent les artères. Cependant quelquefois il peut survenir des pertes de sang considérables. On aura immédiatement, et sur place, recours aux moyens que nous avons décrits. Cet écoulement une fois arrêté, on recouvrira la plaie de compresses imbibées d'eau froide, et l'on mettra le blessé dans un des appareils dont nous parlerons plus loin, de manière à produire l'immobilité du membre blessé avant de le faire remonter au jour.

Quand il s'agit de plaies avec broiement des os occupant les extrémités des membres, l'irrigation continue amène les résultats les plus favorables, et même quelquefois les plus inespérés. Ce mode de traitement est surtout applicable aux houilleurs; aussi en parlerai-je un peu longuement.

Ce fut A. Bérard qui, en 1833, l'introduisit dans la pratique. Voici comment il recommande de l'employer :

« Un seau est suspendu au-dessus de la partie à refroidir. A l'aide d'un ou de plusieurs siphons de verre d'un très petit diamètre, on fait tomber l'eau que le seau renferme sur la région malade, qui est recouverte d'un simple linge; celui-ci a pour usage de disséminer l'eau sur toute la surface à refroidir. Il est simple, afin que l'eau qui pénètre son tissu et qui se vaporise enlève plus facilement le calorique aux parties sous-jacentes. Enfin un morceau de taffetas ciré, placé sous le membre, sert à préserver le lit d'une inondation complète et à conduire, dans un vase placé à côté du lit, la portion d'eau qui ne s'est point évaporée. La quantité d'eau que le seau renferme n'est épuisée qu'au bout de cinq ou six heures. Il faut avoir soin d'en ajouter avant qu'elle soit entièrement écoulée; autrement l'action du siphon serait un moment interrompue, et l'on devrait faire le vide dans la longue branche de l'instrument, en aspirant avec la bouche l'air qu'il renferme, pour rétablir le courant.

» Les premiers phénomènes qui résultent de l'action de l'irrigation sont l'abaissement de température de la peau arrosée et une sensation douloureuse, qui persiste quelquefois pendant vingt-quatre heures; s'il y avait de la rougeur et de la tuméfaction, ces symptômes diminuent rapidement et finissent par disparaître. Quant aux phénomènes que l'on observe pendant tout le temps que dure l'emploi de l'eau froide, ils sont d'une simplicité remarquable : la température de la peau reste constamment abaissée; d'abord décolorée, cette membrane prend bientôt une teinte rougeâtre et terne, due peut-être au ralentissement de la circulation dans la partie refroidie; l'épiderme, incessamment mouillé, s'imbibe peu à peu, s'épaissit et finit par former une couche, tantôt uniforme, tantôt irrégulière, d'un blanc mat, qui masque la couleur des tissus sous-jacents. L'épaisseur de l'épiderme est parfois assez considérable pour faire croire à une augmentation générale du volume de la partie affectée; mais il est facile de reconnaître qu'il n'y a pas de tuméfaction inflammatoire, quelle que soit la blessure que l'on a à combattre.

» Ainsi nous possédons des observations de plaies d'armes à feu horriblement contuses, compliquées de la présence de fragments de balle, et dans lesquelles il ne s'est manifesté aucune tuméfaction pendant huit, dix ou douze jours que l'irrigation a été continuée.

» Cependant il s'accomplit un travail inflammatoire qui se décèle par deux phénomènes : le premier, le plus avantageux, est celui de l'inflammation adhésive, qui ne paraît nullement contrariée par l'emploi de l'eau froide; loin de là : les solutions de continuité, dont la surface était irrégulière et contuse, se sont réunies par première intention. Un second phénomène est celui qui a pour résultat la sécrétion du pus : 1° d'après nos propres expériences et celles de plusieurs praticiens, il paraît démontré que la formation du pus est plus tardive; 2° la matière versée à la surface présente les qualités qui appartiennent au pus de bonne nature; une portion reste attachée à la surface de la plaie; l'autre est entraînée avec l'eau, sans qu'il soit nécessaire de recourir à aucun pansement; 3° si l'on examine les surfaces suppurantes, on les trouve formées de bourgeons vasculaires, fermes, petits, vermeils, aussi beaux, en un mot, que tous ceux qu'on observe dans les plaies simples. »

A tous ces avantages de l'irrigation, j'en ajouterai un autre qu'il est bon de mentionner pour les plaies des mineurs : c'est qu'elle entraîne à la longue et par un lavage continuel une grande partie de la poudre menue de charbon qui s'est incrustée, pour ainsi dire, dans les tissus.

Pour ce qui concerne les détails de l'irrigation, il est plus simple de se servir de ce vase de fer-blanc que l'on trouve partout, et qui sert à arroser les appartements. Il a un orifice très petit, qu'on bouche avec trois ou quatre brins de paille. On modère le filet d'eau en ajoutant ou en retranchant un de ces brins de paille. Cet instrument n'est pas pesant, et un petit clou, suspendu au plafond, suffit pour le supporter.

Quelque grave que soit la blessure, je conseille au médecin de laisser à la nature le soin d'éliminer elle-même les parties qu'on jugerait perdues, lorsqu'il s'agit des extrémités des membres. J'ai vu bien souvent des pieds dans un état tel, qu'il me semblait impossible qu'ils pussent être conservés; mais, comme j'avais affaire à des hommes vigoureux, vivant en bon air, n'étant pas soumis à l'influence pernicieuse de l'encombrement, je pensais pouvoir attendre sans inconvénient. Je me contentais de l'appareil dont j'ai parlé plus haut, tout en surveillant la marche des phénomènes, et bien des fois telle main ou tel pied qui me semblait perdu en totalité avait conservé deux ou trois doigts; tel autre était resté complet, sillonné seulement de profondes cicatrices.

Ces plaies contuses sont encore très fréquentes à la tête; on remplacera l'appareil à irrigation par des compresses imbibées d'eau froide et renouvelées très souvent. Mais auparavant il sera bon, dans la plupart des cas, de rapprocher les parties molles, ne dût-on pas être fondé à espérer la réunion par première intention. On facilite ainsi beaucoup le travail de la cicatrisation. Ce conseil s'applique surtout au cas où les os du crâne sont à découvert.

On ôte, autant que possible, les particules de charbon incrustées dans les chairs; mais, alors même qu'on ne pourrait pas tout enlever et qu'il en resterait en notable proportion, on devrait encore tenter la réunion.

Un jeune garçon (1), âgé de quinze ans, avait été pris sous un éboulement qui lui avait broyé le bras et enlevé la peau du crâne tout entière, depuis le front jusqu'à l'occiput, où elle était repliée et recouverte de charbon qui s'était incrusté dans son tissu. Je lavai cette peau, qu'on me passe l'expression, comme un torchon; je tâchai d'extraire tout le charbon que je pus, mais je dus en laisser une grande quantité. Je remis en place le cuir chevelu, je pratiquai la suture entortillée, et, à mon grand étonnement, cette vaste solution de continuité guérit par première intention. L'enfant perdit ses cheveux, mais ils repoussèrent plus tard. Somme toute, quinze jours après, il était, à peu de chose près, guéri de sa blessure à la tête, et même de l'amputation que j'avais été obligé de lui pratiquer.

Il y a une chose contre laquelle je ne saurais trop prémunir les jeunes confrères qui chercheraient quelques conseils dans cet ouvrage : c'est la tendance qu'ils auraient à comparer les mineurs qui leur seront confiés aux malades qu'ils auront observés dans les grands hôpitaux, théâtres de leurs études.

(1) A la mine de Commentry, année 1856.

Dans certains cas, les chirurgiens les plus habiles recommandent une amputation, comme le seul moyen de sauver la vie d'un blessé couché dans leurs salles, et ils ont raison.

Mais les mêmes blessés, dans des conditions différentes, pourront peut-être lutter avantageusement contre les causes de mort qui les menacent, et conserver leurs membres.

Baglivi disait : *Vivo et scribo in aere romano*, je vis et j'observe dans le climat de Rome.

Le médecin de mines, lui, vit au milieu des mineurs et soigne des mineurs, c'est-à-dire des hommes le plus souvent vierges de cachexie, non soumis aux causes pernicieuses de l'encombrement, pourvus d'ailleurs de constitutions robustes, ou tout au moins endurcis par de rudes travaux et doués d'une grande résistance vitale.

CHAPITRE V.

BRULURES.

La brûlure est une lésion occasionnée sur nos organes par le contact d'un corps d'une température élevée.

Je n'entends pas faire ici l'histoire complète de la brûlure : je ne veux toucher que les points qui offrent quelques particularités chez les mineurs, ou qui sont de nature à faire comprendre l'importance des soins que je recommande.

La brûlure, depuis la simple rougeur (premier degré) jusqu'à la carbonisation des parties (sixième et dernier degré), détermine bien des lésions variables.

Les brûlures du deuxième et troisième degré sont de beaucoup les plus fréquentes partout, et aussi chez les houilleurs. Elles consistent dans l'inflammation cutanée, avec le décollement de l'épiderme et le développement de vésicules remplies de sérosité, et dans la destruction d'une partie du corps papillaire. L'eau chaude, la flamme d'une lampe, le feu d'une grille, l'inflammation du grisou, en sont les causes les plus ordinaires. Quand la lésion n'occupe pas une grande étendue, elle n'offre pas de gravité; mais quand, au contraire, elle embrasse de larges surfaces, quand les organes respiratoires sont en même temps le siége de désordres manifestes (comme cela a lieu dans les brûlures par le grisou), elle doit inspirer des craintes sérieuses.

Le grisou est le fléau des mines; quand il est enflammé, il est doué d'une température extrêmement élevée, comme je l'ai dit plus haut. Par le fait même de son inflammation, il se produit dans les gaz environnants un courant très rapide qui ne lui permet pas de séjourner longtemps dans le même endroit, sur les mêmes corps et d'y prolonger son action ; ce qui explique de quelle manière le grisou ne détermine que des brûlures légères, c'est-à-dire du deuxième et du troisième degré. Mais le plus souvent elles ont une étendue considérable, car les habits des mineurs exposés au grisou prennent feu ! C'est là la source du mal. Rien n'est plus curieux que de voir le peu de régularité, j'allais dire la bizarrerie, des brûlures du grisou : ainsi tel ouvrier, portant des vêtements de laine, en a été quitte pour une légère brûlure de la face, quelquefois seulement pour la perte momentanée de sa barbe et de ses cheveux, tandis que d'autres, vêtus d'étoffes de toile ou de coton, dans les mêmes circonstances étaient gravement atteints.

En 1854, à la mine des Ferrières, à la suite d'un coup de grisou qui eut lieu dans une galerie où se trouvaient trois ouvriers, j'observai les singularités dont je viens de parler. L'un de ces ouvriers, qui avait déjà travaillé dans des mines à grisou et habitué aux dangers de l'explosion, put, en se projetant rapidement à terre, éviter complétement l'accident; son voisin, moins prompt, en exécutant cette manœuvre, en fut néanmoins quitte à bon marché : il eut les cheveux, la face et l'épaule légèrement brûlés. Mais le troisième (Berger), pris à l'improviste, fut fort maltraité. Le feu s'était communiqué à ses vêtements, et la face, le dos, la poitrine, les bras, une partie du ventre et des cuisses, étaient le siége de vastes brûlures appartenant aux deuxième et troisième degrés. Cet homme avait une âme courageuse et fortement trempée. Il supportait l'affreuse douleur qu'occasionne une si vaste plaie avec une admirable patience; mais il me priait, pendant que je le pansais, de songer moins à ses plaies qu'à son nez et à sa gorge, qui l'empêchaient de boire et de respirer autrement que par la bouche. C'est qu'en effet, soit qu'au moment où le gaz enflammé l'enveloppait, il exécutât un mouvement d'aspiration, soit pour toute autre cause, les fosses nasales et l'arrière-gorge avaient été brûlées, ainsi que j'ai pu le constater : il avait *avalé le feu*, comme disaient ses camarades. Je n'ai pu en faire l'autopsie, et savoir au juste jusqu'où s'étendait le désordre.

J'ai dans mes notes plusieurs faits de ce genre, que j'ai observés moi-même, ou qui m'ont été rapportés. En 1838, à la mine de Méons, deux ouvriers, en entrant dans leur chantier, voulurent se débarrasser du grisou, qui se dégageait en très petite quantité, en l'enflammant. Ils s'y prirent maladroitement et se brûlèrent tous deux, mais très légèrement, du moins à l'extérieur. Cependant l'un d'eux mourut au bout de quelques jours, ne pouvant plus ni avaler ni respirer; l'autre éprouva, mais à un moindre degré, les mêmes symptômes, et resta malade pendant plus de six mois. Ils avaient aussi *avalé le feu* tous deux.

Ces lésions internes, produites par les coups de grisou, doivent rendre les médecins très circonspects au sujet du pronostic; car il est impossible de se renseigner sur leur siége précis et sur leur étendue.

Dans les brûlures graves, soit par le degré avancé de la lésion, soit par son étendue, trois accidents peuvent tour à tour compromettre la vie du malade :

La douleur, la fièvre inflammatoire, la suppuration.

Personne n'ignore la sensation pénible, horriblement douloureuse, qu'occasionne une brûlure, même légère et peu étendue. On peut imaginer, après cela, les tourments qu'enfante une plaie aussi vaste que celle que portait Berger; cette douleur est à son maximum au moment de l'accident : c'est donc sur elle que doit d'abord se porter toute l'attention du médecin, car elle peut rapidement donner la mort.

Dernièrement (octobre 1859) j'ai été appelé à donner des soins à une femme, demeurant près du Bois-Noir (à une petite distance de Saint-Étienne), qui, en se chauffant, avait mis le feu à ses jupons. Les jambes, les cuisses, le ventre étaient affreusement brûlés ; mais aucun organe immédiatement propre à l'entretien de la vie n'était lésé. Cependant l'accident était arrivé à neuf heures du matin, et à midi elle était morte. Ici la douleur seule avait amené ce fâcheux résultat, car la fièvre inflammatoire ne survient qu'au bout de quelques jours.

Comme cette douleur est singulièrement exaspérée par le contact de l'air avec le corps papillaire de la peau et avec les ramuscules nerveux qui s'y répandent et lui donnent sa grande sensibilité, la première précaution à prendre, c'est d'éviter avec le plus grand soin d'enlever l'épiderme, qui est, après tout, le topique le meilleur dont on puisse recouvrir le corps papillaire, lequel, mis à nu, provoque de cuisantes douleurs.

Il faudra, en déshabillant le malade, éviter tout frottement, couper les vêtements et non les arracher, puis percer les bulles avec précaution, de manière que l'épiderme, en s'affaissant, reprenne sa place sur les papilles; ensuite on fera le pansement avec des corps gras, tels que cérat opiacé, pommade camphrée, cérat simple, beurre, huile, dont on enduira des linges fins.

Quand il s'agit de brûlures étendues, le moyen le plus expéditif (et ce n'est pas une considération sans importance pour le malade, que le pansement fatigue toujours) consiste dans l'emploi du coton cardé, sur lequel on verse de l'huile d'olive.

Pour les brûlures de la face, j'ai coutume de me servir du mélange suivant : je prends un blanc d'œuf, que je bats au fur et à mesure qu'on verse de l'huile; il en résulte un corps semi-liquide, semi-solide, qui, à l'aide d'une plume, se répand facilement sur les surfaces qu'on enduit et y demeure, ce qu'on n'obtient pas avec l'huile, qui est trop fluide, ou avec le cérat, qui, pour être étendu, aurait besoin d'une pression douloureuse pour le patient.

Les astringents, tels que l'acétate de plomb, le sulfate d'alumine, les liqueurs volatiles, telles que alcool, éther, ne doivent être employées que lorsque l'épiderme existe encore.

On a recommandé bien d'autres topiques, tels que la solution de chlorure de chaux, dont on a constaté les bons effets.

Mais les corps gras m'ont toujours semblé préférables, et je les recommande en outre, à cause de leur emploi commode et à cause de la facilité qu'on a à se les procurer partout.

Comme traitement général, diète, repos, boissons rafraîchissantes, et le soir, 5 centigrammes d'extrait thébaïque en une pilule. Il est entendu qu'il s'agit ici de brûlures graves, qui demandent tous les soins du médecin, et non d'une de ces lésions qui n'ont d'autre inconvénient que d'occasionner un peu de gêne et de douleur pendant un temps fort court, pour lesquelles on se bornera au pansement avec les corps gras.

On a parlé de saignées pour ces cas; elles auront pour résultat de modérer la fièvre inflammatoire, qui, au bout de quelques jours, va s'allumer et menacer les jours du malade. Elles calmeront même un peu la douleur. Sans doute il faut quelquefois obéir à cette indication pressante; mais on doit songer aussi que bientôt, si le malade échappe aux premiers accidents, il aura besoin de toutes ses forces et de toutes ses ressources pour fournir à la suppuration qui va s'établir; on n'aura donc recours à la saignée que quand les brûlures auront peu d'étendue.

Plus tard enfin, l'alimentation sera l'objet de la plus sérieuse attention de la part du médecin. C'est une question très délicate : d'une part, la muqueuse intestinale, sous l'influence des vastes plaies suppurantes de la peau, est très susceptible de contracter une inflammation, qui devient rapidement mortelle, pour peu que l'alimentation soit trop abondante; d'autre part, si l'économie ne reçoit pas de matériaux suffisants pour réparer les pertes énormes qu'elle subit par la suppuration, elle ne résistera pas. Les plaies, qui tout à l'heure étaient baignées de pus, deviennent sèches, et le malade meurt épuisé. C'est ce qui est arrivé à Berger, et cependant les consommés, les jus de viandes, tous les mets facilement assimilables et peu excitants, lui avaient été donnés en abondance; mais l'étendue de la plaie était trop vaste.

Le médecin, lorsqu'il existe de vastes brûlures, doit surveiller la cicatrisation avec le plus grand soin, car souvent il se produit des adhérences vicieuses qu'on aurait pu prévenir, et auxquelles il est souvent fort difficile et quelquefois impossible de remédier après la guérison, et qui constituent des infirmités graves.

Les personnes appelées à donner les premiers secours aux brûlés, après avoir lu ce qui précède, comprendront combien il est important de ne pas déchirer l'épiderme, et par conséquent de faire le premier pansement, avant de faire remonter le blessé, et ensuite d'employer toutes les précautions possibles pour éviter les frottements pendant le transport et l'ascension.

Coups de poudre. — On sait quels désordres peuvent être déterminés par l'explosion de la poudre : contusions, plaies contuses, fractures, luxations, etc., accidents dont j'ai parlé et sur lesquels je ne reviendrai pas; mais je veux signaler, en passant, une blessure particulière faite par l'explosion de la poudre : c'est la brûlure de la face et des yeux, et l'incrustation d'une grande quantité de petits grains de charbon ou de poudre non brûlée. Il n'est pas rare de voir des houilleurs qui portent des traces de ces accidents, qu'on prendrait pour des tatouages. On a proposé, dans ces derniers temps, pour enlever ces débris, l'application d'un vésicatoire. L'épiderme, en se détachant, doit entraîner avec lui les particules de charbon ; or ce procédé est plus ingénieux que réellement utile : l'épiderme s'enlève; mais le charbon, profondément incrusté dans le derme, demeure.

Du reste, il n'en résulte rien autre de fâcheux qu'une tache à la peau.

Les yeux sont souvent atteints et remplis soit de grains de poudre qui n'ont point été brûlés, soit de particules de charbon menu; toute l'attention du médecin doit se porter de ce côté-là. On écartera les deux paupières, et à l'aide d'une petite seringue à injection, on projettera à plusieurs reprises de l'eau sur la conjonctive, de manière à entraîner toutes les particules de charbon qui seront libres; on introduira entre le globe de l'œil et les paupières un linge très fin et légèrement humecté, et on le retirera doucement; on ramène quelques particules par cette manœuvre, qu'on peut renouveler plusieurs fois; puis on cherchera à nettoyer, à l'aide d'un cure-dent ou d'une aiguille à cataracte, le centre de la cornue. C'est un travail très long, très pénible, mais qui, dans certains cas, peut sauver la vue du blessé, et que le médecin ne devra pas négliger de faire sur le moment.

CHAPITRE VI.

DES PREMIERS SECOURS A DONNER AUX BLESSÉS.

J'ai, dans les chapitres qui précèdent, exposé quelques-uns des moyens propres à remédier à certaines blessures auxquelles sont exposés les mineurs. Dans cet article, j'insisterai sur les secours à donner aux hommes atteints de lésions graves et compliquées, telles que fractures multiples, écrasement des membres, etc.

J'ai déjà dit avec quel empressement, plus généreux que réfléchi, les secours étaient administrés. Quand un ouvrier vient d'éprouver un accident, ses camarades accourent, le dégagent et se hâtent de l'emporter comme ils peuvent, malgré ses cris, vers le puits, pour le faire remonter au jour. Or, toutes les fois que l'état des lieux le permet, c'est-à-dire quand l'air n'est pas irrespirable, quand des éboulements ne sont pas menaçants, quand l'envahissement de l'eau n'est pas à craindre, il faut laisser le blessé sur place.

On devra tout d'abord s'occuper de trouver un matelas ou de la paille, qu'on déposera sur un plan horizontal.

On déshabillera le malade en coupant les vêtements, si l'on ne peut l'en dépouiller sans provoquer des mouvements douloureux.

On soulèvera le malade avec tous les soins que j'ai

déjà indiqués, et que je vais décrire de nouveau (p. 122 et 123), pour glisser sous lui le matelas ou la couche de paille, ou bien encore pour le transporter à une petite distance.

Si, d'une part, il n'y a pas d'hémorrhagie grave ni aucun des accidents dont nous avons parlé plus haut et qui réclament des soins immédiats; si, d'autre part, le médecin ne doit pas tarder longtemps à arriver, on ne devra pas toucher à la blessure ni faire aucun pansement important; on se bornera à appliquer quelques compresses sur le point douloureux; on fera prendre au blessé quelques gouttes d'une boisson cordiale; on le couvrira d'étoffes de laine et on attendra le médecin, qui disposera sur les lieux mêmes l'appareil d'une manière définitive, et épargnera au blessé les douleurs et les autres inconvénients d'un deuxième pansement. Il fera en outre, avec une méthode et des précautions bien entendues, ce que des mains inexpérimentées font avec tout le dévouement et la bonne volonté possibles, mais avec l'inhabileté inséparable du défaut d'habitude.

Cependant il y a des circonstances très nombreuses qui ne permettent pas d'attendre; il faudra alors que les personnes qui entourent le blessé s'appliquent à le mettre dans des conditions qui lui permettent de remonter au jour sans courir le risque d'aggraver ses blessures. Pour arriver à ce but, on aura recours aux gouttières et aux appareils qui en dérivent.

a. *Gouttières.* — Les gouttières tirent leur nom de leur forme. Elles sont construites généralement en fils de fer, convenablement matelassées à l'intérieur et munies de distance en distance de fortes courroies. Elles doivent s'adapter régulièrement au membre, par conséquent présenter les mêmes courbures que lui, s'étendre à toute sa longueur et l'embrasser dans ses deux tiers postérieurs, de manière à le saisir à la fois par de larges surfaces et à le contenir solidement. On a construit des gouttières pour l'avant-bras, pour le bras, droites ou coudées, pour la jambe, pour la cuisse et pour les deux cuisses et le bassin, et aussi pour le tronc.

b. *Appareils de Bonnet.* — A. Bonnet (de Lyon) a fait construire une double gouttière qui embrasse les deux membres inférieurs et le bassin, bien matelassée et pourvue de courroies (1). A l'extrémité inférieure, se trouve une tige transversale ; cette tige forme l'axe d'une roue dentée, qui termine l'une de ses extrémités. Les dents de cette roue sont pressées par un ressort qui permet le mouvement en avant, et empêche le retour en arrière. L'autre extrémité se termine en s'évasant, et en formant une manette par laquelle le mouvement de la tige est commandé. Le milieu de la tige est en outre muni d'un crochet recourbé, en sens inverse du mouvement de rotation de la tige ; c'est là que s'attache l'étrier (c'est-à-dire la bande qui a été roulée méthodiquement autour du pied et de la jambe, et qui est destinée à servir à l'extension). Les parties internes et supérieures de cet appareil qui s'appuient contre les pubis sont les points où se fait la contre-extension.

Quatre anneaux sont disposés ainsi : un vers la partie extérieure de chaque genou ; un autre au niveau de la

(1) *Traité de thérapeutique des maladies articulaires.* Paris, 1853.

partie antérieure et extérieure de chaque hanche. Ces quatre anneaux, au moyen de cordes qui s'y attachent, permettent de soulever le malade.

On peut multiplier les anneaux, de manière à donner au blessé, au moyen de moufles, la position inclinée, qui est nécessaire.

L'appareil de Bonnet présente à la partie postérieure une échancrure assez large pour que le sacrum soit complétement à découvert. De cette façon, le séjour prolongé dans l'appareil n'entraîne ni écorchures ni rougeur à la peau en arrière du bassin, et le malade peut aller sans gêne et sans inconvénient à la garderobe.

Tel est, en peu de mots, l'appareil que Bonnet a imaginé pour la fracture des deux cuisses. On prévoit déjà, par ce qui vient d'être dit, les avantages qu'on peut en tirer au point de vue des blessures des mineurs.

En effet, pour les lésions qui intéressent les régions du bassin, de la cuisse ou de la jambe, plaies, fractures, luxations, etc., cet appareil est fort précieux. Quel autre moyen plus simple, plus commode, plus rapide, emploieront, pour produire l'immobilité des fragments de l'os de la cuisse par exemple, des hommes étrangers à la chirurgie? Comment s'opposer aux frottements si douloureux de ces fragments contre les parties molles pendant l'ascension?

Voici les précautions à prendre pour appliquer cet appareil:

Le membre ou les membres lésés étant mis à nu et le blessé étant déshabillé, il s'agit de le soulever pour permettre de glisser sous lui la gouttière qui lui est destinée.

Pour cela faire, un homme vigoureux se place près de lui, du côté opposé au membre lésé, applique l'une de ses mains à la partie inférieure des fesses et l'autre à la région lombaire, tandis que le patient lui passe ses bras autour du cou. Deux autres aides soutiennent, l'un le reste du corps, l'autre (c'est le rôle le plus délicat) le membre lésé; s'il y a deux membres lésés, il faudra un quatrième aide.

Chacun, étant en position, soulève en même temps doucement et sans secousse le patient. On place sous lui l'appareil, de manière qu'il corresponde aux parties du corps qu'il doit contenir. Cela fait, les aides laissent descendre le blessé lentement, avec ensemble et en exécutant les mouvements qu'indique celui qui tient le membre endommagé, et qui sont nécessaires pour que ce membre prenne sans secousse la place qui lui est destinée.

Une fois le blessé inséré dans l'appareil, on boucle les courroies, après avoir appliqué préalablement les coussins sur lesquels elles doivent s'appuyer.

Sans doute, si l'on a affaire à une fracture, les fragments continuent à chevaucher l'un sur l'autre, ou les uns sur les autres. Les désordres, en un mot, restent tels que les a produits l'accident; mais au moins on évite ainsi la déchirure des parties molles occasionnée par les mouvements imprimés aux fragments, et la douleur affreuse qui en résulte; on évite de transformer une fracture simple en une fracture compliquée, accident malheureusement fréquent, et qui laisse des infirmités souvent inguérissables.

Du moment où le membre est dans l'appareil, il est

dans l'immobilité, et par conséquent à l'abri des inconvénients que je viens de signaler. C'est alors, mais seulement alors, que le transport du blessé doit avoir lieu. Après l'avoir couvert plus ou moins, selon la température qui règne, d'étoffes de laine, on le place sur un brancard muni d'un matelas ou d'une couche de paille. C'est le moyen le plus simple et le plus commode; on se le procure toujours facilement. On n'emploiera pas les chariots, à cause des secousses et des ébranlements qu'ils occasionnent, et qui retentissent douloureusement dans la blessure.

Une fois près du puits, on peut suspendre l'appareil au câble par le crochet des moufles dont nous avons parlé, et auxquelles il s'attache. Par le jeu des cordes fixées aux divers anneaux dont il a été question, on donne au blessé l'inclinaison que l'on juge convenable. De cette manière, on rend facile pour le blessé l'entrée et la sortie des cages ou des bennes. En effet, pendant qu'on le hisse, les aides qui l'entourent n'ont plus qu'à le diriger et à le soutenir.

Cet appareil permet de donner au blessé plusieurs positions : 1° Suspendu au moyen de moufles, pourvu d'une faible inclinaison et soutenu par des aides.—2° Assis. Le bassin est contenu de telle façon que les mouvements de latéralité sont impossibles; mais les mouvements en avant ne le sont nullement. — 3° Debout. L'extrémité inférieure de l'appareil supportera tout le poids du corps. C'est cette position qu'on est forcé de donner au blessé, quand on est obligé de le placer dans une benne; il sera protégé par deux aides qui l'entoureront et le soutiendront. — 4° Il est clair que si l'on avait une cage d'une dimension qui permît de le tenir couché, cette position serait préférée à toutes les autres.

J'ai essayé cet appareil en vue des mineurs, non pas dans les houillères, mais à l'Hôtel-Dieu. Un jeune homme, simulant le blessé que j'ai en vue, s'est prêté à mes expériences. Je lui ai donné toutes les positions que j'indique, et j'ai pu m'assurer combien les manœuvres que je décris sont simples et faciles.

Bonnet a fait construire une autre gouttière qui immobilise non-seulement les membres inférieurs, mais encore le tronc tout entier : c'est l'appareil que nous venons de décrire, augmenté d'une cage pour le tronc. Il sera très utile et très précieux lorsqu'il s'agira de lésions de la colonne vertébrale, de la poitrine, du ventre. C'est dans cet appareil qu'est mort Bonnet lui-même, atteint d'une apoplexie de la moelle épinière.

Cet appareil a l'inconvénient d'être très volumineux, et par cela même peu commode à manier, sans quoi l'on devrait l'employer dans tous les cas de blessures graves; car il immobilise tout le corps, et rend facile le maniement du blessé. C'est le but que nous recherchons actuellement.

La manière de se servir de cet appareil est la même que pour le premier; je ne répéterai pas ce que j'en ai dit.

Seulement, pour le transport avec ce second appareil, on pourrait, à la rigueur, se passer de brancard; le blessé, n'ayant que les bras et la tête libres, peut être soulevé tout d'une pièce par deux hommes placés à chacune des extrémités; un troisième soutiendrait la partie moyenne du corps.

Les gouttières simples, dans les blessures multiples des bras ou des jambes, peuvent être d'un très utile secours; mais, même pour les fractures de jambe, on fera bien de se servir de l'un des grands appareils.

On les conservera dans un endroit sec, et avant de s'en servir, on aura soin de les revêtir d'un drap pour les préserver contre toute souillure.

Ces appareils, bien qu'ils n'aient pas été destinés par leur auteur au but pour lequel je les propose, me semblent propres à rendre de grands services dans les mines. Ils peuvent nous dispenser d'en inventer d'autres qui soient spécialement propres aux houilleurs, et même de nous servir de ceux qui ont été inventés.

c. *Lit Valat.* — En 1834, le docteur Valat a imaginé, pour porter secours aux blessés dans les mines, un lit qui porte son nom, et qui lui a mérité les honneurs du prix Montyon. Voici ce qu'en dit M. Cordier, inspecteur général des mines de France, dans une notice qu'il lui a consacrée :

« L'appareil que M. Valat a imaginé dans ce but consiste en une caisse, en forme de cercueil, avec cette différence qu'elle est pentagonale et légèrement infléchie dans le sens de la longueur. Son couvercle est mobile; elle contient un matelas traversé par une petite sellette, et en outre des sangles qui sont convenablement placées pour soutenir le blessé lorsque la caisse doit remonter au jour, et prendre à cet effet une position presque verticale. La caisse reçoit aisément cette position au moyen de chaînons en forme d'anse qui se trouvent fixés à l'une de ses extrémités. Cette même extrémité sert de plate-forme pour le mineur qui doit présider à la remonte. Le déploiement des quatre bras à charnières change la caisse en brancard, lorsqu'on doit s'en servir horizontalement. L'appareil présente en outre plusieurs dispositions de détail bien entendues, qui le complètent d'une manière satisfaisante (1). »

Tout en reconnaissant tout ce que cet appareil a d'ingénieux et d'habilement combiné, je dois dire qu'il n'est pas commode dans la pratique, et qu'aucune mine peut-être, excepté celle de Blanzy, où le docteur Valat exerçait, ne le possède; j'ajouterai ensuite que, dans cette mine même, on ne s'en sert pas, et sans entrer à ce sujet dans de plus grands détails, je sais que cet appareil n'a jamais, même à Blanzy, rempli complétement le but de son auteur.

Je le répète, les appareils de Bonnet sont simples, faciles à manier, même par des gens inexpérimentés, très propres à produire immédiatement l'immobilité des parties lésées et à faciliter le transport des blessés. Ils remplissent donc bien les conditions que l'on doit rechercher, et quoiqu'ils n'aient pas été inventés pour les houilleurs, ils n'en sont pas moins plus aptes que tout autre au but que l'on doit se proposer ici.

A part la boîte de secours, qui contient quelques attelles en bois, les houillères ne possèdent aucun appareil destiné aux blessés.

Ceux que je viens de décrire sont peu coûteux, et appelés à rendre de grands services.

(1) *Annales d'hygiène publique*. Paris, 1835, t. XIV, p. 124.

d. *Boîtes de secours.* — Chaque houillère, en vertu du décret du 3 janvier 1813, que je rapporterai plus loin, doit avoir des boîtes de secours et des boîtes à pansement.

État des objets que doivent contenir les boîtes à pansement. — 1° Une paire de ciseaux, de 16 centimètres de long, à pointes mousses; 2° cinq coussins de balle d'avoine (deux longs pour la cuisse, et trois plus courts pour la jambe); 3° deux attelles pour fractures de cuisse; 4° trois attelles pour fractures de jambe; 5° deux attelles pour fractures d'avant-bras; 6° trois attelles pour fractures de bras; 7° deux pièces de toile pour drap fanon, pour cuisse et pour jambe; 8° une pièce de ruban de fil écru; 9° un vase en cuir bouilli; 10° une éponge et son enveloppe en taffetas gommé; 11° étui, épingles, aiguilles et fil; 12° quatre grands flacons contenant dextrine, alcool, vulnéraire, alcool camphré, acétate de plomb liquide; 13° quatre petits flacons contenant éther, ammoniaque liquide, vinaigre des quatre voleurs, alcool de mélisse; 14° bandes; 15° compresses; 16° charpie; 17° sparadrap; 18° gobelet d'étain; 19° cuiller en fer étamé; 20° palette pour la saignée; 21° agaric de chêne.

CHAPITRE VII.

ASPHYXIE.

La respiration est une des fonctions les plus immédiatement indispensables à la vie. Des muscles puissants et spéciaux, par leur jeu alternatif, dilatent (inspiration) et rétrécissent (expiration) la poitrine de seize à vingt fois par minute, pour faire entrer et sortir de l'air atmosphérique.

Cet air est composé approximativement pour 100 parties, d'azote 79, d'oxygène 21, et d'autres gaz en minime proportion. A chaque inspiration, un demi-litre d'air à peu près pénètre dans les poumons; là il se fait un échange de gaz tel, que quatre parties d'oxygène ont été remplacées par de l'acide carbonique et d'autres gaz. Voilà, en deux mots, l'histoire de la respiration.

Tout ce qui est de nature à entraver l'une quelconque des conditions nécessaires à cette importante fonction, est une cause d'asphyxie; aussi l'asphyxie doit-elle être définie la suspension des phénomènes de la respiration, survenant primitivement, pouvant entraîner celle des autres fonctions, et, par suite, la mort.

Or, toutes les fois que l'air atmosphérique ne pourra plus arriver au poumon, soit parce que les muscles inspirateurs, fortement comprimés, ne peuvent pas se contracter, soit parce qu'il existe un obstacle qui intercepte la trachée, il y aura asphyxie. Quand les hommes ou les animaux seront plongés dans une atmosphère totalement dépourvue ou incomplétement pourvue d'air, il y aura asphyxie. Enfin, quand l'air respiré est mélangé avec des gaz délétères, l'asphyxie a lieu encore; mais elle se complique alors de phénomènes d'intoxication, d'empoisonnement qui ont des caractères spéciaux.

§ 1. Phénomènes généraux des asphyxiés.

Le premier phénomène qu'on observe chez les individus soumis aux causes que nous venons d'énumérer, c'est une gêne de la respiration. Des bourdonnements d'oreilles, des éblouissements, un affaiblissement des sens, des organes locomoteurs et de l'intelligence surviennent, en même temps que la respiration s'embarrasse. L'asphyxié perd toute relation avec le monde extérieur, et la respiration se suspend complétement; c'est alors que la peau de la face s'injecte d'une teinte rouge violet. Nous verrons, dans l'histoire de chaque asphyxie en particulier, quels sont ceux de ces symptômes qui prédominent, selon les causes productrices.

Traitement. — J'aurai soin, après l'histoire de chaque asphyxie, de donner des conseils relatifs aux premiers secours à donner; je sais que de cette façon je m'expose à des répétitions : c'est un inconvénient sans doute, mais qui semble largement compensé par la clarté plus grande qui doit en résulter. Ici je compte parler assez au long de certains moyens que plus tard je ne ferai qu'indiquer :

1° On commencera par soustraire l'individu à la cause qui a déterminé l'asphyxie.

2° Il faut chercher à rétablir la respiration et la circulation ; pour arriver à ce résultat, le moyen le plus simple consiste à faire sur l'abdomen et le thorax des pressions modérées, auxquelles on fait succéder un temps de relâchement. En agissant ainsi, on provoque, d'une part, l'expulsion de l'air vicié des poumons ; d'autre part, la poitrine, qui, sous l'influence de ces pressions, avait diminué de capacité, lorsqu'elles cessent, reprend, en vertu de son élasticité, la position primitive ; il se forme par ce mécanisme un vide que remplit l'air ambiant. J'ai coutume de comprimer, à l'aide des doigts, les muscles situés entre les côtes, en même temps que je pratique les pressions dont je viens de parler, et qui sont destinées à mettre en jeu l'élasticité des côtes. Il m'a semblé qu'au moyen de ce massage, on réveille la contractilité de muscles qui jouent un rôle important dans l'acte de la respiration. On a proposé, pour rétablir la respiration, l'électricité, l'électro-puncture, et d'autres procédés qui demandent des appareils plus ou moins compliqués. Certes tous ces moyens sont bons (et j'aurai occasion d'en parler dans la suite), mais il est rare qu'on puisse se les procurer au moment de l'accident.

Il est donc utile d'apprendre à s'en passer et à les remplacer par d'autres quand ils font défaut.

La chose importante qu'il est bon de se graver dans l'esprit, et que je me propose de répéter souvent dans le courant de ce chapitre, c'est que les soins que l'on donne aux asphyxiés doivent être prolongés pendant longtemps, alors même qu'ils sembleraient inutiles. Souvent des personnes qu'on croyait mortes ont pu être rappelées à la vie. Les faits de ce genre ne sont pas rares aujourd'hui.

3° *Insufflation.* — Quand on n'a pu réussir, par les procédés que je viens d'énumérer, à ranimer les fonctions respiratoires, on doit avoir recours à l'insufflation pulmonaire. Sans entrer dans une discussion approfondie sur ce sujet, je dirai, d'une manière générale, qu'il résulte des recherches et des controverses auxquelles cette question a donné lieu, que l'insufflation ne présente pas les dangers qu'on lui a reprochés, et que, d'un autre côté, son efficacité a été démontrée d'une manière évidente.

En conséquence, on pratiquera l'insufflation. La manière la plus simple consiste dans l'application de la bouche d'un des assistants sur celle de l'asphyxié, et l'insufflation de l'air sortant des poumons du premier dans les poumons de l'autre; on a eu soin, bien entendu, de tenir bouchées les narines de l'asphyxié.

On a inventé toutes sortes d'instruments fort bien imaginés, depuis la canule de Pia, le tube de Chaussier du docteur Albert, la canule du docteur Leroy (d'Étiolles), le soufflet de Gorcy, différentes espèces de pompes, celle du docteur Marc, entre autres. Tous ces instruments ont l'inconvénient de demander une main exercée pour être employés avec fruit, ou de n'être pas à la disposition des assistants au moment de l'accident; c'est pourquoi je n'en parlerai pas. D'ailleurs, si l'insufflation de bouche à bouche, pour une raison ou pour une autre, ne pouvait pas être pratiquée, on se procurerait un soufflet ordinaire, dont l'extrémité pût s'adapter à une sonde d'argent, telle qu'il en existe dans toutes les trousses. On introduit cette sonde dans le larynx, et l'on s'assure avec le doigt qu'elle y a pénétré; c'est alors qu'on adapte le soufflet à cette sonde, et qu'on fait pénétrer de petites quantités d'air à chaque fois, et en laissant s'écouler entre chaque insufflation un certain espace de temps. On fait en même temps des pressions méthodiques sur le thorax, comme il a été dit plus haut, pour rétablir artificiellement la respiration.

4° On cherche encore à provoquer les contractions du diaphragme en excitant la membrane muqueuse du nez, soit par des vapeurs d'éther, d'alcali, etc., soit à l'aide d'une barbe de plume. On chatouillera aussi la luette et le fond de la gorge pour obtenir des vomissements.

5° On pratiquera des frictions sur toute la surface du corps; ces frictions, faites avec de la flanelle ou de la laine, devront être continuées pendant un temps très long.

6° *Saignée.* — Le médecin seul décidera s'il y a lieu de pratiquer une saignée. Haller a prouvé par des expériences concluantes que la saignée est un moyen excellent, d'une part, pour accélérer le mouvement du sang, et d'autre part, pour rappeler ce mouvement lorsqu'il est perdu. J'aurai soin, dans l'histoire de chaque asphyxié, d'indiquer dans quel cas elle peut être avantageuse.

Voilà les principaux moyens qui servent de base au traitement des asphyxiés.

§ 2. Asphyxie par inaction des muscles respirateurs.

Chez un homme surpris par un éboulement de terre, de charbon, de matériaux quelconques, de telle sorte que la poitrine ou l'abdomen supporte une compression considérable, les fonctions de la respiration sont instantanément suspendues, et l'asphyxie survient avec une extrême rapidité; du reste, la gravité de l'asphyxie variera avec la puissance des causes qui l'auront produite. Un homme est enveloppé par un éboulement de sable; le bras, l'épaule droits et la tête restent seuls libres; il crie pour appeler à son secours, perd bientôt connaissance et présente les phénomènes de l'asphyxie. En un temps très court, on a pu déblayer le sable et dégager le patient; un peu d'eau-de-vie dans les narines, quelques frictions sur le corps, ont rappelé la vie chez cet homme, qui en fut quitte pour quelques contusions légères. A côté de ce fait peu grave, j'en pourrais citer d'autres où l'issue fut funeste.

Traitement, ou premiers soins à donner aux ouvriers pris sous des éboulements. — 1° Dégager le plus vite possible le patient;

2° Dénouer ou couper la cravate et les vêtements qui étreignent la poitrine ou le ventre;

3° On le couchera de manière que la tête et la poitrine soient plus élevées que le reste du corps, et on le laissera aller au grand air, à moins de circonstances exceptionnelles, telles que ouragan, gelée très forte;

4° On fera des affusions d'eau froide sur la face, en même temps qu'on pratiquera des frictions sur les extrémités inférieures au moyen de flanelle et de brosses;

5° On exercera sur la poitrine et le bas-ventre des compressions intermittentes, afin de rétablir artificiellement la respiration;

6° Il faudra appeler un médecin qui, dans les cas où la face est rouge, violette, pratiquera la saignée; s'il doit tarder à venir, on appliquera derrière les oreilles huit ou dix sangsues;

7° Dès que le malade commence à reprendre connaissance, on lui donnera de l'eau sucrée dans laquelle on aura mis quelques gouttes d'élixir de la Grande-Chartreuse, ou simplement un peu de vin, ou même de vinaigre;

8° On administrera un lavement irritant;

9° Le malade sera attentivement surveillé, pendant quelques jours, par le médecin.

§ 3. Asphyxie par le vide ou par raréfaction de l'air.

Les animaux qui servent à nos expériences périssent seuls d'asphyxie, par le vide; mais Gay-Lussac, dans une ascension en ballon devenue célèbre, et de Humboldt, sur les cimes élevées du Cimboraço, éprouvèrent les préludes de cette asphyxie; car, dans ces hautes régions de l'atmosphère, cette raréfaction toujours croissante de l'air est un acheminement vers le vide.

Si le vide complet n'existe qu'artificiellement à la surface de la terre, dans certains cas, l'air peut être assez raréfié pour n'être plus suffisant à la production de l'hématose, et partant à l'entretien de la vie.

C'est ce qui a probablement lieu chez les verriers, ou, pour ne pas sortir de mon sujet, chez les houilleurs qui travaillent dans les chantiers où il existe une température très élevée. A la mine de Doyet (Allier), le sol, sur certains points, est couvert de matériaux amoncelés et en combustion depuis plusieurs années. La chaleur émanant de cet immense foyer s'est propagée à une profondeur considérable dans le sable, si bien que les travaux, qui se trouvent placés sous ces montagnes en feu, subissent une augmentation de température considérable, qui s'élève jusqu'à 50 degrés centigrades; le travail y est fort pénible, et l'on se tient toujours en garde contre les accidents. Cependant les ouvriers sont souvent atteints d'asphyxie, asphyxie peu grave, parce que tout est prêt pour l'administration de secours immédiats. Dans ces travaux, il n'existe pas de gaz délétères. (J'indiquerai plus loin de quelle manière on peut s'en assurer.)

La température élevée seule, et sans l'intervention d'aucun autre agent, produit ces désordres.

L'air existe-t-il réellement en trop faible proportion, sous un trop grand volume, pour fournir à la respiration les matériaux qui lui sont nécessaires, ou bien faut-il admettre que l'économie animale ne peut plus résister à une température qui dépasse certaines limites, et qu'alors l'innervation, primitivement affectée, réagit sur le reste de l'économie?

Voici dans quel ordre on devra administrer les secours aux hommes qui tombent dans ces chantiers.

Traitement. — Ce traitement est textuellement tiré de la *Nouvelle instruction sur les secours à donner aux noyés et aux asphyxiés*, lue, discutée et approuvée par le Conseil de salubrité de Paris, en juillet 1850 :

1° Si l'asphyxie a lieu dans un lieu trop chaud, il faut

porter l'asphyxié dans un endroit plus frais, mais pas trop froid.

2° Le débarrasser de tout vêtement qui pourrait gêner la circulation.

3° Le médecin seul peut décider s'il y a lieu de tirer du sang.

4° Des bains de pieds, médiocrement chauds, auxquels on peut ajouter des cendres ou du sel, sont indiqués.

5° Lorsque le malade peut avaler, il faut lui faire boire, par petites gorgées, de l'eau froide acidulée par du vinaigre ou du jus de citron, et lui donner des lavements vinaigrés, mais un peu plus chargés en vinaigre que l'eau destinée à être bue. Les boissons échauffantes, en pareil cas, sont toujours nuisibles.

6° Si la maladie persiste et si elle fait des progrès, on peut, sans attendre l'arrivée du médecin, appliquer huit ou dix sangsues aux tempes ou derrière les oreilles.

§ 4. Asphyxie par submersion.

Bien que l'asphyxie par submersion ne soit pas très fréquente dans les houillères, on l'observe cependant quelquefois. Je saisirai l'occasion d'exposer ici les préceptes que tout le monde doit connaître, et qui sont généralement ignorés, malgré les généreuses et louables tentatives qui ont été faites pour les populariser.

Quand un homme a été plongé sous l'eau pendant un certain temps, il ne périt pas parce que l'eau s'est introduite dans l'estomac et la trachée, comme on l'a cru longtemps : il périt parce que l'air ne pénètre plus dans les poumons, et que la respiration ne se fait plus. Il ne faudra donc pas suspendre le corps d'un noyé par les pieds : c'est une pratique inutile et souvent nuisible.

On peut dire que partout où il existe un peu d'eau, on peut se noyer; on ne saurait s'imaginer combien il en faut peu quelquefois pour produire cet accident. Je veux citer, à l'appui de ce que j'avance, un fait que j'ai observé à Commentry (Allier) pendant l'été de 1857. Dans ce pays, on se sert, pour les besoins du ménage, de vases faits avec de l'argile réfractaire, ayant la forme d'un cône tronqué et reposant sur la petite base; celui dont je veux parler était haut de 30 à 40 centimètres, sur un diamètre de 60 environ. Il servait à la toilette de deux enfants. Un matin, la mère venait de laver le plus petit, âgé de six mois, lorsque, ayant à faire quelque emplète, elle sortit, laissant seul à la maison l'aîné, âgé d'environ deux ans et demi. A peine reste-t-elle absente cinq minutes; quand elle rentre chez elle, elle trouve cet enfant plongé dans le vase, la tête première et noyé. Ce pauvre petit s'était appuyé sans doute sur le bord du vase; en se penchant pour regarder au fond, il perdit pied, et la tête emportant le reste du corps, il fut précipité au fond du vase, d'où il ne put se retirer. Le vase ne contenait pas 1 litre d'eau.

Lorsqu'un chien (c'est l'animal qui a le triste privilége de servir aux expériences de cette nature) est plongé sous l'eau, le pouls devient faible et fréquent; l'animal fait des efforts pour gagner la surface, expire de l'air que contiennent ses poumons. Bientôt le pouls s'arrête; les muqueuses deviennent bleues, et la mort survient au bout de trois à quatre minutes; mais quand l'animal peut remonter à la surface et respirer quelquefois, l'asphyxie est plus lente à se produire, et l'individu conserve aussi bien plus longtemps la faculté d'être rappelé à la vie. Ce qui se passe chez le chien a lieu également chez l'homme. Si le patient a pu de temps en temps introduire dans ses poumons une petite quantité d'air, les symptômes d'asphyxie se manifesteront avec moins de promptitude et d'énergie.

Quelquefois la peur qu'éprouvent ces malheureux au moment de l'accident a déterminé une syncope heureuse. « On a cité, dit M. Grisolle, des faits nombreux d'individus qui ont pu, sans mourir, rester submergés, enfouis dans la terre ou pendus pendant quinze minutes, une demi-heure, une heure, seize, quarante-huit heures, trois jours et plus; mais la plupart de ces faits manquent d'authenticité, et la prolongation de la vie au delà du terme ordinaire s'explique, chez quelques-uns, par un état syncopal qui, en suspendant les mouvements du cœur, a empêché les effets de l'asphyxie d'être produits. »

Aujourd'hui l'on a des faits entourés de toute l'authenticité désirable, d'où il résulte que des hommes, après avoir séjourné une demi-heure sous l'eau, ont pu être rappelés à la vie. Ne vous découragez donc pas (1), et

(1) Je transcris ici une observation d'un admirable pasteur, Oberlin, qui vivait dans le siècle dernier et au commencement de celui-ci, et qui est souvent cité dans l'ouvrage de Marc. Il peint avec de vives cou-

donnez avec patience et persévérance les secours que je vais vous indiquer aux malheureux noyés que vous serez

leurs ces luttes émouvantes contre la mort, luttes d'où il est sorti quelquefois triomphant.

« Le mercredi 17 janvier 1786, au soir, une servante vint me dire que *Claude Caquelin* me faisait prier de venir chez lui, que sa fille, âgée de onze ans, s'était noyée. Je pars, je vole. « C'en est fait, monsieur ! me criait-on de toutes parts, elle n'est que trop morte, etc. » Je n'y fis pas attention. En passant devant la maison de *Nicolas Neuvillers*, je priai son fils de courir appeler *Sébastien Sheidecker*, maître d'école de Bellefosse, qui demeure à une demi-lieue de Valdersbach. J'arrive à la maison, j'entre dans la chambre, je cherche la noyée ; je demande après elle, on ne me voit pas, on ne m'entend pas. La chambre et les avenues étaient remplies de monde. La mère, les tantes, les sœurs, etc., remplissaient l'air de cris horribles. Je trouve l'enfant dans les mains d'une voisine occupée à la déshabiller. Je me joins à elle. Spectacle hideux que celui d'un noyé ! Nous arrachons les haillons de dessus ce corps glacé. En y travaillant, je demande des cendres chaudes. Personne n'entend ni ne bouge. Tout crie, tout hurle ; je fais semblant de me mettre en colère ; je frappe du pied, je crie comme un marinier ; je gronde les pleureuses et je menace de battre tout le monde, si on ne se tait. L'enfant est déshabillée. Je la mets sur le lit. « De la flanelle ! m'écriai-je, du drap ! des étoffes de laine ! » Rien n'arrive. Aussi avais-je tort de demander cela. J'avais oublié la pauvreté extrême de mes paroissiens. Enfin on me présente un vieux bas de laine. Plein de joie, je commence à frotter ce corps roide. Il vient un vieux bonnet de laine ; quelque temps après encore, un bas. Nous étions alors à trois pour opérer la friction. C'était tout ce qu'on pouvait faire ; il n'y avait de place que pour trois. Ne dites pas, monsieur, qu'il aurait fallu avancer le bois de lit ; dans ce pays misérable, les bois de lit sont à moitié pourris, raccommodés pièce sur pièce. Gardez-vous de les remuer, ils se briseraient en morceaux. En frottant, je demandai de nouveau des cendres chaudes. Enfin on m'apporte un sachet qui en était rempli. Je le mets sous le bras gauche, sur le cœur, en pliant doucement le bras dessus autant que faire se peut. Nous continuons à frotter, et quelle surprise ravissante ! j'entends une respiration profonde, comme un long soupir. Un second sachet arrive ; je le porte sur le côté droit de la poitrine, sous le bras. On apporte une lampe. L'enfant était blanc par tout le corps ; on

appelés à secourir. Quel sentiment de bonheur vous éprouveriez si, par vos soins, vous parveniez à rappeler un de ces malheureux à la vie !

n'y apercevait aucune tache rouge ou blanche. Mais le visage était hideux, tacheté de sang, de couleur livide; l'œil droit fermé, gonflé, bleu; l'œil gauche ouvert, absolument terne, comme dans les morts, la bouche ouverte en apparence, les dents serrées. En continuant à frotter, un second soupir vint quelques minutes après; puis, après des intervalles plus courts, un troisième et quatrième. Un troisième sachet de cendres étant arrivé, je le mis sur la poitrine, entre les deux autres, et nous frottâmes d'autant plus le reste du corps. Je commençai à distinguer dans les soupirs une espèce de ronflement dans le gosier. Je mis l'enfant sur le côté; on vit paraître quelques bouillons de sang et de crachats à la bouche. Ils augmentèrent un peu, et il en coula même un peu d'eau, de crachats et de sang, mais pas assez pour en remplir une coque de noix. Le frottement fut continué, et les sachets de cendres se multiplièrent. Au bruit de l'haleine et aux profonds soupirs, se joignit un léger son, qui devint enfin un cri perçant et effroyable, et qui ne discontinua pas pendant au moins deux heures. Pendant ce temps-là, le brave *Sébastien Scheidecker* arrive. J'étais fatigué et me fis remplacer par lui, en restant cependant dans la chambre pour l'aider. Il commença à faire donner des lavements de fumée de tabac, l'enfant restant toujours enveloppée de sachets de cendres qu'on changeait contre des sachets chauds, à mesure qu'ils se refroidissaient. Pendant l'opération de la fumée, Concorde tire un pied une fois, une seconde fois : un bras se remue ! Le cri perçant continuait toujours; mais le pouls n'était pas encore sensible, et les dents étaient toujours serrées. Nous fîmes cesser la fumée pour envelopper les jambes et les pieds de sachets de cendres; nous en mîmes aussi sur les deux mâchoires, du côté du cou. Les cris continuaient toujours; les mouvements des bras et des jambes augmentèrent visiblement, et devinrent enfin semblables aux efforts désespérés d'une personne qui est en danger de perdre la vie. Le pouls commença à se faire sentir; un œil s'ouvrit et se referma, et les mâchoires n'étaient plus si roides. Ah ! ah ! ah ! fut enfin la première voix que nous eûmes le plaisir d'entendre. On parla à haute voix à la petite fille; elle ne reconnut personne; elle se croyait encore dans l'eau et criait : *D'ja pratte ! d'ja pratte !* (je suis perdue ! je suis perdue !), et se défendait contre les

Traitement des noyés (1).—1° La promptitude et la persévérance sont les premiers préceptes qui doivent figurer dans le traitement des noyés.

2° Sitôt que le noyé sera retiré de l'eau, on le portera dans l'endroit le plus proche et le plus commode. Le

bûches de bois dans l'eau. On lui mit une chemise et un bonnet, mais avec beaucoup de peine. Un homme la tint sur ses bras ; sa mère lui parla, mais elle ne la connut pas. Elle continua toujours à se défendre. Enfin, sentant le cou du grand homme, elle s'y accrocha avec précipitation et avec une force extrême, et ne voulut plus s'en détacher. On la mit dans son lit, où elle se tint tranquille. Je me retirai, après y avoir été environ deux heures et demie. L'enfant était tombée dans l'eau en voulant y jeter une bûche ; elle glissa, et le poids de la bûche l'entraîna. Le torrent l'emporta, et elle se trouva confondue avec une énorme quantité de bois. Heureusement on la vit disparaître, et l'on courut aussitôt à sa recherche. Tout le monde la crut irrévocablement morte, excepté le père, qui insista pour qu'on allât chercher le ministre. Le lendemain, l'enfant reprit connaissance, mais elle ne sut rien de tout ce qui s'était passé ; tout ce qu'elle put se rappeler fut qu'elle était tombée dans l'eau ; que, sentant sa jupe soulevée par l'eau, elle avait tâché de la descendre et de s'en couvrir, que l'eau voulant entrer dans sa bouche, elle serra les dents pour l'en empêcher ; qu'elle tâcha de crier en même temps qu'elle se vit passer devant le moulin ; qu'elle aperçut une fois des broussailles sur le bord de l'eau ; qu'étendant son bras pour s'y accrocher, elle manqua son coup (les broussailles étaient à plus de 6 pieds de distance); qu'elle voulut se tenir au bois, mais que toutes les bûches lui échappèrent ; qu'elle y heurta même souvent de son visage ; qu'enfin elle désespéra de sa vie et perdit connaissance.

» Dès le lendemain, Sébastien ordonna qu'on lui lavât le corps avec du vinaigre ; alors il y parut des taches bleues et rouges qui se perdirent peu à peu. Le visage devint extrêmement enflé. »

(1) Le traitement des noyés est en très grande partie, et souvent textuellement, tiré du livre de Portal et de la *Nouvelle instruction sur les secours à donner aux noyés et aux asphyxiés*, lue, discutée et approuvée par le Conseil de salubrité de Paris en 1850. Voyez Guérard, *Observations sur les secours à donner aux noyés et aux asphyxiés* (*Annales d'hygiène publique*. Paris, 1850, t. XLIV, pag. 271 et suiv.)

transport se fera soit à bras d'homme, soit à l'aide d'une civière ou d'un brancard. Le noyé sera couché sur le côté, la tête un peu élevée, et enveloppé d'une couverture; on évitera les secousses et les mouvements rudes, qui peuvent être très préjudiciables au noyé et éteindre le peu de vie qui lui reste (Portal). En résumé, il faut agir le plus vite et le plus doucement possible. Le noyé, arrivé au lieu où il doit être traité, devra être déshabillé, et pour aller plus vite, on coupera les vêtements avec les ciseaux. On essuiera son corps; on lui mettra une chemise ou un peignoir, ainsi qu'un bonnet de laine, et on le posera doucement sur une paillasse ou sur un matelas, entre deux couvertures de laine, placé sur une table. La tête et la poitrine devront être plus élevées que les jambes.

3° On couchera une ou deux fois le corps sur le côté droit; on fera légèrement pencher la tête en la soutenant par le front, pour faire rendre l'eau. Cette opération ne devra durer qu'une demi-minute chaque fois. Il est inutile de la répéter, s'il ne sort pas d'eau ou de mucosités, des glaires, de l'écume.

4° On placera autour de la poitrine et du bas-ventre le bandage compressif, disposé comme un corset dit *à la paresseuse*, et l'on cherchera à imiter la respiration en tirant les bandes en sens inverse, et en les lâchant après chaque compression.

On imitera de cette manière les mouvements que font la poitrine et le ventre lorsqu'on respire; aussi ne faut-il pas que ces mouvements soient produits trop brusquement et avec trop de précipitation. On laissera un repos d'environ un quart de minute entre chaque opération;

on réitérera cette tentative de temps à autre (de dix minutes en dix minutes, plus ou moins). A défaut de corset, on se servira des mains étendues, de manière à former une large surface, ainsi que je l'ai dit plus haut.

5° Si les mâchoires sont serrées l'une contre l'autre, surtout si le noyé a toutes ses dents et qu'elles laissent peu d'interstices entre elles, il convient alors d'écarter très légèrement les mâchoires, en employant d'abord le *petit levier de buis*, et ensuite, si cela ne suffit pas, le levier de fer à doubles branches, qu'on présentera entre les petites molaires (premières mâchelières) ; en pressant ensuite graduellement sur les branches de l'instrument, on maintiendra l'écartement obtenu, en plaçant entre ses dents un morceau de liége ou de bois tendre. Cette opération devra être exécutée avec ménagement et sans violence.

6° Dès le commencement des opérations qui viennent d'être décrites, c'est-à-dire dès l'arrivée du noyé, un des aides s'occupera de tout ce qui est nécessaire pour réchauffer le corps. Ainsi il fera chauffer les fers à repasser ; s'il y a une bassinoire, il y mettra des cendres chaudes.

7° Pendant qu'on s'occupera de rétablir la respiration, dès que les fers auront acquis le degré de chaleur qu'on leur donne ordinairement pour repasser le linge, ou lorsqu'en crachant dessus, la salive frissonnera, on les promènera par-dessus le peignoir de laine, sur la poitrine, le long de l'épine du dos et sur le bas-ventre, en s'arrêtant plus longtemps sur le creux de l'estomac et aux plis des aisselles. On frictionnera les cuisses et les extrémités inférieures avec des frottoirs en laine ; la plante des pieds et l'intérieur des mains avec des brosses, sans cependant trop appuyer, surtout au commencement de l'opération.

8° Quels que soient les moyens qu'on emploie pour réchauffer le corps d'un noyé, il faut se régler selon la température de l'air extérieur. Tant qu'il ne gèle pas, on peut être moins circonspect. Cependant il ne faut jamais chercher, particulièrement dès le début des secours, à exposer le corps du noyé à une chaleur plus forte que celle du sang. Les fers à repasser et la bassinoire ont, il est vrai, un degré de chaleur plus élevé, mais, comme ils agissent à travers une couverture ou une chemise de laine et qu'ils ne restent pas longtemps appliqués à la même place, leur action se trouve par cette raison suffisamment affaiblie.

Si, au contraire, il gèle et que le noyé, après avoir été retiré de l'eau, soit resté exposé à l'air froid, assez longtemps pour que des glaçons se soient formés sur son corps, il faut alors aussitôt ouvrir les fenêtres pour abaisser la température et lui appliquer sur le corps des compresses d'eau très froide, dont on augmentera peu à peu la température. On peut élever la température de 2 degrés toutes les deux minutes, et lorsqu'on arrive à 20 degrés avoir recours aux frictions, ainsi qu'à la chaleur sèche.

En hiver, il faudra en même temps élever la température du lieu où l'on donne les secours, en refermant les portes et les fenêtres. Il ne faut pas cependant que la chaleur du local s'élève à plus de 18 degrés centigrades.

Le meilleur moyen d'appliquer la chaleur graduée,

c'est de plonger le noyé dans une baignoire, si on peut s'en procurer une, et d'en chauffer peu à peu l'eau.

9° Tout en employant les moyens nécessaires pour réchauffer le noyé, pour rétablir la respiration, on le frictionnera avec des frottoirs de laine sur les cuisses, les bras, et de temps à autre de chaque côté de l'épine du dos; on brossera doucement, mais longtemps, la plante des pieds, ainsi que le creux des mains.

10° Si le malade donne quelques signes de vie, il faut continuer les frictions, ainsi que l'emploi de la chaleur, mais bien se garder d'entreprendre quelque chose qui puisse gêner, même légèrement, la respiration. Si le noyé fait quelques efforts pour respirer, il faut discontinuer pendant quelque temps toute manœuvre qui pourrait comprimer la poitrine ou le bas-ventre.

11° Si, pendant les efforts plus ou moins pénibles que fait le noyé pour respirer l'air ou pour le faire sortir, on s'aperçoit qu'il a des envies de vomir, il faut introduire au fond de la bouche la barbe d'une plume et la chatouiller.

12° Dans aucun cas, il ne faut introduire le moindre liquide dans la bouche à un noyé, à moins qu'il n'ait repris ses quatre sens et qu'il puisse avaler facilement.

13° C'est alors qu'on peut faire prendre une boisson légèrement excitante : eau sucrée avec quelques gouttes d'élixir de la Grande-Chartreuse, et le coucher dans un lit bien chaud.

14° Si le ventre est tendu, on pourra administrer un lavement; mais il ne faut employer ce moyen que quand la respiration et la chaleur sont rétablies.

15° Si, une fois couché, le malade dort d'un bon sommeil, il faut le laisser dormir. Si, au contraire, la face s'injecte, devient bleue, si, à peine éveillé, il retombe dans la somnolence, on appliquera des sinapismes aux jambes, et même on placera huit à dix sangsues derrière chaque oreille.

On n'aura recours à ces moyens qu'autant qu'il n'y aurait pas de médecin ; car s'il s'en trouvait un, c'est lui qui jugera s'il faut user de tel ou tel moyen.

§ 5. Asphyxie par gaz délétères.

Les gaz délétères n'agissent pas seulement en soustrayant aux organes de la respiration le principe éminemment respirable ; ils exercent en outre une influence toxique sur l'économie.

§ 6. Asphyxie par l'air non renouvelé.

Je considère l'air non renouvelé comme un mélange de gaz délétères, parce que d'une part il manque de la proportion d'oxygène nécessaire à la respiration, et parce qu'il renferme d'autre part une quantité souvent considérable d'acide carbonique, d'autres gaz encore et aussi des matières organiques.

On ne sait pas assez combien un air mal renouvelé est dangereux. Cependant on cite partout le fait des assises d'Oxford, où juges, accusés, témoins, auditeurs, furent tous frappés d'asphyxie mortelle. On connaît les nombreux accidents arrivés à des prisonniers enfermés dans des espaces trop étroits. Percy cité par Savary donne la relation détaillée d'une scène horrible où cent quarante-six prisonniers furent enfermés dans une chambre de vingt pieds carrés, qui n'avait que deux petites fenêtres qui donnaient sur une galerie. Je vais moi-même la rapporter :

« Le premier effet qu'éprouvèrent ces malheureux prisonniers fut une sueur abondante et continuelle ; une soif insupportable en fut bientôt la suite ; à cette soif succédèrent de grandes douleurs de poitrine et une difficulté de respirer approchant de la suffocation. Ils essayèrent divers moyens pour être moins à l'étroit et se procurer de l'air : ils ôtèrent leurs habits, agitèrent l'air avec leurs chapeaux et prirent enfin le parti de se mettre à genoux tous ensemble et de se relever simultanément au bout de quelques instants ; ils eurent recours trois fois dans une heure à cet expédient, et chaque fois plusieurs d'entre eux, manquant de force, tombèrent et furent foulés aux pieds par leurs compagnons. Ils demandèrent de l'eau, on leur en donna, mais, se disputant pour s'en procurer, les plus faibles furent renversés et succombèrent bientôt après. L'eau n'apaisa pas la soif de ceux qui purent en boire et encore moins leurs autres souffrances ; ils étaient tous dévorés d'une fièvre qui redoublait à tous moments. Avant minuit, c'est-à-dire la quatrième heure de leur réclusion, tous ceux qui restaient encore en vie et qui n'avaient point respiré aux fenêtres un air moins infect, étaient tombés dans une stupidité léthargique ou dans un affreux délire. On se battit de nouveau pour avoir accès aux fenêtres. A deux heures du matin, il n'y avait plus que cinquante vivants ; mais ce nombre était encore trop grand pour que tous pussent recevoir de l'air frais : le combat continua jusqu'à la pointe du jour. Le chef lui-même, après avoir résisté longtemps, était tombé asphyxié ; on le releva, on l'approcha de la fenêtre et on lui donna des secours. Bientôt après, la prison fut ouverte : de cent quarante-six hommes qui y étaient entrés il n'en sortit que vingt-trois vivants ; ils étaient dans le plus déplorable état qu'on puisse imaginer, portant peinte dans tous leurs traits la mort à laquelle ils venaient d'échapper. »

Ce fait est bien propre à faire connaître aux personnes qui le liront les effets pernicieux d'un air altéré par la présence d'un grand nombre d'individus. Ce qui s'est passé dans cette chambre de vingt pieds carrés peut avoir lieu dans les galeries étroites où l'air se renouvelle mal.

§ 7. Asphyxie par méphitisme.

C'est l'asphyxie la plus fréquente chez les houilleurs.

Le mauvais air qui constitue le méphitisme des mines est un mélange variable de gaz qui sont :

L'acide carbonique ;

L'azote en excès sur les proportions de l'air atmosphérique ;

L'hydrogène proto-carboné ;

L'hydrogène deuto-carboné.

Ces deux derniers gaz sont souvent mélangés et quelquefois purs.

Des miasmes.

Plus rarement et en moins grande quantité :
L'hydrogène ;
L'hydrogène sulfuré ;
L'acide sulfureux ;
L'oxyde de carbone.

§ 8. Asphyxie par acide carbonique.

L'acide carbonique est très pesant, beaucoup plus que l'air, et il occupe par conséquent les couches inférieures ; il jouit de la propriété d'éteindre les corps en combustion. On voit souvent dans des galeries se renouveler le phénomène de la fameuse grotte, dite du Chien, en Italie, et qui tire son nom du fait suivant : Un chien de petite taille ne peut y pénétrer sans tomber en asphyxie, tandis que les hommes y séjournent impunément ; c'est qu'en effet à la partie inférieure de cette grotte, il existe une couche d'acide carbonique de 50 à 60 centimètres de hauteur et dans laquelle est plongé le chien tout entier et où il est obligé de respirer, tandis que l'homme n'a que la partie inférieure de ses jambes dans cette couche qu'il domine.

Or, dans certaines galeries, le même fait a lieu et les ouvriers le savent bien ; aussi ont-ils soin de tenir leurs lampes élevées. L'acide carbonique est dans les mines le gaz que l'on rencontre le plus fréquemment ; il se dégage d'une manière continue des couches de charbon ; mais c'est surtout près des endroits incendiés, dans les galeries où le grisou vient de faire explosion, qu'on le rencontre en abondance.

L'asphyxie par la vapeur de charbon présente les mêmes phénomènes que l'asphyxie par l'acide carbonique. Les premiers symptômes consistent dans des pesanteurs de tête, un sentiment de constriction des tempes, des vertiges, des bourdonnements d'oreilles ; la respiration se ralentit, le cœur bat moins vite ; les forces s'éteignent ; quelquefois le patient éprouve des nausées, des vomissements ; bientôt les phénomènes d'asphyxie augmentent et la vie est suspendue. La plupart du temps la face est gonflée et rouge et les membres restent flexibles ; d'autres fois, au contraire, on remarque une pâleur générale et une roideur tétanique.

§ 9. Asphyxie par les gaz hydrogènes carbonés.

Les gaz hydrogènes carbonés se dégagent des couches de houille en grande abondance ; leur odeur est une garantie précieuse pour la sûreté des ouvriers ; elle se fait déjà sentir alors que le gaz n'est encore mêlé que pour un millième à l'air atmosphérique ; l'action de ces gaz se manifeste sur le système nerveux avec une promptitude et une énergie effrayantes ; la sensibilité, la mobilité ainsi que l'intelligence s'altèrent rapidement ; puis la respiration s'embarrasse ; cette dernière période peut durer longtemps. Les autres gaz que j'ai signalés (ammoniaque, acide sulfureux) exercent bien certainement une action délétère sur l'économie ; mais ils n'existent pas ordinairement dans les mines en quantité suffisante pour déterminer l'asphyxie par eux-mêmes. D'ailleurs le traitement que réclament, sur le moment, les désordres qu'ils produisent est le même que pour tous les autres cas d'asphyxie par méphitisme.

Traitement des asphyxiés par le méphitisme.

1° Il faut promptement sortir l'asphyxié du lieu méphitisé et l'exposer au grand air.

2° Le déshabiller immédiatement et faire des aspersions d'eau froide sur tout le corps et principalement au visage.

3° De temps en temps, on s'arrêtera pour tâcher de provoquer la respiration, en comprimant à plusieurs reprises la poitrine de tous côtés, comme il a été dit plus haut.

4° Donner des lavements avec deux tiers d'eau froide et un tiers de vinaigre ; on pourra remplacer le vinaigre par du sulfate de soude ou du sel de cuisine.

5° Dès qu'il pourra avaler, on lui fera boire de l'eau vinaigrée.

6° S'il fait des efforts pour vomir, on chatouillera l'arrière-bouche avec la barbe d'une plume.

7° La vie une fois rétablie, on couchera l'asphyxié dans un lit bassiné, après lui avoir bien essuyé le corps.

8° C'est au médecin seul à juger s'il y a lieu de pratiquer une saignée ou de donner un vomitif.

9° Il faut mettre la plus grande célérité dans l'administration des secours proposés ; le temps presse, et plus on tarde à y recourir, plus on doit craindre qu'ils ne soient infructueux ; et comme la mort peut n'être qu'apparente pendant longtemps, il ne faut en abandonner l'usage que lorsqu'elle est bien confirmée.

§ 10. Des signes de la mort.

C'est dans le chapitre consacré à l'histoire de l'asphyxie, qui est la suspension de la vie, que l'on doit placer l'énumération des signes de la mort, pour mettre à même le lecteur de distinguer l'un de l'autre ces deux états.

D'ailleurs il est très important que les houilleurs connaissent, au moins d'une manière sommaire, à l'aide de quels signes on peut reconnaître la mort; car dans les campagnes la vérification des décès n'est malheureusement pas encore confiée aux hommes de l'art. Ce sont les parents, les amis, les voisins du défunt qui prononcent d'ordinaire dans ces circonstances.

Je sais que, dans les cas douteux, le médecin est appelé; j'admets volontiers que l'institution de la vérification des décès est une chose aussi désirable et aussi nécessaire pour les campagnes que pour les villes qui en sont déjà dotées; mais il faut bien reconnaître qu'il y a une grande exagération dans les craintes qui se sont manifestées de tout temps sur les inhumations prématurées.

> Qui tôt ensevelit, bien souvent assassine,
> Et tel est cru défunt qui n'en a que la mine (1).

On a répété la même chose sous mille formes différentes; des contes fantastiques ont été bâtis là-dessus, et on a réussi à semer l'effroi dans le public.

(1) Molière, *Étourdi*, acte II, scène III.

M. Bouchut (1) s'est livré à l'examen des prétendus cas d'inhumation précipitée et ayant pour objet des individus non encore décédés, et il est arrivé à cette conclusion qu'il n'existe pas dans la science un seul fait de ce genre démontré d'une manière positive.

M. Bouchut est peut-être un peu difficile en fait de preuves. J'admets bien que ce n'est pas dans les mémoires et historiettes de Tallemant des Réaux et dans d'autres livres de *même farine* que la science doit recruter ses observations et ses arguments (2).

Cependant il est incontestable que les inhumations prématurées sont chose possible. Tout le monde sait l'erreur que commit Vésale, l'un des plus grands anatomistes qui aient existé, erreur qu'il expia si cruellement : il ouvrit le corps d'une femme en léthargie hystérique.

Cette femme, qu'on regardait comme morte, eût été enterrée vivante, si la nécropsie n'avait pas dû être pratiquée. L'erreur est possible. Il faut donc apporter la plus grande attention dans l'examen des personnes décédées.

(1) *Traité des signes de la mort et des moyens de prévenir les enterrements prématurés*. Paris, 1849.

(2) Le baron de Panat, dit Tallemant des Réaux, était un gentilhomme » huguenot d'auprès de Montpellier de qui on disait : Le baron de » Panat, plutôt mort que nat, c'est-à-dire plutôt mort que né ; car on » dit que sa mère, grosse depuis près de neuf mois, mangeant du hâchis, » avala un petit os qui, lui ayant bouché le conduit de la respiration, la » fit passer pour morte ; qu'elle fut enterrée avec des bagues aux doigts, » qu'une servante et un domestique la déterrèrent de nuit pour avoir ses » bagues et que la servante se ressouvenant d'en avoir été maltraitée, » lui donna au hasard quelques coups de poings sur la nuque du cou et » que les coups ayant débouché son gosier, elle commença à respirer, et » que quelques temps après elle accoucha de lui. »

En Allemagne, dans un grand nombre de villes, on a établi des maisons mortuaires où l'on place les corps des personnes décédées pendant un certain temps avant de procéder à leur inhumation, afin de les soumettre pendant cet intervalle à un examen et une surveillance qui permettent d'affirmer que la mort est bien réelle.

Voici les signes auxquels on reconnaît la mort :

1° La putréfaction une fois bien établie est le signe infaillible de la mort; c'est le seul auquel on ne puisse jamais se méprendre.

2° Un signe qui paraît certain, et que l'on doit à M. Donné, c'est la coagulation du sang dans les voies circulatoires ; l'homme de l'art seul peut le reconnaître.

3° L'inertie absolue des muscles sous l'action de la pile est un signe certain de mort ; mais si on obtient des mouvements, on ne pourra conclure ni pour ni contre la réalité de la mort, car les muscles conservent pendant un temps plus ou moins long, après que la vie a cessé, la propriété de se contracter sous l'action de la pile.

4° La roideur cadavérique est un phénomène constant qui se produit en même temps que la coagulation du sang dans les vaisseaux. Il a été considéré comme un signe certain de la mort; seul, il est insuffisant; la roideur cadavérique peut être confondue avec la roideur convulsive. Ce n'est donc qu'avec quelques-uns des signes que je vais indiquer plus bas qu'il acquerra une grande valeur.

5° *Refroidissement.* — Phénomène constant, mais à lui seul insignifiant dans bien des maladies ; notamment dans le choléra, le corps est très froid.

6° *Flaccidité des yeux.* — On admettait généralement

qu'une fois que la cornée avait perdu sa transparence, qu'elle était recouverte d'un enduit glaireux, on pouvait regarder la mort comme certaine, lorsque M. Orfila a démontré que des personnes asphyxiées qui présentaient ce phénomène ont été rappelées à la vie.

7° L'immobilité et l'insensibilité figurent à tort dans les signes de la mort réelle ; ils existent aussi bien dans la mort apparente.

8° *Absence de la respiration.* — C'est en général le signe que l'on recherche tout d'abord, et cependant il est incertain. On a l'habitude d'appliquer devant la bouche et les narines un miroir; c'est une expérience insignifiante, car on voit souvent la surface d'un miroir se ternir par le fait de la vapeur qui émane des voies aériennes d'un cadavre encore chaud, et d'autre part, il est constant que des asphyxiés sont revenus à la vie après des heures entières d'interruption de la respiration.

9° *Absence de la circulation.* — L'absence de la circulation est très difficile à percevoir, car les battements deviennent dans certains cas insensibles; d'ailleurs, quand même ils auraient cessé, il se pourrait que ce fût par le fait d'une syncope.

En résumé, il y a peu de signes certains de la mort, pris un à un et séparément ; mais, réunis les uns aux autres, ils donnent un diagnostic infaillible.

Ainsi la roideur cadavérique, le refroidissement et la flaccidité des yeux, l'absence de la circulation et de la respiration, tous ces signes observés sur un même sujet permettent d'affirmer que la mort est réelle.

§ 11. Appareils de sauvetage.

La question des appareils de sauvetage a suscité de nombreux travaux (1). Malheureusement les difficultés à vaincre sont telles qu'on n'est pas encore parvenu aujourd'hui à un résultat complétement satisfaisant. Nous allons passer en revue les principaux appareils qui ont été inventés pour pénétrer dans les lieux méphitisés.

L'instruction pratique de juillet 1850, recommande une série de moyens qui résument l'état des connaissances du temps sur la question. Nous commencerons par citer le passage qui y a trait.

MOYENS DE PÉNÉTRER SANS DANGER DANS LES LIEUX OU MANQUE TOTALEMENT L'AIR RESPIRABLE.

Pour qu'un homme puisse pénétrer et rester sans danger dans un lieu où manque totalement l'air nécessaire à l'entretien de la vie, il faut indispensablement que cet air, dont il a besoin pour respirer, lui soit fourni par un appareil particulier.

La forme et la construction de cet appareil doivent varier selon la profondeur et l'éloignement du lieu où l'homme devra pénétrer, et selon le temps pendant lequel il voudra y séjourner.

PREMIÈRE SORTE D'APPAREIL.—*Tube respiratoire ouvert à l'air libre.*

Lorsqu'il s'agira de descendre au fond d'un puits peu profond ou d'une carrière exploitée à ciel ouvert, et que ce puits et cette carrière sont remplis d'un gaz méphitique, on rencontrera ordinairement peu de difficultés, et l'on conçoit qu'on pourra aller,

(1) Voyez *Annales d'hygiène publique*, t. Ier, p. 430 ; t. II, p. 5 ; t. XIII, p. 365 ; t. XV, p. 68 ; t. XXXVI, p. 462.

marcher, agir et demeurer sans danger au milieu de cette atmosphère mortelle, si l'on tient sur la bouche une sorte d'embouchure semblable à celle d'un porte-voix, et si à cette embouchure est adaptée l'extrémité d'un tube flexible qui soit assez long pour que son extrémité ouverte reste constamment dans l'air ordinaire hors du puits ou de la carrière.

A l'aide de ce tube, l'homme respirera par la bouche l'air qui lui est nécessaire, mais il faudra qu'il rejette par les narines l'air des poumons.

On pourra encore et plus facilement, au lieu de l'embouchure dont on vient de parler, faire usage d'un masque ou nez artificiel posé au-dessus de la bouche, attaché par des cordons derrière la tête, et auquel s'adapte aussi le bout d'un long tube flexible qui a son autre bout ouvert dans l'air ordinaire.

Dans ce dernier cas, on fera les inspirations par le nez et l'air qui sort des poumons sera expiré par la bouche.

C'est ainsi que Pilâtre de Rosier a pu, en 1785, descendre au fond d'une cuve de brasseur profonde de 4 mètres et y rester des heures entières au milieu du gaz acide carbonique dont elle était remplie; il y agissait et marchait sans gêne et sans souffrance; il respirait facilement et rejetait sans peine l'air gâté des poumons, et plusieurs animaux qu'on a mis auprès de lui ont été promptement asphyxiés.

C'est aussi par un procédé analogue, mais convenablement modifié, que M. Klingert (de Breslau) et plusieurs de ses ouvriers, en 1797, ont pu descendre dans l'Oder, y travailler sous l'eau à 6 ou 7 mètres de profondeur, scier des troncs d'arbres, attacher avec des cordes des masses pesantes englouties au fond du fleuve, etc., tandis qu'un aide, placé sur le rivage, tenait les tubes respiratoires ouverts dans l'atmosphère.

Nous ne devons pas dissimuler que l'embouchure appliquée sur la bouche et le masque ou nez artificiel demandent une certaine habitude pour faire à propos les inspirations et les expirations sans commettre d'erreur, et pour ne pas courir le risque de respirer en aucun cas du gaz méphitique.

Il est facile, au reste, de prévenir cet inconvénient en ajoutant à l'embouchure qui se place sur la bouche un petit tube métallique contenant deux soupapes. Ce tube a le même diamètre que le tube flexible qui vient y aboutir et sa longueur n'a que 5 centimètres. L'une des soupapes est placée dans le petit tube, près de sa jonction avec le tube flexible, et s'ouvre en dedans pour laisser entrer l'air extérieur ; l'autre est ajustée dans une tubulure latérale soudée au tube métallique ; elle ne peut s'ouvrir qu'en dehors pour laisser échapper l'air des poumons et s'opposer à l'entrée des gaz méphitiques.

Cette disposition, qui complique un peu l'appareil, exige aussi qu'on ne fasse aucune inspiration par les narines, ou que, pour s'en empêcher plus sûrement, on se serve d'une pince à ressort qui comprime le nez. Avec cette dernière précaution, on est dispensé de toute expérience, et l'appareil respiratoire devient susceptible d'être employé avec un égal succès par ceux mêmes qui n'auraient jamais essayé d'en faire usage.

L'appareil simple, qui ne consiste que dans une embouchure et un tube flexible, peut être tenu à la main, ou, ce qui vaut mieux, on peut l'arrêter et le fixer sur la bouche avec des rubans noués derrière la tête.

L'appareil aussi simple que le précédent, le masque qui doit s'appliquer sur le nez et auquel s'adapte aussi un tube flexible, doit être maintenu au-dessus de la bouche par des courroies ou des rubans.

L'appareil à soupape est composé d'une embouchure adaptée à un petit tube métallique muni de deux soupapes et auquel aboutit le tube flexible.

Ce même appareil peut contenir un autre tube en forme de bec, qui est destiné à être tenu dans la bouche.

Le tube flexible de ces différents appareils peut être fait en peau ou en taffetas enduits d'un vernis de gomme élastique ; il doit être cousu avec soin et soutenu intérieurement par des espèces de trachées ou des spires en fil de fer.

L'embouchure peut être faite en bois, en ivoire ou en métal

garni de cuir, et doit s'appliquer exactement autour de la bouche.

Le petit tube qui contient les soupapes sera en métal et les soupapes seront en cuir fortifié par une plaque en tôle ou en laiton.

Quant au tube en forme de bec, qui doit être tenu dans la bouche et autour duquel on doit réunir les lèvres pour empêcher complétement le passage des gaz au milieu desquels on se trouve, il pourra être en ivoire et sera vissé au centre de l'embouchure, dans le prolongement du tube des soupapes.

Cette première sorte d'appareil, si le tube flexible a 20 millimètres de diamètre, pourra être employée avec beaucoup de facilité dans les carrières exploitées à ciel ouvert ou dans les puits et galeries dont la profondeur et la longueur n'excèdent pas 20 à 30 mètres.

Dans des puits plus profonds et des galeries plus longues, une plus grande longueur de tube d'un aussi petit diamètre opposerait trop de résistance au mouvement de l'air et les aspirations ne pourraient se faire qu'avec beaucoup de peine.

Par les expériences qui ont été répétées à Breslau, et que nous avons citées ci-dessus, on a reconnu qu'on respirait beaucoup plus aisément à travers un tuyau de 16 mètres (50 pieds) de longueur et de 13 millimètres et demi de diamètre, qu'à travers le même tuyau quand sa longueur était de 32 mètres (100 pieds), et l'on a acquis la preuve que dans ce dernier cas la poitrine était promptement fatiguée.

Il s'ensuit évidemment que quand la longueur du tube de conduite augmente, il faut augmenter en même temps le diamètre de ce tube.

Si donc on a à pénétrer dans un puits profond rempli de mofettes, ou si du fond de ce puits on doit se transporter dans les galeries dont l'air soit vicié, le premier tube qui est adapté à l'embouchure qu'on tient appliquée sur la bouche pourra conserver le diamètre de 20 millimètres sur une longueur de plusieurs mètres; mais il faudra que les tubes d'allonge qui seront successivement ajoutés, à mesure qu'on s'éloignera de l'orifice du puits, aient un diamètre proportionné à la distance totale à laquelle on devra parvenir.

Dans les deux circonstances que nous venons d'indiquer, c'est-à-dire au bas d'un puits profond et dans les galeries plus ou moins étendues, il sera indispensable d'employer une lampe ou plutôt une bougie pour s'éclairer; cette bougie sera enfermée dans une lanterne en verre épais bien close, et qui pourra être portée à la main ou accrochée sur la poitrine à la boutonnière de l'habit. On fournira à cette bougie l'air qui sera nécessaire à son aliment, en établissant une communication continuelle à l'aide d'un petit tube d'enbranchement entre la lanterne et le tube principal qui amène l'air extérieur; et on laissera les gaz résidus de la combustion s'échapper sans cesse par une ouverture pratiquée au sommet de la lanterne, ou mieux par les nombreux interstices d'un tissu métallique, lorsqu'on aura à craindre l'explosion du gaz inflammable.

Remarquons ici que si l'on avait quelque intérêt à économiser toute la dépense de l'air atmosphérique que consomme cette lanterne, on pourrait faire servir à son entretien l'air qui est expiré par les poumons, et qui contient encore un sixième de gaz oxygène.

Il suffira en effet pour cela, d'ajouter à l'appareil respiratoire un petit tuyau flexible, dont une extrémité aboutisse au fond de la lanterne, et dont l'autre soit adaptée, ou sur la tubulure qui renferme la soupape d'expiration, si l'appareil a des soupapes, ou sur un masque qui sera appliqué sur la bouche, si les expirations doivent se faire immédiatement par la bouche. Dans tous les cas il faudra que l'air rejeté par les poumons parvienne sans interruption autour de la mèche et sans former un courant qui l'éteigne.

Nous avons supposé, dans tout ce qui précède, que la mine où il s'agit de pénétrer était entièrement remplie de gaz méphitique dans toute son étendue et jusqu'à la surface du sol; mais si l'air était pur et semblable à l'air de l'atmosphère extérieure, dans quelque partie de la mine, il serait inutile de prolonger le tube flexible jusqu'au dehors du puits. Il suffirait de tenir son extrémité ouverte dans l'endroit où l'on aura reconnu que l'air ne contient aucun mélange de mofette et peut être respiré.

DEUXIÈME SORTE D'APPAREIL. — *Tubes respiratoires adaptés à des réservoirs d'air portatifs.*

Quoique les appareils respiratoires dont nous venons de parler puissent être employés pour pénétrer, au milieu d'une atmosphère méphitique, dans des puits profonds et jusqu'aux extrémités de longues galeries, quand on a soin de proportionner le diamètre des tubes de conduite à leur longueur, il faut cependant reconnaître que ces appareils conviennent mieux pour exploitations à ciel ouvert, ou pour tous les cas où les puits ont peu de profondeur et les galeries peu d'étendue : leur usage pourrait rencontrer plus d'une difficulté; s'il fallait prolonger à une grande distance et à travers tous les détours d'une vaste exploitation le tube flexible, dont l'extrémité ouverte doit toujours être maintenue dans un air pur et sans mélange de mofettes.

Une autre sorte d'appareil, qui a été employée dans les mines de Hartz par M. de Humbold, méritera sans aucun doute d'être préférée dans les mines profondes, et surtout lorsqu'il s'agira d'arriver promptement au fond des puits et aux extrémités les plus reculées des galeries.

Les appareils de cette deuxième sorte diffèrent de ceux que nous avons décrits, en ce que le tube respiratoire adapté à l'embouchure qui s'applique sur la bouche est toujours très court et communique par son autre bout avec un réservoir plus ou moins grand et qui contient de l'air ordinaire, pur et propre à être respiré.

Le réservoir, qui est une partie essentielle de ces appareils, peut être porté à dos comme un havresac par l'homme même à qui il doit servir, ou bien il peut être transporté dans un petit char à quatre roues, que l'homme pousse devant lui comme un chariot de mine, ou qu'il tire derrière lui à l'aide d'une bricole.

Dans tous ces cas, il doit être fait d'une manière souple, soit en peau, soit en taffetas gommé ou en toile vernie, afin qu'il puisse s'affaisser de lui-même à mesure que l'air en est aspiré. On le remplit d'air atmosphérique au moyen d'un soufflet ordinaire muni d'une soupape; et on le ferme soit par un robinet, soit même en nouant et en étranglant avec un cordon l'orifice qui a servi à y introduire l'air.

1er CAS. — *Réservoir porté à dos.* — Lorsque ce réservoir doit être porté à dos, on peut lui donner une capacité de 210 décimètres cubes ou 1 mètre en longueur, 6 décimètres en largeur et 35 centimètres en épaisseur. Ce volume d'air est à peu près celui qui est nécessaire à un homme pour respirer pendant quinze à seize minutes. Dans beaucoup de circonstances, ce temps suffira pour porter des secours à des ouvriers asphyxiés au fond d'une mine et les ramener au dehors.

On doit enfermer ce réservoir d'air dans une sorte de cage ou de panier en osier, pour qu'il conserve sa forme aplatie quand il est plein d'air, et aussi pour le garantir des frottements et des chocs qui pourraient, dans la traversée de la mine, le déchirer ou le trouer.

L'homme qui veut faire usage de cet appareil pour descendre dans une mine remplie de mofettes, commence par se l'attacher sur les épaules avec des courroies comme celles qui servent à fixer le sac du soldat.

Il applique ensuite et fixe sur la bouche l'embouchure à soupape à laquelle s'adapte un tube flexible qui n'a que 4 ou 5 décimètres de longueur et 15 millimètres de diamètre, et dont l'autre extrémité aboutit au réservoir et communique avec l'air qui le remplit.

Enfin il accroche en avant à la boutonnière de son habit une lampe ou une bougie et qui reçoit l'air expiré par les poumons, comme nous l'avons précédemment indiqué.

L'homme ainsi armé peut alors descendre sans crainte dans un puits plein de gaz méphitique, et s'avancer d'un pas assuré jusqu'au fond des chambres d'exploitation; il pourra y agir librement et sans gêne. Mais il devra se hâter; ses instants sont comptés, il faut que la petite provision d'air qu'il porte avec lui lui serve encore pour se retirer.

La nécessité de ne donner que de petites dimensions au réservoir qu'on porte avec soi a fait imaginer qu'on pourrait augmenter par la compression la quantité d'air qu'il contient pour qu'il servît plus longtemps à la respiration. C'est dans cette vue que M. A. G... a proposé de condenser l'air au tiers de son volume ordinaire, dans un réservoir en cuivre laminé, fortifié par des bandelettes de fer et qu'on pourrait appliquer sur la poitrine comme un plastron.

Il est évident qu'on pourrait ainsi augmenter la provision d'air sans faire varier la capacité du réservoir. Mais il faudra régler l'écoulement de l'air, dont la vitesse et la densité diminueront sans cesse depuis le commencement jusqu'à la fin, et fournir aux poumons de l'air réduit à la densité ordinaire, et qu'ils puissent aspirer comme dans leurs fonctions habituelles. Bornons-nous à faire observer que la position du réservoir en avant de la poitrine ne permet de lui donner que peu de hauteur et peu d'épaisseur, afin que l'homme qui le porte ne soit jamais gêné dans ses mouvements et qu'il puisse, au besoin, se baisser jusqu'à terre. Il serait plus commode de le porter à dos, ce qui d'ailleurs permettrait de lui donner plus de volume.

Ajoutons que si l'on voulait augmenter encore la provision d'air par une plus grande compression, on ne pourrait le faire qu'en augmentant en même temps la résistance et le poids des parois du réservoir.

2ᵉ Cas. — *Réservoir porté sur un charriot de mineur.* — Lorsqu'on prévoit qu'il faudra rester dans une atmosphère méphitique plus longtemps que ne le permet le réservoir dont nous venons de parler, on doit employer un réservoir d'une capacité plus grande.

On peut lui donner 2 mètres de longueur, 5 décimètres de largeur et 85 centimètres de hauteur. Sa capacité sera ainsi de 850 décimètres cubes; il pourra passer facilement dans les galeries ordinaires, et il suffira pour la respiration d'un homme de taille moyenne pendant plus d'une heure. On l'enfermera dans une cage prismatique à barreaux en bois pour le mettre à l'abri de tout accident, et on le placera sur un petit chariot à quatre roues comme ceux des mineurs.

L'homme qui traînera ce chariot tiendra appliquée sur sa bouche l'embouchure dont nous avons parlé ci-dessus, et qui communiquera par un tube flexible avec l'air du réservoir. Il portera aussi une lanterne, attachée à sa boutonnière comme dans le cas précédent, et dont la flamme sera entretenue par l'air expiré des poumons. Le tube de communication entre l'embouchure appliquée sur la bouche et le réservoir porté sur le chariot devra être de plusieurs mètres de longueur, afin que quand l'homme sera arrivé au lieu où il devra agir, il puisse s'éloigner plus ou moins du chariot et faire librement tout ce que les circonstances exigeront.

3e CAS. — *Réservoirs successivement remplacés.* — Si le réservoir de 850 décimètres cubes d'air était insuffisant pour le temps qu'on aura besoin de passer au fond de la mine, il ne faudrait pas songer à en employer une plus grande dimension, parce qu'il arriverait souvent qu'il ne passerait pas dans des galeries basses, étroites ou sinueuses. Il vaudrait mieux essayer de traîner deux chariots et leurs réservoirs l'un à la suite de l'autre; mais si ce moyen était impraticable, on aurait la ressource de faire amener par un autre ouvrier un nouveau chariot et une nouvelle provision d'air. On pourrait même substituer ainsi successivement des réservoirs pleins aux réservoirs vides.

On concevra aisément que, pour que ce service puisse s'exécuter avec sûreté, l'*ouvrier pourvoyeur* devra être muni pour lui-même d'un réservoir d'air porté à dos, comme on l'a vu p. 163, et les réservoirs sur les chariots auront des ajutages de cuivre, à robinet et à vis, pour s'adapter aux tubes respiratoires de l'homme qui devra demeurer dans l'atmosphère méphitique du fond de la mine.

Celui-ci n'aura d'autre soin à prendre, pour ne pas manquer

d'air, que de diviser l'extrémité du tube qui tient au réservoir un moment avant qu'il soit entièrement vidé, et de l'assembler sur-le-champ sur un réservoir plein.

TROISIÈME SORTE D'APPAREILS. — *Tubes respiratoires adaptés à des soufflets et à des tuyaux de conduite d'air.*

L'emploi des réservoirs d'air remplacés successivement par de nouveaux réservoirs pleins, à mesure qu'ils se vident, permet de prolonger pour ainsi dire indéfiniment le séjour qu'on peut avoir besoin de faire au fond et aux extrémités d'une mine remplie de mofettes, quelles que soient d'ailleurs sa profondeur et son étendue.

Ce moyen simple et facile offre tant d'avantages, qu'on pourrait croire inutile d'en chercher un meilleur ; cependant, comme les ouvrages souvent pratiqués à différents niveaux peuvent quelquefois ne se communiquer que par des passages si étroits et si tortueux qu'il serait impossible d'y faire passer les réservoirs d'air avec leurs chariots, nous allons indiquer une troisième sorte d'appareils, qui pourrait, dans certains cas, avoir une utile application.

Cette troisième sorte d'appareils exige, comme ceux que nous avons décrits jusqu'ici, une embouchure, à laquelle est appliqué un tube respiratoire ; mais ce tube, au lieu de communiquer soit à l'air libre par le moyen d'un long tube de conduite, soit avec un réservoir plein d'air par le moyen d'un tube très court (comme dans les deux premières sortes d'appareils), communique avec des soufflets qui lui transmettent l'air pur et propre à être respiré. L'emploi de ces soufflets a pour but principal d'éviter aux poumons la fatigue que ne manquerait pas de leur causer l'aspiration de l'air longtemps continuée à travers des tuyaux d'un petit diamètre et d'une longueur considérable.

Dans une machine à plonger, imaginée par M. de Drieberg, deux soufflets sont portés à dos et mis en mouvement par l'homme même qui veut pénétrer au fond de l'eau, et ils transmettent immédiatement dans le tube respiratoire dont cet homme est muni l'air qu'ils aspirent par un tube d'une longueur plus ou moins grande.

Dans un appareil proposé en 1814 pour faciliter l'enlèvement des asphyxiés, M. Brisé-Fradin fait aussi usage d'un soufflet; mais il le fait porter à dos et mouvoir par un aide qui se tient toujours dans une partie de la mine où l'air est pur et sans mélange de mofettes, et l'air expulsé par ce soufflet est conduit par un tuyau de longueur suffisante jusqu'au tube respiratoire, dont il faut que soit muni celui qui doit aller secourir les asphyxiés au fond du puits rempli de gaz méphitique.

On ignore si ces deux moyens, presque semblables, de pénétrer au fond de l'eau et dans une atmosphère où manque l'air respirable, ont été essayés avec des tubes d'une grande longueur, et s'ils l'ont été avec un plein succès. Ils auraient l'avantage de fournir de l'air respirable à toute distance, à travers les passages les plus impraticables et sans aucune discontinuité; mais il est à craindre qu'ils ne présentent beaucoup de difficultés dans l'usage. L'expérience seule pourra faire apprécier le mérite de ces deux inventions.

On n'entrera ici dans aucun détail sur la disposition, le jeu et l'emploi des différentes parties de ces derniers appareils; on se bornera à faire remarquer que la capacité et la vitesse des soufflets devront être combinées de manière qu'ils puissent fournir 13 à 14 décimètres cubes d'air par minute pour chaque homme dont il faudra entretenir la respiration.

Je vais passer en revue les principaux appareils qui ont été inventés depuis la publication de l'*Instruction pratique pour pénétrer dans les lieux méphitisés.*

I. *Appareil de M. Boisse.* — M. Boisse, considérant que le sac à air, composé d'une matière élastique et flexible, devant s'affaisser à mesure que l'air intérieur est aspiré, n'est jamais complétement imperméable, et que les dernières portions d'air qu'il contient ne peuvent être aspirées qu'avec difficulté, à cause de la résistance qu'oppose l'élasticité des parois à la pression atmosphérique ; qu'enfin les dimensions qu'on est obligé de donner à ces sacs les rendent très peu portatifs, résolut de les remplacer par des réservoirs métalliques à air comprimé.

M. Boisse fit donc construire un appareil en cuivre destiné à contenir de l'air sous une pression de seize atmosphères ; ses dimensions sont : hauteur 0^{m},40, largeur 0^{m},50, épaisseur 0^{m},25; sa forme était celle d'un cylindre à base elliptique, terminé par deux calottes ; sa capacité est de 39 litres 29 centilitres ; il peut donc contenir, sous une pression de 16 atmosphères, 628 litres d'air ou à très peu près la même quantité que le grand réservoir en cuir porté sur un chariot. Ce réservoir, fixé sur un coussinet élastique, au moyen de courroies en cuir, est attaché aux épaules par des bretelles et se porte de la même manière qu'un sac de soldat, dont il n'excède pas de beaucoup les dimensions. Cet appareil, sous un petit volume, contient une forte provision d'air, et peut pénétrer dans les galeries les plus étroites.

Des dispositions particulières permettent de régulariser l'écoulement de l'air et de le faire arriver soit dans la lampe, soit dans la bouche de l'ouvrier, sous une pression constante peu différente de la pression atmosphérique.

Ces réservoirs enfin peuvent rester chargés pendant un temps très long sans éprouver de perte d'air sensible, ce qui permet d'en avoir toujours de prêts à fonctionner dans un cas pressant. L'appareil pesait 17 kilogrammes.

II. *Appareil de Roberts.* — L'appareil respiratoire de Roberts se compose d'une boîte, ayant une capacité de

2 à 3 litres et renfermant une éponge fortement imbibée d'eau de chaux. Les parois de cette boîte sont percées de trous par lesquels l'air est aspiré. Deux cloisons existent au-dessus de l'éponge; la cloison inférieure criblée de petits trous laisse passer l'air purifié; à la cloison supérieure est adapté un tube respiratoire muni de deux valves. D'après les expériences qui ont été faites de cet appareil, il résulte qu'il peut être employé seulement dans une atmosphère où l'air respirable est mêlé à une quantité très faible d'acide carbonique. La résistance que l'air éprouve à se mouvoir à travers l'éponge imbibée doit rendre la respiration très pénible (1).

III. *Appareil Paulin.*— M. Paulin a imaginé un appareil qui permet de pénétrer dans des caves où le feu s'est déclaré et où se trouvent des matières grasses, huileuses, qui répandent une fumée infecte.

C'est une large blouse en basane avec un masque demi-cylindrique d'une ligne d'épaisseur qui enveloppe tout le corps jusque sur les hanches où elle est serrée par une ceinture; deux bracelets à boucles ferment les poignets; deux bretelles qui se relient à la blouse, passent entre les jambes de celui qui en est pourvu. Cette blouse est percée d'un trou, auquel est adapté un raccordement en cuivre, lequel correspond lui-même à la bâche d'une pompe à incendie qui lance, dès qu'on la fait fonctionner, une grande quantité d'air dans la blouse; l'homme est ainsi dans une atmosphère d'air frais, qui lui permet de res-

(1) Les appareils Roberts et Paulin, ont été appréciés et décrits avec détails par Parent-Duchatelet et A. Chevalier (*Annales d'hygiène publique*, t. 1, p. 430 et t. XV, p. 68).

pirer sans gêne. « Cet appareil, dit l'inventeur, propre au service des sapeurs-pompiers, pour les feux de caves, peut être employé avec plus de succès encore, pour pénétrer dans les fosses des mines, les cales des vaisseaux, les puits infectés, puisqu'il n'y a à craindre que des gaz délétères, et non la fumée et la flamme. »

IV. *L'armure submarine*, employée aux États-Unis pour descendre dans la mer, offre une grande analogie avec l'appareil de M. Paulin. C'est un vêtement en caoutchouc qui enveloppe entièrement tout le corps. Il se termine à sa partie supérieure par un casque métallique ayant des yeux en verre ; sur le casque s'adapte un tuyau par lequel l'air comprimé par la pompe arrive dans l'intérieur de l'appareil ; un autre tube fixé à la hauteur de la poitrine laisse échapper l'air en excès ; un troisième tube communique de l'appareil à une lampe.

On a encore construit d'autres appareils qui reposent sur les mêmes principes que le précédent. Comme la pratique n'est pas venue les sanctionner, je les passe sous silence.

V. *Appareil de M. Rouquayrol.* — M. Rouquayrol part de ce principe que l'air qui a déjà été respiré contient à sa sortie des poumons assez d'oxygène pour pouvoir être respiré sans danger une seconde fois.

Dans un réservoir en tôle d'une capacité de 30 litres, il introduit de l'air qu'il soumet à une pression de 20 atmosphères. C'est une provision de 600 litres d'air à la pression ordinaire et pouvant largement pourvoir pendant une heure à la respiration d'un homme.

A la partie supérieure du réservoir, un plateau métallique est relié par un anneau en cuivre ou en caoutchouc; il présente en dessous une tige cylindrique qui joue dans une ouverture centrale du couvercle du réservoir et qui est évidée à sa partie supérieure. « Sur ce plateau métallique, dit M. Baure, à qui j'emprunte la description de cet appareil, est fixé un tube en caoutchouc qui est adapté au masque de respiration. Les gaz expirés s'échappent par un tuyau élastique portant un renflement dont la capacité est d'un quart de litre; la valve est alors ouverte.

La poche restant remplie d'air expiré qui est aspiré de nouveau, réduit presque de moitié la consommation d'air pur. Ainsi, théoriquement, cet appareil est destiné à alimenter la respiration d'un homme pendant deux heures, mais en réalité, il ne faut pas compter sur plus d'une heure ou une heure et demie. »

Il reste à expliquer comment s'opère la distribution de l'air, je renvoie à ce sujet au mémoire de M. Baure, inséré dans le tome V, 3e livraison du *Bulletin de la Société de l'industrie minérale*, dont je me suis beaucoup servi pour la rédaction de ce chapitre.

VI. *Deuxième appareil respiratoire de M. Rouquayrol.* — M. Rouquayrol, pour construire ce second appareil, s'appuie sur ce principe que les animaux et l'homme lui-même peuvent vivre dans une atmosphère renfermant un léger excès d'oxygène, pourvu qu'on la débarrasse de l'acide carbonique que produit la respiration ; il observe en outre que si cet acide carbonique pouvait être décomposé et rendre la quantité d'oxygène qui le constitue, on réaliserait une économie d'air très notable.

Il fit disposer un réservoir en caoutchouc, protégé extérieurement par une cage en bois et destiné à renfermer l'oxygène. Au-dessus il plaça une boîte d'une capacité de 4 litres environ et remplie d'air atmosphérique. Par un mécanisme ingénieux, l'air expiré est envoyé dans un flacon rempli de potasse d'où il passe dans la boîte contenant l'air atmosphérique ; d'un autre côté, lorsque le vide se produit, une soupape s'ouvre et laisse écouler une certaine quantité d'oxygène (1).

M. Rouquayrol, combinant les deux descriptions précédemment décrites, a eu l'idée de construire un troisième appareil ; il lui paraît capable d'alimenter la respiration pendant plusieurs heures.

« M. Rouquayrol a fait, dit M. Baure, quelques expériences qui malheureusement n'ont été ni assez multipliées, ni assez prolongées pour être bien concluantes.

» L'appareil à air comprimé fonctionne avec une grande régularité; mais l'expérience n'a duré qu'une demiheure.

» Le deuxième procédé a été également expérimenté ; mais M. Rouquayrol avoue qu'il n'a pas cru prudent de prolonger ce premier essai au delà de trois quarts d'heure.

» On ne peut encore évidemment formuler une opinion sur la valeur pratique de ces trois appareils ; mais on doit reconnaître qu'ils sont organisés d'une manière ingénieuse et rationnelle, et qu'il serait très désirable qu'on pût les expérimenter sérieusement. »

(1) Voir, pour plus de renseignements, le mémoire déjà cité de M. Baure.

La Société de l'industrie minérale (de Saint-Étienne), considérant combien la question des appareils de sauvetage est importante, a tout récemment décidé : « qu'une » souscription serait ouverte pour la recherche et pour » l'expérimentation des appareils de sauvetage, et qu'une » Commission nommée par le conseil d'administration » serait chargée de poursuivre les études et les expériences » et de recueillir les souscriptions. »

Dans sa séance du 10 janvier 1860, le conseil d'administration a nommé une commission à laquelle est confié le soin :

1° *De recueillir les documents déjà publiés ou connus, de manière à faire un rapport sur l'état de la question de sauvetage, rapport dont les conclusions serviraient d'introduction à la liste de souscription ;*

2° *De poursuivre ensuite les essais des appareils anciens et nouveaux qui ont été et pourraient être proposés.*

Cette commission a consacré ses premières séances à un examen détaillé des nombreux procédés qui ont été essayés ou proposés jusqu'à ce jour.

M. Baure rapporteur, a publié le résumé de ce travail dans un mémoire très intéressant(1) où j'ai largement puisé. Malheureusement, la seconde partie du programme n'est point encore accomplie, car il n'est point douteux qu'il ne résulte quelque chose de bon d'un travail entrepris sous d'aussi favorables auspices, et j'aurais été heureux d'en profiter pour la rédaction de cette partie de mon livre.

Détail des objets contenus dans les boîtes ou armoires de

(1) *Bulletin de la Société de l'industrie minérale*, t. V, 3e livraison.

secours, suivant l'ordre dans lequel on les emploie ordinairement.—1° Une paire de ciseaux de 16 centimètres de long, à pointes mousses ; 2° un peignoir en laine ; 3° un bonnet de laine ; 4° une seringue ou pompe à air, avec son tuyau élastique et sa canule à narine ; 5° une petite boîte contenant un mélange de graisse et de mine de plomb, pour graisser l'ajutage et la douille de la seringue à air ; 6° un levier en buis ; 7° un caléfacteur de demi-litre à un litre ; 8° deux frottoirs en laine ; 9° deux brosses ; 10° une bassinoire à eau bouillante ; 11° le corps de la machine fumigatoire ; 12° son soufflet ; 13° un tuyau et une canule fumigatoire ; 14° une boîte contenant du tabac à fumer ; 15° une seringue à lavement avec canule ; 16° une aiguille à dégorger la canule ; 17° des plumes pour chatouiller la gorge ; 18° une cuiller étamée ; 19° un gobelet d'étain ; 20° un biberon ; 21° une bouteille contenant de l'eau-de-vie camphrée ; 22° un flacon contenant de l'eau de mélisse spiritueuse ; 23° un flacon renfermant un demi-litre d'alcool ; 24° une petite boîte renfermant plusieurs paquets d'émétique ; 25° 10 centigrammes de chlorure de chaux en poudre ; 26° un flacon de 200 grammes de vinaigre ; 27° 100 grammes de sel en trois paquets ; 28° des bandes à saigner, des compresses et de la charpie ; 29° un nouet de soufre et de camphre pour la conservation des objets en laine ; 30° une palette ; 31° un briquet.

Outre ces objets on placera un thermomètre centigrade dans chaque localité où ce placement pourra avoir lieu.

DEUXIÈME SECTION

MALADIES PROPRES AUX MINEURS.

Les houilleurs sont sujets à des maladies qui sont inhérentes à leur état et qui en dépendent.

Cette proposition, fondée sur l'observation, n'a rien qui doive surprendre, si l'on se souvient de l'énumération des nombreuses causes morbides que nous avons consignées dans la première partie de cet ouvrage.

Il suffit de rappeler l'analyse que M. Moyle fit de l'air des mines du duché de Cornouailles (voy. p. 17).

Certes, pas un médecin n'admettra qu'un homme puisse passer sans inconvénients la moitié de sa vie plongé dans un milieu aussi malsain et aussi propre à altérer la santé ; personne ne dira qu'un ouvrier condamné à respirer un air aussi impur, ne sera pas dans des conditions hygiéniques incomparablement plus mauvaises que le scieur de long ou le laboureur.

Du reste, l'observation nous apprend qu'en effet les houilleurs sont susceptibles de contracter certaines affections, qui leur sont spécialement propres, ou qui sont du moins plus fréquentes chez eux que chez le reste des hommes.

Je n'ai point fait de recherches statistiques qui viennent appuyer mon dire. Je n'ai point compté combien de fois j'ai donné mes soins à des mineurs atteints d'emphysème, d'anémie, etc.; mais j'ai remarqué d'une manière générale que chez eux certaines maladies s'observaient beaucoup plus souvent que d'autres. Ces maladies sont :

Étiolement (anémie des mineurs);

Maladie de poitrine des houilleurs;

Hydarthrose du genou;

Éruption furonculeuse;

Rhumatisme.

Après tout, pour les personnes qui veulent absolument fonder leurs opinions sur des chiffres, je citerai ce passage de la *Gazette médicale de Lyon*, nº du 16 octobre 1860 :

« Il a été établi par une statistique récente que parmi les ouvriers employés aux mines de Cornouailles, il en meurt 61 sur 100 de maladies de poitrine, tandis que dans le reste de la population, il n'en meurt pour cette cause que 31 sur 100. »

On pourrait encore tous les jours, à l'Hôtel-Dieu de Saint-Etienne, compter combien les salles (service des fiévreux) renferment de mineurs, et rechercher dans quelles proportions sévissent les maladies que nous avons dit leur être spéciales (1).

Tout en reconnaissant l'utilité des recherches statistiques dans certains cas, je ne crois pas qu'elles soient destinées à éclairer d'une vive lumière la question qui nous occupe. Il ne suffit pas de compter, il faut encore

(1) Au commencement du mois de janvier 1860 se trouvaient couchés dans mon service de l'Hôtel-Dieu de Saint-Étienne, onze mineurs. Sept sont atteints de la *maladie de poitrine des houilleurs*, parmi eux trois ont des complications graves du côté du cœur; un est atteint d'anémie; un d'hémorrhagie cérébrale; un de fièvre intermittente; un de rhumatisme.

peser les faits qui sont soumis à notre observation; ainsi, il ne faudrait pas considérer comme mineur tout homme travaillant dans une mine.

En certains pays, sitôt que l'hiver vient interrompre les travaux des champs, on voit accourir vers les mines des ouvriers qui n'y restent que deux mois ou deux mois et demi, et qui, aux premiers beaux jours, retournent à leurs occupations habituelles.

Certes, il y a entre cette classe d'ouvriers et le vrai mineur une différence tranchée. Celui-ci, constamment exposé aux causes morbides que nous avons signalées, finit par en subir les atteintes; ceux-là, au contraire, y échappent facilement, soit à cause de leur court séjour dans les mines, soit à cause de leur genre de vie au grand air, qui les fortifie et les prémunit contre les influences pernicieuses.

Le dénombrement, la numération pure et simple ne tient pas compte de cette différence et de bien d'autres particularités qu'il est important de connaître.

J'avoue que, pour mon compte, je préfère à un relevé statistique, le témoignage de médecins instruits et consciencieux, chargés de donner des soins spécialement aux mineurs, soit dans leurs blessures, soit dans leurs maladies.

Pour faire de la médecine exacte, il faut simplement être honnête et à l'abri des préventions d'un système.

Cela vaut mieux qu'un appareil de chiffres que l'on parvient à grouper d'une façon plus ou moins habile, et auxquels on impose telle ou telle signification, selon la cause que l'on veut soutenir.

Les maladies que nous allons étudier tout à l'heure, et que nous avons signalées comme étant propres aux houilleurs, peuvent, suivant certaines conditions, être plus ou moins fréquentes.

A Saint-Étienne, il semble que les mineurs sont privilégiés et qu'ils sont moins sujets qu'ailleurs à ces maladies.

Les médecins de cette ville les plus expérimentés et les plus autorisés s'accordent généralement à proclamer l'innocuité de l'état de mineur. Il est probable, *à priori*, que cette immunité relative, si elle est réelle, tient à l'aménagement des travaux et à l'habile direction donnée à l'ensemble de l'exploitation.

Car, on le sait, le bassin de Saint-Étienne, à cause de sa richesse, de son importance, est, en France, le centre où aboutissent et d'où rayonnent tous les progrès, toutes les améliorations qui concernent l'art des mines et où les conditions hygiéniques doivent être les meilleures.

En outre, les ouvriers gagnent de bons salaires et se nourrissent généralement bien.

Néanmoins, j'aurai occasion de dire, dans les chapitres qui vont suivre, que les mineurs de Saint-Étienne sont encore sujets aux affections que j'ai mentionnées, et notamment aux maladies de poitrine.

Je vais étudier chacune de ces affections dans ce qu'elles offrent de particulier à considérer au point de vue du houilleur.

CHAPITRE I.

ÉTIOLEMENT.

Le houilleur passe une grande partie de son temps, de sa vie, dans un lieu souterrain où la lumière solaire ne pénètre pas, où règne une humidité constante, où l'air se renouvelle d'une manière imparfaite et se trouve souvent altéré par des gaz délétères.

On sait aussi qu'il est mal prémuni contre ces causes destructives, qu'il est souvent mal vêtu, mal nourri; qu'en certains pays, il ne fait usage de viande et de vin que les jours de chômage, où les excès sont plus préjudiciables encore que l'abstinence.

De toutes ces causes, capables d'engendrer les maladies les plus graves et les plus diverses, et au milieu desquelles le houilleur vit constamment exposé, il en est quelques-unes dont l'action prédomine.

C'est aujourd'hui un fait reconnu que la privation de lumière, surtout lorsque l'humidité vient y associer sa pernicieuse influence, détermine l'étiolement. C'est une affection peu décrite, et sur laquelle les livres classiques n'appellent peut-être pas suffisamment l'attention, si bien que dans les rares ouvrages où il en est question, on est tenté de croire que c'est une maladie dont il est parlé pour mémoire, pour que le cadre des misères humaines ne soit pas laissé incomplet, comme la peste, la fièvre jaune et d'autres maladies encore que les médecins français ne sont pas appelés à traiter.

L'étiolement reconnaît pour caractère anatomique une modification des trois principaux éléments du sang : la fibrine, l'albumine et les globules diminuent, tandis que la proportion de l'eau augmente.

La diminution des globules explique les symptômes suivants : la face est décolorée et acquiert une teinte analogue à celle de la cire jaune ; les vaisseaux veineux s'effacent au point de n'être plus visibles sur les parties mêmes où ils sont les plus volumineux ; le pouls est très fréquent, il bat 90 à 100 fois par minute, sans accroissement de chaleur sensible à la peau ; il y a des palpitations, des bruits de souffle au cœur et aux carotides. La prostration des forces est extrême, et c'est pitié de voir marcher ces malheureux à peine capables de soutenir leur corps amaigri.

La diminution des proportions de l'albumine rend compte des hydropisies qui tendent surtout à se manifester du côté des parties déclives.

Enfin la diminution de fibrine, quand elle est portée loin, explique les pétéchies et même les hémorrhagies passives; mais dans l'étiolement simple, elles sont très rares.

Voilà en deux mots l'histoire anatomique de cette affection, véritable Prothée pathologique qui change de forme sous la plume de chaque auteur qui a tenté de la décrire.

C'est ainsi que le savant Hallé la décrivit sous le nom d'anémie d'Anzin. Au mois de germinal an XI il se déclara aux mines d'Anzin une espèce de maladie, qui sévit en guise d'épidémie sur les ouvriers d'une seule galerie; bien que cette galerie fût depuis longtemps en exploitation, et à peu près semblable aux autres, elle était cependant plus longue, l'air s'y renouvelait plus difficilement, il contenait en notable proportion de l'acide carbonique et de l'hydrogène sulfuré. Tous les mineurs qui furent employés dans cette galerie, furent successivement atteints de douleurs violentes d'estomac et d'entrailles, accompagnées de vomissements et de selles de matières vertes et noires, auxquelles se joignaient une gêne de la respiration, des palpitations et une grande faiblesse. Ces accidents duraient dix à douze jours environ, après quoi apparaissaient les symptômes propres à l'étiolement, et pour lequel le fer, les reconstituants analeptiques, conseillés par le célèbre hygiéniste, firent merveille.

Ces prodromes de l'anémie ou de l'étiolement caractérisés par les douleurs et les évacuations dont il a été question plus haut, ne doivent-ils pas être considérés comme appartenant en propre à l'intoxication sulfhydrique? Cette opinion de MM. François et Liégeard me semble parfaitement fondée.

Du temps de Hallé, la toxicologie n'était pas inventée et la chimie était loin du degré de perfection qu'elle a acquis depuis le mois de germinal de l'an XI. Ce qu'il a observé est bien observé, mais c'est à nous aujourd'hui à restituer à chaque agent morbide, le rôle qui lui appartient dans l'anémie d'Anzin.

Qu'une diarrhée abondante accompagnée de douleurs violentes ait rapidement épuisé les forces des ouvriers houilleurs, dans cette circonstance, au point de les plonger dans un état anémique, assurément, il n'y a rien là qu'il répugne d'admettre ; mais conclure de ce qui a été observé à Anzin, à l'existence d'une affection spécialement propre aux mineurs, *sous le nom d'anémie des mineurs*, c'est ce que nous repoussons.

Je ne sache pas d'ailleurs que les mêmes phénomènes se soient montrés depuis cette époque, soit à Anzin, soit ailleurs, dans des conditions analogues.

Quant à moi, pendant les cinq années que j'ai passées dans le département de l'Allier où je donnais mes soins d'une manière exclusive à une population considérable de mineurs, il ne m'a jamais été donné d'observer un seul cas de véritable anémie de Hallé, c'est-à-dire d'anémie précédée des prodromes décrits plus haut ; et tous les confrères placés dans des conditions analogues à celles où j'étais moi-même, et interrogés par moi à ce sujet, m'ont déclaré ne connaître que de nom cette affection.

On répète partout où il est question d'anémie des mineurs, que M. Chomel a observé un malade qui présentait tous les phénomènes décrits par Hallé ; or, voici ce que dit M. Chomel à ce sujet :

« Un enfant de quatorze ans, qui mourut à l'hôpital des Enfants malades (service de M. Guersant), dans un état tout à fait anémique, avait été employé pendant quelque temps dans une mine de charbon de terre à Valenciennes, où il avait contracté son affection. A l'ouverture cadavérique, etc. »

Dans ce fait rapporté par M. Chomel, il n'est pas question des prodomes qui sont spéciaux à la maladie d'Anzin.

Qu'un enfant de quatorze ans, qui travaille dans une mine, devienne anémique, étiolé, il n'y a là rien d'étonnant, mais rien qui prouve qu'il ait été victime de l'affection décrite par Hallé.

Somme toute, l'anémie d'Anzin, avec les prodromes et les phénomènes qui ont été observés par Hallé, a été un accident; mais on peut dire que l'étiolement est spécialement propre aux mineurs, ou tout au moins qu'ils y sont plus sujets que les hommes qui embrassent d'autres professions. Encore ce n'est qu'à titre d'exception, qu'on rencontre l'étiolement pourvu de tous les signes que j'ai indiqués, et dégagé de toute complication.

Le plus souvent, bien que les trois principaux éléments du sang soient altérés, c'est la partie globulaire qui a été surtout affectée et les symptômes de l'anémie prédominent.

Voici un exemple d'étiolement tel qu'on le rencontre le plus souvent chez les mineurs. J'ai recueilli l'observation suivante dans le service de M. le docteur Béroud, médecin fort distingué de l'Hôtel-Dieu de Saint-Étienne. Je la cite de préférence à toute autre, parce qu'elle a pour sujet un mineur de Saint-Étienne et qu'elle vient appuyer la proposition que j'ai émise plus haut, à savoir que, même à Saint-Étienne, les mineurs sont sujets aux affections que j'ai indiquées comme leur étant spécialement propres.

Au n° 21 de la salle Saint-Joseph (Hôtel-Dieu de Saint-Étienne) est actuellement couché (novembre 1860) le nommé Auguste Garnier, ouvrier houilleur, âgé de vingt et un ans. Il est d'une forte constitution. Il y a trois ans, il eut la variole; c'est la seule maladie dont il ait été atteint. Il fait l'état de houilleur depuis deux ans et demi. Cinq mois environ avant de tomber malade, il fut attaché à un chantier de la mine de Méons, situé profondément, où règne une température très élevée et où les ouvriers sont obligés de rester complétement nus. Il y souffrit beaucoup; il raconte qu'à chaque moment il était obligé pour ne pas suffoquer d'aller respirer l'air frais, alors qu'il était tout mouillé de sueur et n'était préservé contre le froid par aucun vêtement. Au bout de cinq mois d'un travail aussi pénible, il fut pris de douleurs vagues dont le siége était principalement à l'épigastre; il perdit ses forces et fut obligé d'entrer à l'hôpital (22 septembre 1860).

Aujourd'hui (6 novembre 1860) qu'il a subi pendant six semaines un traitement où dominent les toniques analeptiques, on constate l'état suivant: la peau et les muqueuses sont extrêmement pâles et offrent l'aspect de la cire blanche.

On observe de l'œdème aux parties déclives, particulièrement à l'entour des malléoles; la face, le matin surtout, est bouffie.

La faiblesse musculaire est très grande; il peut à peine supporter le poids de son corps pendant quelques instants; il ressent à la région épigastrique une douleur, une anxiété pénible, c'est du reste la seule chose dont il se plaigne.

Le pouls est fréquent; aux artères carotides des deux côtés on perçoit un bruit de souffle à double courant (bruit de diable).

La sensibilité semble diminuée (analgésie).

Enfin, un traitement bien entendu, et suivi pendant

six semaines, n'a encore modifié en rien la marche de cette affection.

Bien que le sang n'ait pas été analysé, il résulte clairement de l'étude des causes et des symptômes, ainsi que du peu de succès obtenu d'un régime bien entendu, que les principaux éléments du sang sont altérés dans leurs proportions, et qu'on a affaire ici à l'étiolement ou anémie grave, anémie compliquée.

Voilà en quelques mots l'histoire d'une affection qu'on rencontre souvent chez les mineurs.

D'autres fois, lorsque, comme à Commentry (Allier), le sol est argileux, peu perméable, marécageux, et que les fièvres intermittentes sont endémiques, l'étiolement peut se masquer sous divers états pathologiques.

On conçoit, en effet, combien est grande, chez ces malheureux à constitution détériorée, la prédisposition à contracter les maladies intermittentes. Dans ce pays, c'est principalement sous la forme de la cachexie paludéenne que se cache l'étiolement, et il faut quelque habitude pour ne pas s'y laisser tromper ; car si la cachexie paludéenne s'annonce d'ordinaire par des accès intermittents, il n'est pas rare non plus qu'elle s'établisse d'emblée.

Le poison paludéen peut engendrer des états morbides, à type continu, dont la nature est souvent très difficile à reconnaître (1).

Il est fort important de savoir distinguer la complication de ces deux états pathologiques; car ici l'affection

(1) J'ai publié, il y a deux ans environ, dans la *Gazette médicale de Lyon*, un travail sur ce sujet.

primordiale est l'étiolement, l'anémie, si l'on veut, et c'est à elle tout d'abord qu'il faut s'adresser. Donnez du fer, car attaquer l'état anémique, c'est, pour ainsi dire, prendre le taureau par les cornes : sans le fer, on n'obtient du sulfate de quinine que des résultats douteux et fort lents.

Le fer, un bon régime et la soustraction de la cause, sinon pour toujours, du moins pour un temps très long, voilà les moyens de guérir et de guérir d'une manière durable l'étiolement, autrement dit, l'anémie grave qui affecte les mineurs.

CHAPITRE II.

MALADIE DE POITRINE DES HOUILLEURS.

J'ai intitulé ce chapitre : *Maladie de poitrine des houilleurs*, parce que cette affection que je vais décrire, est spécialement propre aux houilleurs et parce qu'elle offre dans ses symptômes, dans sa marche, dans les lésions qui la constituent, des caractères particuliers.

C'est la seule maladie à laquelle la profession de houilleur donne pour ainsi dire son cachet.

Tous les hommes peuvent devenir anémiques, sous l'influence de causes tout autres que celles auxquelles les houilleurs sont soumis, et l'anémie une fois établie, offre les mêmes signes chez les uns et chez les autres ; mais la *maladie de poitrine des houilleurs* a des caractères qu'on n'observe que chez les houilleurs.

Elle est constituée par un ensemble de symptômes au milieu desquels l'emphysème et le catarrhe pulmonaire prédominent, et par des lésions anatomiques particulières ; enfin, la cause productrice se traduit presque toujours par des crachats qui sont colorés en noir.

Pour établir qu'il existe une maladie des houilleurs, il m'a fallu observer longtemps et recueillir des faits nombreux. Je dois dire aussi que l'ouvrage de M. Tardieu (1),

(1) *Étude hygiénique sur la profession de mouleur en cuivre pour servir à l'histoire des professions exposées aux poussières organiques*. Paris, 1854.

à cause de certaines analogies qui existent entre les mouleurs en cuivre et les houilleurs, m'a été d'un grand secours, en me servant de guide dans mes recherches. Enfin, au moment de rédiger ce chapitre, je résolus, sachant combien des idées préconçues sont nuisibles à une saine observation, de ne pas me fier seulement à moi-même. M. le docteur Béroud, mon collègue à l'Hôtel-Dieu de Saint-Étienne, m'ouvrit ses salles, et c'est avec son concours que j'ai recueilli les faits que je cite et qui servent à étayer les propositions que j'émets.

Quand on réfléchit aux influences morbides qui entourent le mineur dans son travail, on est forcé de convenir qu'il n'y a pas de profession qui expose davantage aux maladies de poitrine : raréfaction de l'air, gaz irritants, poussière de charbon, exercice violent, etc. Toutes ces causes agissent quelquefois simultanément; il faut des constitutions particulièrement douées pour y résister.

Les mineurs peuvent dire à juste titre comme le mouleur en cuivre de M. Tardieu : « Dans notre profession, nous sommes tous un peu poussifs ; » car c'est en dernière analyse, à l'emphysème et au catarrhe pulmonaire qu'aboutit l'action de toutes ces causes pernicieuses. Nous allons passer rapidement en revue les principales d'entre elles.

Exercice musculaire violent. — Les mineurs, soit pour soulever de pesants fardeaux, soit pour pousser des wagons, soit pour enfoncer des coins dans les massifs, etc., se livrent à de violents efforts, comme du reste les autres ouvriers manœuvres , ni plus ni moins. Mais souvent ils sont obligés de gravir des échelles très hautes. Or, rendons-nous compte de ce qui se passe dans l'action de monter une échelle (1) : l'homme saisit les échelons avec ses mains et tire à lui la partie inférieure du corps du côté des mains; les membres inférieurs ne restent pas inactifs; après s'être préalablement raccourcis et fixés sur un échelon, ils s'étendent et poussent ainsi le corps par en haut, tandis que les bras l'attirent. Or, les muscles des bras et des épaules qui sont chargés d'élever le corps sont en contraction, et c'est sur la cage thoracique que ces muscles prennent leurs insertions et leur appui. Cette cage appelée à changer de dimension à chaque respiration, va être en partie immobilisée ; l'ampliation pulmonaire sera gênée et les phénomènes respiratoires ne s'effectueront plus que d'une manière incomplète. Aussi, après une ascension un peu élevée opérée de cette façon, l'anhélation est-elle extrême. Mais là encore n'est pas, suivant moi, la cause qui livre tant de houilleurs à l'emphysème, car ces échelles n'existent pas partout ; et là même où elles existent, elles ne sont pas toujours d'un accès pénible et difficile ; l'ascension par les échelles doit donc figurer dans l'étiologie de l'emphysème des mineurs. Mais il y a une cause plus générale, et je la trouve dans l'atmosphère où sont plongés les mineurs.

Atmosphère des mines. — En effet, ainsi que je l'ai dit plus haut, l'air des mines peut être considéré comme raréfié. Sans parler des gaz délétères, il contient sous le même volume une quantité moins considérable d'oxygène que l'air atmosphérique ; le houilleur, pour respirer

(1) M. Van den Broeck considère l'ascension des échelles comme une cause très active de l'emphysème pulmonaire chez les houilleurs.

librement, est donc obligé d'en introduire à chaque inspiration une plus grande quantité, ou bien de répéter un plus grand nombre de fois les mouvements respiratoires.

Il résulte de ces deux alternatives, ou bien que la respiration étant plus fréquente, les poumons alors fonctionnent d'une manière plus active qu'à l'état ordinaire, et deviennent par là même aptes à contracter les affections qui leur sont propres, ou bien, qu'une plus grande quantité d'air étant introduite dans les poumons, les vésicules se dilatent outre mesure ; et s'il s'agit d'ouvriers parvenus à cet âge où les vésicules pulmonaires sont devenues minces, sèches, irrégulières, friables, l'emphysème trouve les conditions de développement les plus favorables.

Les moines du mont Saint-Bernard périssent tous, ou peu s'en faut, d'emphysème pulmonaire; les conditions dans lesquelles ils vivent, quoique d'apparence contraire, offrent cependant une grande analogie avec celles au milieu desquelles se trouvent les houilleurs : l'oxygène fait défaut dans l'air qu'ils respirent.

Ainsi donc, la raréfaction de l'air doit être considérée comme une des causes qui concourent au développement de l'emphysème pulmonaire.

Gaz délétères. — On se souvient que M. Moyle et M. Combes ont trouvé dans l'air des mines des gaz irritants provenant de la décomposition du bois, de l'inflammation de la poudre et de certaines combinaisons chimiques. Ces gaz, mis journellement en contact avec la muqueuse des bronches, finissent par l'altérer, l'enflammer ; de là les bronchites et les catarrhes.

Poussière de charbon. — L'atmosphère des mines est

en outre fréquemment chargée de poussière de charbon. Si l'on pénètre dans les chantiers où se fait la taille, on est environné d'un nuage épais de poudre très fine, très ténue, qui empêche les rayons lumineux de se répandre, même à une petite distance, et qui se dépose sur les vêtements et les parties du corps restées découvertes, en sorte qu'au bout d'un certain temps la figure et les mains deviennent complétement noires. Pour peu que le séjour se prolonge dans ces chantiers, on ne tarde pas à éprouver de la gêne dans les fonctions respiratoires; c'est que cette poudre est entraînée dans les poumons par la respiration. En effet, les crachats deviennent noirs et conservent cette couleur plusieurs heures après qu'on a cessé de respirer cette atmosphère. A la longue, la poussière de charbon finit par encombrer les poumons et y déterminer des désordres que je décrirai tout à l'heure.

Cette cause morbide est loin d'avoir la même action partout, si j'en juge par la différence qui existe à ce sujet entre les mines de Saint-Étienne et celles du département de l'Allier.

Dans les premières, en effet, le charbon se pulvérise avec une grande facilité. Cela tient sans doute à ce qu'il est bitumineux et ne se laisse pas pénétrer par l'eau. Il est tellement sec que le sol de certaines galeries est couvert d'une poussière fine que soulèvent les pas des hommes ou des chevaux.

Dans les secondes, au contraire, les charbons maigres laissent filtrer l'eau et sont toujours mouillés; on n'y trouverait pas une galerie qui ne fût humide. On comprend dès lors comment les particules de charbon ne peuvent pas être suffisamment légères pour demeurer en suspension dans l'air. En effet, l'atmosphère des mines est bien moins chargée de poussière dans le bassin de l'Allier que dans le bassin de la Loire.

Quoi qu'il en soit de l'explication, la différence est tranchée. La poussière de charbon a une action infiniment plus prononcée dans certaines mines que dans d'autres. L'encombrement charbonneux des poumons, rare dans le département de l'Allier, est très fréquent à Saint-Étienne.

« Plusieurs auteurs recommandables, dit M. Schirmer, dans un mémoire sur les maladies des mineurs de Grunberg (1), ont nié l'action nuisible des poussières charbonneuses, affirmée par d'autres. Il est très vrai que chez les charbonniers et les marchands de charbon, qui pour la plupart du temps travaillent au grand air, les poussières étant promptement dispersées dans l'atmosphère, ne pénètrent qu'en petite quantité dans les organes respiratoires où elles sont arrêtées par les produits de la sécrétion bronchique et rejetées avec les crachats qu'elles colorent en noir. Mais il en est tout autrement dans les mines. Là le travail a lieu dans des espaces fermés; les poussières pénètrent en très grande abondance dans les poumons, et peuvent donner lieu à des conséquences d'autant plus graves, qu'en même temps et d'autre part la viciation et l'humidité de l'air, l'attitude inclinée qu'exige le travail entretiennent ces organes dans un état permanent d'irritation. »

(1) Schirmer, *Maladies des mineurs de Grunberg* (*Silésie*) (*Annales d'hygiène publique et de médecine légale*, 2e série, 1859, t. XI, p 210).

M. Schirmer fait, très judicieusement du reste, une différence entre les conditions morbides au milieu desquelles vivent les marchands de charbons d'une part, et les mineurs d'autre part.

Mais là n'est pas le nœud de la question. On a nié l'action de la poussière des charbons chez les mineurs mêmes, et avec raison; parce que dans certains pays elle est nulle ou à peu près. Le fait est constant, quelle que soit l'explication qu'on en donne; dans d'autres pays, au contraire, elle se manifeste d'une manière nette et indubitable.

M. Schirmer nous affirme qu'à Grunberg elle détermine *une excitation catarrhale et inflammatoire* de la muqueuse des bronches. Nous prenons bonne note de cette assertion, mais elle n'est appuyée d'aucune preuve. Cette excitation inflammatoire n'est-elle pas produite à Grunberg par le gaz irritant, par l'humidité et par toutes les autres causes que nous avons passées en revue? On peut en douter; car M. Schirmer ne signale ni les crachats noirs, ni cet état anatomique caractéristique de l'encombrement charbonneux des poumons dont nous parlerons plus loin, signes par lesquels se traduit le plus habituellement l'action du charbon.

Ces diverses causes que nous venons de passer en revue, les ouvriers eux-mêmes les énumèrent quand on leur demande à quoi ils attribuent leur maladie. « La poussière, la chaleur, le mauvais air, disent-ils, voilà ce qui nous fait du mal. »

Elles agissent plus ou moins rapidement suivant les prédispositions des ouvriers, suivant surtout qu'elles se trouvent plus ou moins réunies; mais en général, ce n'est qu'après un séjour de dix à quinze ans dans les travaux souterrains qu'elles déterminent des désordres notables.

Leçons anatomiques. — Si la maladie des houilleurs n'est pas connue, c'est parce qu'il est très difficile aux médecins attachés aux mines de faire des autopsies, et que les autopsies seules peuvent éclairer cette question.

Les désordres anatomiques qu'on observe dans la maladie des houilleurs sont tout d'abord remarquables par le caractère particulier qu'ils revêtent. En ouvrant la poitrine d'un vieux mineur, on peut, par le seul aspect de ses poumons, affirmer la profession qu'il exerçait.

En effet, au lieu de la couleur blanc rosé qui leur appartient à l'état normal, ils sont ici d'une teinte brun noirâtre. Cette couleur existe dans toute l'étendue des organes, et non pas par plaques disséminées.

Elle n'est pas superficielle. On peut, par des incisions pratiquées dans tous les sens, s'assurer qu'elle envahit le parenchyme dans toute son épaisseur.

Cette couleur brun noirâtre est celle qu'on observe le plus ordinairement ; cependant les poumons sont souvent complétement noirs, comme le charbon lui-même. Malgré cette coloration anormale, ils conservent leur contexture; mais, dans certains cas, l'encombrement charbonneux est tellement intense, qu'ils subissent une transformation complète et que leur tissu devient méconnaissable.

Les ganglions bronchiques revêtent eux-mêmes la couleur du poumon.

Cette coloration est opérée par le charbon, qui s'insinue dans les poumons sous forme de poudre impalpable et finit par les envahir. Ce fait a été mis hors de doute par les travaux de plusieurs chimistes distingués.

En effet, MM. Lecanu, Grassi, O. Henry, Leconte et Chevreul ayant soumis à l'analyse des poumons d'ouvriers mouleurs en cuivre (1), qui emploient et respirent la poussière de charbon, sont arrivés à des résultats tellement concordants qu'il n'est pas permis d'hésiter sur la nature de la matière noire qui colore les poumons.

Enfin, M. Gregory, en Angleterre, a examiné de son côté les poumons des mineurs de houille, et est arrivé aux mêmes conclusions. Nous reviendrons plus loin sur ce sujet.

Dans l'affection qui nous occupe, les poumons offrent à peu près constamment les signes de l'emphysème et du catarrhe.

Ils sont turgescents; ils ne s'affaissent point à l'ouverture de la cage thoracique, qu'ils continuent d'occuper tout entière. Ils sont crépitants à la pression. La plèvre qui les recouvre est soulevée par des bulles d'air plus ou moins volumineuses. Ces bosselures sont quelquefois grosses comme des noyaux de cerises et occupent toute l'étendue de ces organes.

La muqueuse des bronches est enflammée. Elle est d'un rouge violacé, souvent ramollie, au point de se réduire en pulpe sous la pression des doigts ; elle est baignée d'un liquide d'apparence purulente et d'une couleur noirâtre; quelquefois, au contraire, la muqueuse est d'un gris ardoisé et ne présente aucun signe de ramollissement.

Enfin, le cœur est hypertrophié.

(1) Voir l'ouvrage de M. Tardieu, *Hygiène des mouleurs en cuivre.*

Voilà en quelques mots la description des désordres anatomiques qui constituent la maladie des houilleurs.

On peut en rencontrer accidentellement quelques autres, tels que : adhérences des plèvres, épanchements, soit dans la cavité pleurale, soit dans la péricarde ; mais ils n'existent qu'à titre d'épiphénomènes.

Dans les autopsies que j'ai faites chez des mineurs atteints de cette affection, je n'ai jamais rencontré ni tubercules ni cavernes.

Nous allons, à l'appui de ce que nous venons de dire, donner la relation de quelques autopsies.

Celle de Roche, dont on lira plus loin l'observation, nous a offert le type le plus parfait des lésions qu'on observe chez les houilleurs atteints de l'affection qui nous occupe.

Roche, âgé de trente-huit ans, houilleur depuis vingt et un ans, ayant senti les premières atteintes de son mal il y a cinq ou six ans, ne travaillait plus depuis cinq mois. Mort le 14 décembre 1860.

Autopsie faite par M. le docteur Beroud et moi, le 15 décembre 1860.

A l'ouverture de la cavité thoracique, les poumons ne se sont point affaissés ; ils semblent gonflés ; ils crépitent sous la pression des doigts.

La plèvre qui les recouvrent est soulevée par de petites bulles très fines et dans toute l'étendue des poumons.

Les poumons sont d'une couleur brun noirâtre dans toute leur étendue ; cette teinte est uniforme et partout la même. Incisés, ils laissent écouler un liquide brunâtre qui donne sa couleur aux parties qu'il touche.

Le poumon droit présente quelques adhérences. Rien à gauche.

La muqueuse bronchique est enflammée dans toute son étendue. Elle est d'un rouge violacé, et même sur certains points elle est ramollie. Elle est couverte d'une sécrétion brunâtre et puriforme.

Le cœur offre un volume considérable.

Dans le courant de l'année 1860, j'eus, à diverses reprises, l'occasion d'observer des poumons de mineurs qui présentaient le dernier degré de la saturation charbonneuse.

Ces faits sont intéressants sous plusieurs points de vue. Je vais en rapporter deux.

Le 11 juin 1860, je fus requis par M. le juge d'instruction près le tribunal de Saint-Étienne, pour faire l'autopsie d'un mineur nommé Mandaroux, âgé de quarante-cinq ans environ, qui avait été assassiné la veille.

A l'ouverture de la cavité thoracique les poumons ne s'étaient pas sensiblement affaissés et continuaient de la remplir entièrement. Ils étaient crépitants et offraient une résistance particulière aux doigts qui les pressaient. La plèvre qui les recouvre était soulevée par des bulles d'air très fines, mais très nombreuses. Ces espèces de petites cellules agglomérées en forme de plaques se montraient principalement vers le bord antérieur des poumons.

Mais ce qui frappa surtout mon attention, ce fut la couleur des poumons. Ils étaient complétement noirs ; ils ne présentaient pas à leur surface des taches isolées, mais au contraire, une coloration uniforme dans toute leur étendue.

J'en détachai une tranche, et le parenchyme ainsi mis à nu était plus noir encore que la partie extérieure recouverte par la plèvre; en se servant de cette partie divisée comme d'un pinceau, on teignait en noir les corps en contact desquels on la mettait .

Je la promenai sur la paume de ma main, qui fut immédiatement après cette opération, recouverte d'une couche noire qui ne permettait plus de distinguer la peau.

J'ai répété ces expériences en les variant devant la Société de médecine de Saint-Étienne dans la séance du 13 juin 1860. J'ai de plus montré un fil que j'ai teint en le frottant deux ou trois fois sur un morceau de ce poumon. Il n'était pas possible de voir qu'il avait été blanc quelques instants auparavant.

Cependant ces expériences n'ont pas été aussi tranchées qu'à l'amphithéâtre où le parenchyme pulmonaire était encore mou, tandis que deux jours plus tard il était desséché et privé en partie des sens qui servaient de véhicule à la matière noire.

Les ganglions bronchiques étaient complétement noirs. Pas d'adhérence pleurale, pas de tubercules, pas de caverne. Mandaroux était sujet à l'oppression, mais jouissait, du reste, d'une santé robuste.

J'aurais pu et peut-être dû en m'aidant des expériences de MM. Chevreul, Lecanu, O. Henry, analyser cette matière noire; j'avoue que je n'ai pas douté un instant qu'elle ne fût de nature charbonneuse et que l'idée de faire des recherches sur ce sujet ne s'est présentée que trop tard à mon esprit.

Du reste, le 6 décembre suivant, un fait du même

genre, encore plus caractérisé, s'offrit à mon examen. Je fis avec M. le docteur Beroud l'autopsie de François Coulon dont je rapporterai plus loin l'observation. Les poumons de ce houilleur, âgé de soixante-sept ans, qui depuis douze ans avait quitté sa profession, étaient plus noirs encore que ceux de Mandaroux. Chez ce dernier, on pouvait reconnaître la contexture du tissu pulmonaire. Ici, plus rien ; une masse noire, complétement noire, semblant formée de petits grains très fins ; dans certaines coupes on reconnaissait de gros vaisseaux et surtout des tuyaux bronchiques dont la muqueuse était d'un rouge violacé. Cette couleur noire était uniforme et régnait partout.

Il n'existait ici, comme dans l'observation précédente, aucune adhérence des plèvres, aucune induration, aucune caverne.

Les poumons étaient très volumineux et s'étaient très peu affaissés à l'ouverture du thorax. La plèvre qui les recouvre était soulevée par l'air qui s'était épanché et qui formait des bosselures très nombreuses et grosses en certains endroits comme des pois.

Les bronches étaient enflammées dans toute leur étendue ; la muqueuse qui les recouvre était d'une couleur violette ; elle était encombrée de mucosités noirâtres.

J'ai coupé par tranches très minces les deux poumons ; pendant cette opération, il s'en échappait un liquide boueux noircissant tous les objets au contact desquels il se trouvait.

Les ganglions bronchiques étaient tous extrêmement noirs.

Une particularité digne de remarque, c'est qu'en certains endroits de la plèvre pariétale et sur le feuillet qui passe sur le péricarde, j'ai trouvé de petits corps noirs gros comme une lentille, de forme irrégulière, disséminés isolément sur certains points et sur certains autres réunis en grappes. Ils semblent, au premier abord, formés par du charbon contenu dans une enveloppe fibreuse mince; ils noircissent les objets qui sont mis en contact avec eux.

J'ai enlevé le feuillet pleural qui passe sur le péricarde; il est abondamment pourvu de ces corps. Je le conserve dans l'alcool.

Ce n'est pas la seule fois qu'il m'ait été donné de rencontrer de ces corps noirs. Dans le même mois (décembre 1860), quelques jours plus tard, je fus requis de faire avec M. le docteur Dayral une autopsie après exhumation, dans la commune du Chambon. Nous avons trouvé sur le feuillet pleural, qui passe sur le péricarde, des corps parfaitement analogues à ceux que je viens de décrire. Il s'agissait d'un houilleur âgé d'une soixantaine d'années, qui avait les poumons noirs et emphysémateux à peu près au même degré que Mandaroux.

Je ne fais que constater la présence de ces corps charbonneux, sans chercher à expliquer ici le mécanisme de leur formation. Je reviens à l'autopsie de Coulon.

Après que les poumons eurent été extraits de la cavité thoracique et incisés dans tous les sens, ils nous semblèrent si prodigieusement noirs, que nous pensâmes qu'il serait bon de chercher à évaluer la quantité de charbon qu'ils recélaient ; car les antécédents du malade, les faits antérieurs connus ne permettaient pas de douter que cette matière noire ne fût du charbon.

Je coupai donc ces poumons par morceaux pour les introduire dans un bocal que je m'étais procuré et que je fis transporter chez M. Terrot, pharmacien distingué de cette ville, qui voulut bien me prêter son concours éclairé.

Nous nous décidâmes à opérer seulement sur une portion de ces poumons. Nous prîmes au hasard un morceau qui se trouvait à la partie supérieure du bocal et qui avait dû abandonner déjà une certaine quantité de matière noire, car le fond du vase était rempli d'un liquide boueux et noir.

Ce morceau de poumon pesait 200 grammes. Malheureusement un accident nous empêcha de peser le reste des poumons et de faire un calcul proportionnel.

Ce morceau fut divisé en tranches très minces, qui furent lavées et malaxées avec de l'eau distillée dans une grande capsule. L'eau chargée de particules noires était versée par décantation de la capsule dans un autre vase, et de là sur un filtre.

Ensuite toutes les parties organiques furent introduites dans un nouet de linge, où elles furent de nouveau malaxées, tandis qu'un filet d'eau distillée enlevait les matières noires qui venaient sourdre à travers le linge.

Cette opération continuée pendant plus d'une heure avait donné une eau noire boueuse, et le poumon était resté tout aussi noir qu'auparavant.

On a jeté cette eau sur un filtre, et la matière qu'elle tenait en suspension est restée à la surface du papier.

Cette matière a été lavée d'abord avec de l'eau distillée, puis avec de l'alcool bouillant et enfin avec de l'éther.

L'eau distillée est sortie un peu colorée, mais l'alcool et l'éther étaient incolores,

Ce résidu complétement dépouillé de matières solubles dans l'eau, l'éther et l'alcool a été ensuite lavé à l'eau de potasse.

Il a été de nouveau lavé à l'eau distillée et séché à l'étuve. Il pesait 10 grammes 85.

Cette matière noire a été traitée par les acides sulfurique et chlorhydrique; elle n'a point été attaquée et ces acides n'ont point été colorés. Délayée dans l'eau distillée et soumise à un courant de chlore, elle n'a point été altérée.

Ces diverses opérations prouvent ce que du reste nous n'avions pas besoin de démontrer, à savoir que cette matière est du charbon, mais ces 10 grammes 85 représentent-ils la quantité exacte de charbon contenue dans le poumon?

Je sais que cette analyse est incomplète et imparfaite ; mais je la crois suffisante pour le but que je me propose. Sans doute, il reste encore de la matière organique, mais en très faible proportion, et je pense que le résultat obtenu peut être considéré comme à peu près exact.

Je regrette de n'avoir pas opéré sur la totalité des poumons, afin d'avoir une donnée approximative de la quantité de charbon que peuvent contenir ces organes.

M. Tardieu, dans son ouvrage sur l'*Hygiène des mouleurs en cuivre*, que j'ai déjà cité, a rassemblé à peu près tous les faits connus d'altération analogue des poumons (1). Je vais les rapporter.

Autopsie de Desquerlin (soixante-cinq ans, fondeur en cuivre). — Les poumons adhèrent dans toute leur étendue par des adhérences étroites et anciennes. Toute la surface est parsemée de taches

(1) M. le professeur Bouillaud vient de présenter à l'Académie de médecine les poumons d'un fondeur en cuivre, mort dans son service à l'hôpital de la Charité, et présentant les mêmes caractères. (*Bulletin de l'Académie de médecine*, t. XXVI, p. 372.)

noires de plusieurs centimètres. Tissu dense résistant, offrant à la coupe, dans les parties indurées, une surface noire, assez sèche, sur laquelle on aperçoit les bronches dilatées; dans un grand nombre de points des premières et secondes divisions les bronches capillaires sont oblitérées. Une rougeur livide et noirâtre se rencontre dans les bronches et la trachée, là où le tissu pulmonaire n'est pas induré. Celui-ci, mis dans l'eau et fortement malaxé, fournit une petite quantité de matière noire qui tache les doigts et les linges en noir. Plusieurs concrétions calcaires existent au sommet du poumon gauche. On remarque aussi sur le bord antérieur de l'emphysème intra-vésiculaire. Rien au cœur. En résumé, on note l'absence de tubercules en voie de ramollissement, l'oblitération des bronches dans leurs derniers ramuscules et une disparition de leur tissu dans une masse indurée, infiltrée par une matière noire, saline, à angles et à bords aigus, sans cristallisation régulière, innombrable, mais non encellulée. (*Observation inédite*, recueillie par M. le docteur Monneret, médecin de l'hôpital Necker.)

Autopsie de Rigaud (trente-neuf ans, mouleur en cuivre). — A l'ouverture de la poitrine, les poumons sont maintenus en place par des adhérences anciennes celluleuses, assez lâches à gauche, où elles occupent la moitié supérieure du poumon, elles sont beaucoup plus courtes, peu serrées, plus épaisses au niveau du lobe supérieur droit qu'elles entourent presque en entier ; la plèvre droite ne contient pas de liquide ; la gauche renferme deux verres de sérosité citrine.

Le poumon gauche est de couleur violacée à l'extérieur; à son sommet, dans un espace de la dimension d'une petite pomme, le parenchyme est converti en un tissu très dur, ne criant pas sous le scalpel, lisse à la coupe, d'un beau noir, communiquant cette couleur aux doigts qui sont en contact avec lui. Mis dans l'eau, il précipite; traité par la coction, il perd de son brillant, mais conserve sa coloration; soumis à la macération pendant vingt-quatre heures, il donne au liquide dans lequel il a séjourné une teinte analogue à celle de l'encre de Chine. A peu près au centre de cette altération, se trouve une petite excavation pleine de liquide gris noirâtre; elle n'est tapissée d'aucune fausse membrane; elle communique avec une bronche qui paraît taillée à pic dans le point où elle pénètre dans son intérieur. La partie inférieure du lobe supérieur et le lobe inférieur tout entier sont gorgés d'une assez grande quantité de sang; ils présentent à la coupe un grand nombre de petites masses noirâtres variant entre le volume d'une noisette et celui d'une lentille; leur composition est en tout semblable à celle du tissu décrit ci-dessus. Les bronches sont universellement d'un rouge vif, qui ne disparaît pas par le lavage; leur membrane muqueuse n'est pas ramollie; la pression exercée sur le poumon fait affluer dans leur intérieur une grande quantité du liquide rougeâtre.

Le poumon droit est violacé à l'extérieur, dur au toucher. Au sommet, on trouve une vaste excavation capable de loger une orange; elle communique avec une petite bronche; elle ne présente pas de bride dans son intérieur, mais elle est tapissée, dans presque toute son étendue, par une fausse membrane blanchâtre, molle, d'un quart de ligne d'épaisseur, qui s'enlève avec la plus grande facilité quand on promène le scalpel à la surface; ses parois sont constituées en dehors par les adhérences anciennes et par la plèvre, épaissie en dedans par une couche de tissu noirâtre, en tout semblable à celui décrit au sujet du poumon gauche. Cette couche de matière noire varie d'épaisseur à la partie supérieure de l'excavation; elle n'a pas plus de trois lignes. La caverne ne contient dans son intérieur qu'une petite quantité de liquide gris noirâtre. Le lobe moyen droit tout entier est converti en un tissu d'une coloration et d'une nature identiques avec celui que nous avons déjà décrit. Enfin le lobe inférieur présente exactement les mêmes altérations que le lobe correspondant gauche. Les bronches contiennent un mélange de liquide rougeâtre spumeux; elles sont d'un rouge vif; leur membrane (celle des troncs les plus volumineux) a un peu perdu de sa consistance. Un examen attentif de la plus grande partie du poumon ne m'a fait reconnaître ni tubercules, ni granulations grises, mais un fragment du tissu altéré ayant été présenté à la Société anatomique, un de mes collègues (M. Guéneau de Mussy) a trouvé au centre du tissu noir une masse de volume de l'extrémité du petit doigt, jaune, friable, tuberculeuse en un mot. Je dois ajouter qu'on n'a pas rencontré de traces de tubercules dans une autre portion du poumon, qui, soumise à l'analyse chimique, a été divisée en fragments multipliés.

Le péricarde ne contient pas de liquide, on voit une tache laiteuse sur le feuillet viscéral qui revêt le cœur droit. Le cœur, mesuré avec soin, offre une légère hypertrophie des ventricules droit et gauche et une diminution dans le calibre des orifices auriculo-ventriculaire gauche et aortique. L'endocarde est lisse, transparent, les valvules souples, saines; les oreillettes et les ventricules contiennent une grande quantité de caillots noirâtres.

Autopsie de Courteille (quarante-cinq ans, fondeur en cuivre). — Cœur hypertrophié, caillots nombreux et organisés dans les côtés gauches; épanchement citrin peu abondant dans les cavités péricardiques et péritonéales.

A l'ouverture du thorax le poumon droit ne revient pas sur lui-même, il fait saillie, comme les poumons emphysémateux. Adhérences nombreuses. Le poumon droit présente une surface moutonnée, irrégulière; son volume est considérable; sa couleur d'un gris (verdâtre) foncé noirâtre. Quelques pseudo-membranes de formation récente se remarquent au niveau des lobes supérieur et moyen. Ces deux lobes, dans toute leur partie postérieure, ont perdu leur élasticité. La base du lobe inférieur et le bord antérieur des lobes supérieur et moyen sont encore élastiques : on y produit facilement la crépitation. Les scissures interlobaires sont effacées par des pseudo-membranes qui les remplacent entièrement; au niveau du sternum la coloration du parenchyme pulmonaire est moins altérée, elle est d'un gris rosé. De nombreuses coupes pratiquées dans toutes les parties du poumon droit, ont donné les résultats suivants : dans le lobe supérieur et le moyen, en arrière, apparence granitée, parenchyme dense, résistant, d'une couleur gris foncé, noirâtre, verdâtre, persistance des ramifications bronchiques; tubercules disséminés, cavernes considérables. Lobe inférieur : mêmes caractères dans ses deux tiers supérieurs. La base du lobe inférieur, le fond antérieur du poumon sont altérés dans leur couleur, mais non dans leur structure et leur densité. Poumon gauche recouvert d'une coque pseudo-membraneuse, ancienne, épaisse d'une ligne et demi environ. A la coupe, il présente le même aspect, la même couleur vert noirâtre; le même défaut d'élasticité au bord antérieur et à la base que le poumon droit. Tubercules plus nombreux, à une période plus avancée, cavernes nombreuses et vastes.

En froissant entre les doigts le bord antérieur des poumons, on sent des noyaux durs, de volume variable, quelques-uns gros comme des noisettes; à la coupe ces noyaux sont d'un gris vert; ils paraissent compactes et homogènes. Ganglions bronchiques grisâtres, ramollis, se réduisant facilement en bouillie, non hypertrophiés.

Autopsie de Couven (cinquante-huit ans, houilleur). — A l'autopsie on trouva les deux poumons transformés en masses noires dans lesquelles on ne voyait plus aucun vestige de leur couleur naturelle. Ils étaient de plus creusés de cavernes qui contenaient en grande abondance du liquide noir, semblable à celui qui avait été expectoré pendant la vie.

Autopsie de Dun (soixante-deux ans, houilleur). — On trouva à l'autopsie cette même matière noire infiltrant les poumons et remplissant les bronches. A gauche, il existait une caverne également pleine de liquide noir. (*Observation recueillie* par **M.** le docteur **Marshall**.)

Les faits qui nous sont propres, analogues sur certains points à ceux que nous avons empruntés à l'ouvrage de M. Tardieu, en diffèrent sur certains autres.

Les poumons des mouleurs en cuivre et des mineurs contiennent du charbon en grande quantité. Voilà l'analogie; mais ce charbon n'est pas disposé de la même manière chez les uns et chez les autres.

Les poumons des mouleurs offrent à leur surface des taches noires disséminées, qui correspondent à des masses indurées, noires elles-mêmes, et qui semblent comme enkystées au milieu du parenchyme. Mais ces taches, ces masses hétérogènes plus ou moins étendues, plus ou moins nombreuses, laissent aux parties qu'elles n'ont point envahies leur couleur et leur structure normales. Chez les houilleurs, on ne rencontre point de ces tumeurs; les poumons, le plus ordinairement brunâtres, très souvent noirs, offrent dans toute leur étendue et dans toute leur substance la même couleur uniforme

Cette différence est d'une grande importance. Nous voyons, par l'observation de Mandaroux, que l'encombrement pur et simple du charbon est encore compatible avec la presque régularité des fonctions respiratoires. Le tissu pulmonaire semble altéré seulement dans sa couleur. Chez les mouleurs en cuivre, au contraire, les poumons contiennent des tumeurs qui se forment au détriment de leur parenchyme, l'envahissent et le détruisent en partie.

Une autre différence capitale, c'est que les trois mouleurs en cuivre dont M. Tardieu relate l'autopsie, portaient, celui-ci des tubercules, ceux-là des cavernes, tandis que nous n'avons jamais rencontré, chez des houilleurs atteints d'encombrement charbonneux, aucune des lésions appartenant à la phthisie.

Que conclure de là ? Que faut-il penser de l'action du charbon ? L'atmosphère que respirent les mouleurs contient, comme celle des mineurs, de la poussière de charbon, mais elle contient en outre diverses matières impures.

« Si nous récapitulons, dit M. Tardieu (1), pour en mieux juger, l'influence, les conditions dans lesquelles s'opère le travail des mouleurs, nous voyons qu'ils sont le plus ordinairement réunis dans des ateliers souvent trop peu spacieux, eu égard au nombre des ouvriers, debout devant des établis, pressés les uns contre les autres, *exposés à la fois aux poussières diverses employées dans les différentes opérations du moulage : poussier de charbon, poussier sableux, farine impure, et aux fumées qu'exhalent les fourneaux de la fonderie et les métaux en fusion, etc.* »

Est-ce au sable et à la farine que doivent être attribués les désordres si graves qu'on observe chez les mouleurs ? Je ne sais.

Mais, lorsque d'une part on voit des poumons comme ceux de Mandaroux fonctionner d'une manière passable, ou comme ceux de Coulon, suffire pendant plus de douze ans, à l'entretien de la vie, on est tenté de considérer l'encombrement du charbon comme une cause morbide peu active, — et si l'on songe d'autre part que cette cause a dû exercer son action, chez les houilleurs, pen-

(1) Ouvrage cité.

dant une durée souvent très longue (trente ans quelques fois, comme chez Coulon), sans aboutir à la phthisie, ne doit-on pas conclure qu'à elle seule elle ne détermine pas le développement de cette affection?

J'ai dit tout à l'heure que je n'ai pas rencontré encore de mineurs atteints en même temps d'encombrement charbonneux et de phthisie. — Je ne prétends pas, pour cela, qu'il ne s'en trouve pas, car la phthisie n'est ni plus rare ni plus fréquente chez les houilleurs que chez les autres hommes. D'ailleurs, le docteur Marshall en relate deux observations que j'ai moi-même citées plus haut. Je constate seulement que le fait n'est pas fréquent, et je suis d'avis que les ouvriers exposés à la poussière de charbon ne doivent pas être assimilés aux ouvriers qui travaillent l'émeri ou la silice.

Certains auteurs prétendent même que la profession de houilleur est un préservatif contre la phthisie. Récemment le docteur Hervier (1), de Rive-de-Gier, a établi dans une statistique que ce pays, dont la population est en grande partie composée de houilleurs, ne paye qu'un tribut insignifiant à cette affection. Enfin on est allé jusqu'à proposer l'intérieur des mines comme habitation aux personnes menacées ou déjà atteintes de phthisie.

En définitive, le charbon nous a toujours semblé manifester son action de la même manière sur les poumons. — En effet, toutes les fois que nous avons rencontré l'encombrement charbonneux, nous avons observé en même temps les lésions propres au catarrhe et à l'emphysème

(1) *Gazette médicale de Lyon*, 1859.

pulmonaire. — C'est au développement de ces lésions qu'aboutit l'encombrement charbonneux. — Nous rapporterons plus loin des faits à l'appui de cette assertion.

Je le répète, en finissant ce passage qui a trait aux désordres anatomiques, le fait qui frappe le plus quand on examine des poumons noirs, c'est que les fonctions respiratoires soient compatibles avec de tels désordres ; c'est que des organes d'une si grande délicatesse puissent parvenir à une pareille transformation sans que les sources de la vie semblent taries !

Marche et symptômes de la maladie.

Je distinguerai deux périodes dans cette maladie. Les désordres qui appartiennent à la première période sont susceptibles de guérison; ceux de la seconde sont incurables.

Première période. — Le début de cette affection est le plus souvent obscur. — Aucun des malades que nous avons interrogés n'a pu assigner une date précise à l'origine de son mal. C'est qu'en effet la dyspnée est d'abord à peine sensible. — L'ouvrier commence à tousser un peu le soir, quand il est fatigué ; — après un exercice musculaire un peu prolongé, il est essoufflé. — Du reste, la santé générale est bonne, et ces désordres passent inaperçus ; d'abord, parce qu'ils sont de médiocre importance ; ensuite, parce qu'ils sont momentanés et ne reviennent qu'à des intervalles souvent très éloignés, et enfin, parce que des hommes endurcis par de rudes travaux s'écoutent peu. Cet état peut durer pendant plusieurs années sans s'aggraver et sans interrompre le travail ; —

puis, insensiblement, l'oppression revient plus fréquemment; — elle s'exaspère sous l'influence de fatigues, par la respiration d'un air mélangé de gaz délétères. — La toux est plus opiniâtre, — des douleurs aiguës se font sentir dans certains points de la poitrine. — Enfin, de véritables accès d'asthme surviennent. Dès lors, le mineur s'aperçoit qu'il a la respiration courte et qu'il a besoin de ménagements. — Le mal a pris racine. — Ce n'est plus une incommodité passagère, c'est déjà une infirmité qui fait à tout moment sentir sa menaçante influence. — Le travail est souvent interrompu. — C'est pendant l'hiver, pendant les mois de novembre et de décembre surtout, que les accès reviennent plus fréquents et plus pénibles.

Le médecin peut constater alors, par l'auscultation, des râles sibilants, ronflants, muqueux et sous-crépitants. — D'ordinaire, les râles secs s'entendent dans toute l'étendue de la poitrine, tandis que les râles humides se perçoivent seulement en arrière et à la base des poumons. — Sur certains points, il y a diminution et même absence complète de l'expansion pulmonaire et en même temps un retentissement exagéré de la voix. — A la percussion, on obtient quelquefois une sonorité exagérée. Enfin, très souvent il y a une expectoration de matières noirâtres.

Cet état est, jusqu'à un certain point, compatible avec la santé. — Mandaroux, ce mineur assassiné, qui avait les poumons noirs et emphysémateux, jouissait d'une force et d'une vigueur peu communes. — D'ailleurs, à ce degré, la maladie est susceptible de guérison; mais c'est à la condition que ceux qui en sont atteints changent de profession ou du moins modifient complétement les conditions de leur travail. — Ils sont à la limite où les désordres vont devenir plus tranchés et incurables.

Deuxième période. — Arrivés à la deuxième période, de cette maladie, les ouvriers ont constamment la respiration haute et courte. — L'oppression est habituelle, la toux devient opiniâtre, elle est continuelle ou quinteuse. — Le travail est pénible ; il est souvent interrompu. — Alors les accès reviennent bien plus fréquemment, tantôt sous l'influence des causes ordinaires, comme la respiration de l'air impur des travaux, un exercice musculaire prolongé ou violent ; tantôt sans cause appréciable, et au lieu de durer quelques heures, comme au début, ils se prolongent pendant plusieurs jours. En outre, l'état catarrhal des bronches se prononce davantage et, à certaines saisons, à l'entrée de l'hiver notamment, offre des exacerbations qui forcent le malade à garder le lit pendant plusieurs semaines, quelquefois plusieurs mois, et laissent après elles les désordres toujours augmentés.

A cette période de la maladie, la poitrine est souvent déformée ; elle présente des voussures qui occupent quelquefois les deux côtés de la poitrine ; bien plus souvent, elles sont limitées à un point plus ou moins circonscrit.

La percussion donne au niveau des saillies produites par ces voussures une sonorité exagérée. Sur certains points on perçoit quelquefois une matité presque absolue. Ce signe est rare.

L'auscultation permet de constater tous les râles que nous avons indiqués plus haut ; mais, en outre, on entend dans toute l'étendue de la poitrine, des râles sous-crépitants et muqueux ; à certains endroits des poumons, il y a absence complète du bruit respiratoire. Ce symptôme est rare.

Enfin l'expectoration plus ou moins abondante est généralement composée de matières noirâtres sur lesquelles nous reviendrons tout à l'heure.

C'est à ce moment qu'on voit survenir rapidement comme complication, des affections organiques du cœur avec tout le cortége de symptômes qui leur appartiennent : enflure des extrémités, embarras général de la circulation veineuse, etc. Bientôt les fonctions digestives elles-mêmes s'altèrent profondément ; l'appétit disparaît ; les vomissements deviennent fréquents à la suite des quintes de toux ; l'épigastre et le ventre sont douloureux ; le malade maigrit, et dès lors la marche du mal se précipite. En effet, après un intervalle qui peut varier, mais généralement fort court, la difficulté de respirer augmente ; la face devient livide ; à l'auscultation on ne perçoit plus le murmure vésiculaire, mais seulement de gros râles et une forte résonnance de la voix ; enfin la circulation devient de plus en plus embarrassée et la vie s'éteint.

Les malades arrivés à la seconde période portent sur toute leur personne l'empreinte du mal qui les mine. Ils ont la face pâle, l'air anxieux ; leur démarche est lente et pénible. Les muscles du cou qui se contractent énergiquement pendant l'inspiration, sont très développés chez eux et forment des saillies qui contrastent avec l'amaigrissement général.

Joignez à cela une oppression continuelle et vous aurez un ensemble de signes qui frappent de loin l'observateur et lui permettent souvent de diagnostiquer à distance l'affection qui nous occupe.

Cette seconde période dure un temps plus ou moins long ; il serait difficile de lui assigner une limite, car tout dépend des causes au milieu desquelles l'ouvrier séjournera. Au début de cette période, c'est-à-dire quand les signes du catarrhe et de l'emphysème sont nettement caractérisés par les voussures de la poitrine, par les râles dont nous avons parlé, et enfin par la toux, l'oppression continuelle et les crachats noirs, mais alors que les fonctions digestives et circulatoires se font encore d'une manière régulière, la maladie, si elle est traitée rationnellement, par les moyens propres à soustraire les causes qui l'ont produite et qui peuvent activer sa marche et son développement, la maladie, dis-je, restera quelquefois plusieurs années sans empirer, tout en permettant un travail modéré. Mais si, au contraire, l'ouvrier persiste à conserver son état et continue à s'entourer des mêmes conditions qui ont concouru à altérer sa santé, les progrès seront très rapides et l'on verra survenir en quelques mois des lésions et des désordres qui ne permettent plus l'activité musculaire. Dès lors, les fonctions de la circulation se font mal. Tout travail est impossible, et la vie n'est compatible avec cet état qu'au prix de cruelles souffrances et pour un temps limité.

Un mot sur le crachement noir qui est un des signes pathognomoniques de la maladie qui nous occupe.

Ordinairement les crachats expectorés par les mineurs même en bonne santé sont noirs ; c'est alors du mucus transparent tenant en suspension de la poussière de charbon très ténue; il suffit en effet de séjourner pendant quelque temps dans l'atmosphère d'un chantier où se fait la taille, ou dans tout autre lieu envahi par la poussière de charbon, pour que les crachats deviennent noirs. Mais au bout de quelques heures, les bronches se sont complétement dépouillées du charbon qui avait été entraîné par la respiration, et les crachats reprennent leur couleur habituelle.

Il faut donc, pour que ce signe ait une valeur, que les ouvriers qui le présentent, aient quitté leurs travaux depuis quelques jours.

Les crachats noirs n'ont pas toujours le même aspect. Quelquefois c'est du mucus transparent contenant de la matière noire disposée par stries; le plus souvent, c'est une matière épaisse homogène qui semble purulente, d'une teinte gris-noirâtre parfaitement uniforme.

Cette teinte peut varier un peu; elle est quelquefois d'un noir brun; d'autres fois verdâtre; mais la couleur noire domine et se distingue toujours.

Cette coloration noire n'empêche pas les crachats de revêtir les divers caractères qui leur sont propres. Quoique le plus ordinairement ils soient épais, visqueux, adhérents au fond du vase, on les trouve dans certains cas aérés, spumeux, fluides.

La durée de l'expectoration de matières noires est souvent fort longue. Nous voyons dans les observations que nous rapportons plus loin, des hommes qui ont abandonné la profession de mineur depuis deux ans, sept ans et même douze ans, rendre encore, non pas accidentellement, mais constamment, des crachats noirs comme de l'encre.

Quand le parenchyme pulmonaire est encombré de charbon, il faut un temps très long pour que l'élimination de ce charbon soit complète. La persistance des crachats noirs n'a rien qui doive surprendre, quand on a vu les poumons de ces malheureux atteints de la maladie des houilleurs et la quantité vraiment prodigieuse de charbon qu'ils contiennent.

J'ai dit plus haut avoir réduit un morceau de ces poumons en tranches minces et l'avoir malaxé pendant plus d'une heure; les 5 litres d'eau employés pour le laver étaient boueux, tant il contenait de charbon; et après cette opération il est resté aussi noir qu'il l'était auparavant.

Ainsi les douze années pendant lesquelles Coulon, n'étant plus exposé à la poussière de charbon, avait rendu des crachats noirs, ne semblaient pas avoir diminué sensiblement l'énorme quantité de charbon que contenaient ses poumons; car ils paraissaient en être encore complétement saturés.

Ces crachats, quand ils persistent pendant quelque temps après la soustraction de la cause, indiquent que les poumons ont déjà atteint un certain degré d'infiltration charbonneuse.

Ils n'existent pas toujours dans la maladie des houilleurs; très fréquents dans le bassin de Saint-Étienne, où on les observe dans la proportion de huit sur dix, à peu près, ils sont au contraire très rares dans le département de l'Allier et probablement dans les autres bassins où la houille est maigre.

Comme conséquence pratique de ce que nous venons de dire de la maladie des houilleurs, nous proclamons que les premières atteintes de dyspnée chez un ouvrier sont pour lui un avertissement sérieux d'avoir à renoncer à son état.

On recule devant une détermination aussi radicale par des motifs de valeur différente. Un homme qui toute sa vie a travaillé dans les mines, qui sait et qui aime son état, quand il arrive à l'âge de quarante-cinq ou cinquante ans, est peu disposé à apprendre un autre métier; il y est d'ailleurs peu apte, car c'est pendant qu'on est jeune qu'on apprend, et pendant l'âge mûr qu'on met à profit ce que l'on a appris. D'autres fois ce changement de travail exige des sacrifices qu'on n'est point en mesure de pouvoir faire; enfin, le plus souvent, l'insouciance, l'imprévoyance seules, empêchent de prendre une détermination salutaire.

Pour moi, je me fais un devoir, toutes les fois que je donne mes soins à un mineur arrivé à la première période de la maladie dont je m'occupe, de l'avertir qu'il doit changer de profession, sous peine de perdre complétement sa santé déjà menacée.

Je tâche de lui faire comprendre le danger. Sur le moment même il déclare qu'il suivra mes conseils. Mais les impressions sont fugaces chez des gens qui vivent au milieu des périls de toute sorte. Le lendemain, tout est oublié; l'habitude et l'insouciance le ramènent à ses travaux ordinaires, et le mal suit sa marche ascendante.

Au commencement de la seconde période, les forces et la santé sont à jamais perdues; mais la vie peut être conservée, et même un travail modéré, peu fatigant est encore possible. A ce moment tout semble conspirer pour montrer au malade le danger qui le menace et les moyens de l'éviter. Sitôt qu'il entre dans les travaux un peu profonds, l'oppression survient avec une intensité effrayante; le moindre effort l'abat.

Si les ingénieurs ou les directeurs, éclairés par les médecins pouvaient alors refuser du travail à ces malheureux, ils leur rendraient le plus grand des services, car ils leur conserveraient la vie.

Le plan de cet ouvrage ne me permet pas de donner de plus longs développements à ce chapitre. Je me propose dans une note à part d'exposer d'une manière plus complète l'histoire de la maladie des houilleurs.

1re Observation. — Salle Saint-Pierre, n° 25. Durieux (Jean), soixante-quatre ans, mineur depuis quarante et un ans. — A quitté cette profession depuis quatre ans.

Aujourd'hui (novembre 1860), il ressent une douleur épigastrique qui le fait vivement souffrir.

Il tousse un peu et rend des crachats muqueux chargés de matière noire. La poitrine est bien conformée. Le bruit respiratoire se fait entendre dans toute la poitrine; on perçoit quelques râles muqueux. Rien au cœur. Les fonctions digestives se font bien, et, en somme, la santé générale est bonne.

Encore un fait qui prouve que les crachements noirs, autrement dit l'encombrement charbonneux des poumons est jusqu'à un certain point compatible avec la régularité des fonctions respiratoires.

2e Observation. — Salle Saint-Joseph, n° 4. Étienne Rocher, âgé de quarante ans, entré à l'hôpital le 5 janvier 1861. Il est mineur depuis vingt ans; prétend n'avoir jamais été malade ni même oppressé, jusqu'au mois de septembre dernier, où il ressentit dans le ventre des douleurs lancinantes très vives.

État du malade à son entrée : hydropisie, ascite; un peu d'œdème aux jambes; le foie dépasse très peu les côtes, semble être le siége de tumeurs; mais l'examen en est très difficile et ne donne que des résultats très obscurs. Pas de diarrhée, pas de vomissements; maigreur extrême ; teint cachectique.

La respiration, à part quelques râles muqueux et sibilants rares, se fait bien; toux légère ; peu d'oppression; crachats muqueux contenant des stries charbonneuses.

Les désordres s'aggravent très rapidement et, en quelques jours, la mort survient.

Autopsie. Masses caméreuses dans tous les organes de l'abdomen, foie, estomac, pancréas, rate, intestin, péritoine; la plèvre elle-même dans son feuillet pariétal, est infiltrée de masses cancéreuses. Les poumons et le cœur en sont seuls dépourvus.

Les poumons sont brun noirâtre dans toute leur étendue et toute leur épaisseur, ils présentent quelques bulles d'emphysème.

3e Observation. — Salle Saint-André, nº 15. J.-B. Cizeron, âgé de trente-huit ans, mineur depuis dix-sept ans, d'un tempérament mal défini, mais robuste, n'a jamais été malade, si ce n'est qu'il a éprouvé quelques douleurs rhumatismales à la jambe droite, il y a deux ans. Depuis six mois il ressent de l'oppression, surtout le soir après sa journée; il y a trois mois, il a été obligé de quitter son travail; après le plus léger effort, il était essoufflé.

État actuel (novembre 1860) : en haut et en avant, sonorité exagérée; râles secs et humides dans toute l'étendue de la poitrine. Les crachats qu'il rend sont formés de mucosités ayant un aspect purulent et une teinte uniformément grisâtre tirant sur le noir.

Du reste, pas de déformation du thorax. Rien au cœur. Fonctions digestives régulières.

Cizeron présente les signes de l'emphysème compliqué d'un état catarrhal des bronches. Il est encore à la première période du mal. S'il veut quitter son état, il peut encore guérir; sinon dans un temps plus ou moins prochain, il arrivera au deuxième degré du mal, c'est-à-dire au terme où il est incurable.

4e OBSERVATION. — Salle Saint-Joseph. Germain Farat, quarante-deux ans, mineur pendant vingt ans. Ressent de l'oppression depuis une dizaine d'années environ. Fut obligé de quitter sa profession il y a quatre ans.

État actuel (décembre 1860) : respiration haute et courte; toux continuelle très pénible. Dans toute l'étendue de la poitrine on entend des râles sibilants, sous-crépitants et muqueux. Les crachats ont été noirs, dit-il, pendant deux ans après la sortie des mines ; aujourd'hui ils ne le sont plus.

La poitrine n'est pas déformée ; il n'y a nulle part de sonorité exagérée.

Cet homme a la face pâle ; il est très maigre. Les fonctions digestives se font d'une manière imparfaite. Le sommeil est très agité.

Farat est au commencement de la deuxième période.

5e OBSERVATION. — Salle Saint-Joseph, n° 2. Imbert Châtelart, âgé de quarante-quatre ans, a fait l'état de mineur pendant vingt-cinq ans. — D'une robuste constitution, n'a jamais eu d'autres maladies que quelques douleurs rhumatismales. A ce sujet il prétend que ses douleurs ont été guéries par le séjour qu'il fit dans un chantier très chaud ; mais il commença en même temps à être oppressé. Depuis douze ou quatorze ans, dit-il, il ressentait quelques atteintes d'asthme, lorsque l'an dernier il fut obligé d'abandonner sa profession.

État actuel (décembre 1860) : la face est pâle, les lèvres sont bleues. La respiration est très courte, très pénible. Il y a de l'œdème général. Il rend des crachats muqueux d'une teinte grisâtre tirant sur le noir.

L'examen de la poitrine permet de constater une voussure très marquée à la partie inférieure de la poitrine, surtout à gauche ; on y perçoit une sonorité exagérée. A l'auscultation, on entend des râles sibilants ronflants et sous-crépitants. Les bruits du cœur sont sourds et tumultueux.

Quoique jeune encore (quarante-quatre ans), cet homme est arrivé à un degré de l'affection où elle est incurable (1).

6e OBSERVATION. — Salle Saint-Pierre, n° 20. X... est depuis six mois à l'hôpital; âgé de cinquante ans, il est mineur depuis vingt-cinq ans ; il y a une dizaine d'années qu'il tousse et qu'il ressent des douleurs dans la poitrine. A l'auscultation, on trouve le bruit respiratoire puéril dans toute l'étendue des poumons, ainsi que des râles sibilants et sous-crépitants. La sonorité du thorax est normale. Le symptôme le plus saillant chez lui, c'est l'expectoration d'une grande quantité de crachats noirs. Ces crachats, comme dans les observations précédentes, sont puriformes et d'une couleur gris noir. Il vient de sortir (novembre 1860). Son état, qui s'est amélioré très lentement, est encore aujourd'hui loin d'être satisfaisant.

7e OBSERVATION. — Salle Saint-Joseph, n° 11. Antoine Roche, trente-huit ans. Mineur pendant vingt et un ans. Il y a cinq à six ans qu'il commence à ressentir de l'oppression, et qu'il est obligé de temps en temps d'interrompre son travail. Ne peut plus travailler depuis trois mois.

État actuel (6 décembre 1860) : face pâle, teint plombé, muqueuses un peu bleues. Respiration haute et courte ; oppression ; toux assez fréquente ; voussure de la poitrine en haut et en

(1) Chatelard est mort le 5 janvier 1861. A l'autopsie on a trouvé les poumons emphysémateux, emplissant la cavité thoracique, après qu'elle eut été ouverte. Le poumon droit présentait des bulles d'air grosses comme des œufs de pigeon. Les poumons étaient noirâtres dans toute leur étendue et dans toute leur épaisseur, teignant d'un noir violet les corps mis en contact avec eux.

Pas d'adhérences; pas de tubercules; pas de cavernes; cœur très volumineux.

Épanchement séreux considérable dans l'abdomen. La muqueuse des bronches était d'un rouge violacé.

avant. Sonorité sur ces points, râles ronflants, râles sous-crépitants, surtout à gauche. Crachats gris noirâtre; quelquefois ils contiennent un peu de sang.

OEdème des jambes; mouvements lents et pénibles. Les fonctions digestives se font mal; sommeil pénible.

Mort le 14 décembre 1860. L'autopsie est rapportée plus haut.

8e OBSERVATION. — Salle Saint-André, n° 12. P. Guillaume, âgé de cinquante-huit ans, mineur depuis quarante-deux ans, ne travaille plus depuis sept ans; il offre la plupart des symptômes de l'emphysème; mais ce qu'il y a de remarquable chez lui, c'est qu'encore actuellement il a des crachats noirs; il rend des mucosités transparentes, visqueuses, renfermant des masses noires disséminées par stries.

9e OBSERVATION. — Salle Saint-André, n° 3. Louis Sagnol, âgé de cinquante ans, mineur depuis trente-cinq ans. Il y a longtemps déjà (il ne peut préciser la date) qu'il ressent de la gêne dans la respiration; il ne travaille plus depuis un an.

État actuel (novembre 1860): le devant de la poitrine présente en haut un excès de convexité très notable.

A la percussion du thorax on perçoit une sonorité exagérée des deux côtés; il a la respiration très courte et il est sujet à des exacerbations d'une gravité alarmante; à l'auscultation, on entend dans certains endroits des râles secs et de gros râles humides; dans d'autres on constate l'absence de bruit respiratoire; les battements du cœur sont sourds; la toux est fréquente et les crachats sont abondants.

Ces crachats sont puriformes et d'une couleur gris de fer noirâtre; la matière noire n'existe point par plaques; elle est distribuée d'une manière uniforme dans toute la masse expectorée.

Chez Sagnol, les membres inférieurs et même les parois du ventre et les lombes sont œdématiés.

Les muqueuses sont bleues; les fonctions digestives se font mal. Le catarrhe qui accompagne ici l'emphysème épuise les forces du malade et rend plus rapide la marche de l'affection, qui est actuellement incurable.

10e OBSERVATION. — Salle Saint-Joseph, n° 12. François Coulon, âgé de soixante-sept ans. Il a travaillé dans les houillères pendant trente-cinq ans environ, et depuis douze ans il a quitté sa profession.

Cet homme est tellement malade à son entrée à l'hôpital, le 4 décembre, que je ne crois pas devoir lui faire subir la fatigue d'un examen minutieux. Le docteur Béroud a constaté les signes de l'emphysème et du catarrhe pulmonaire. La respiration est entièrement embarrassée ; les muqueuses sont livides ; il y a de l'œdème, et il est baigné de sueur ; le pouls est misérable. Le symptôme frappant chez cet homme, c'est la couleur et l'abondance de ses crachats. Ils sont composés d'un mucus très peu épais, abondamment chargé d'une matière extrêmement noire ; on dirait du noir de fumée. Cet homme a quitté les mines depuis douze ans, et il a rempli de ces matières expectorées deux crachoirs dans la journée. J'ai rapporté plus haut les détails de l'autopsie. Les poumons étaient complétement noirs.

CHAPITRE III.

HYDARTHROSE.

Les cavités articulaires sont recouvertes par une membrane séreuse qu'on appelle synoviale, qui sécrète un liquide visqueux destiné à entretenir la souplesse des tissus et à faciliter le glissement des surfaces.

Ce liquide, sous l'influence de certaines causes, peut devenir très abondant, élargir la cavité séreuse et former une tumeur plus ou moins considérable, qu'on appelle hydarthrose.

Tout ce qui peut produire l'irritation de ces capsules, augmenter la sécrétion de la synoviale, de manière que l'équilibre entre la puissance exhalante et la puissance absorbante soit rompu, peut être considéré comme une cause de l'hydarthrose. Ainsi les contusions, et pour ne parler que de ce qui nous concerne, les contusions légères et souvent répétées que les ouvriers houilleurs supportent pendant leur travail quand ils sont agenouillés, l'humidité à laquelle l'articulation du genou est exposée, peuvent nous rendre compte du siége fréquent de l'hydarthrose dans cette articulation chez les houilleurs.

Pour moi, je crois que l'humidité doit être considérée comme la cause la plus active de cette affection, et que la position qui consiste à être appuyé sur l'un des genoux, tous les jours pendant un temps plus ou moins long, ne suffirait pas toujours pour déterminer cette affection (1). En effet, les frotteurs qui travaillent constamment dans cette position, contractent, non pas une hydarthrose, mais un hygroma, c'est-à-dire l'hydropisie d'une bourse séreuse qui se trouve au-devant de la rotule.

L'hydarthrose du genou chez les mineurs est presque toujours chronique; le début en est obscur et ce n'est que lorsque l'épanchement est déjà abondant qu'il provoque l'attention de celui qui le porte.

Cependant la marche est le plus souvent gênée et même douloureuse.

Je n'ai pas à faire l'histoire complète de cette affection; je ne touche que les points qui regardent mon sujet, renvoyant aux ouvrages spéciaux pour de plus amples détails.

Le traitement de l'hydarthrose chronique doit avoir pour but de combattre les causes qui ont activé l'exhalation ou diminué l'absorption de la synoviale. Le repos et l'immobilité sont les premières conditions du succès.

La compression méthodique de l'articulation et l'application successive de plusieurs vesicatoires, suffisent le plus souvent pour amener la guérison.

Quelquefois cependant l'hydarthrose est rebelle à ces moyens de traitement et l'on est obligé de recourir à

(1) Dans un passage du livre IV des *Épidémies*, Hippocrate dit : « L'homme des mines : hypocondre droit tendu ; rate grosse ; ventre tendu, un peu dur ; difficulté de respirer ; décoloration ; chez lui, le mal se porta au genou gauche, récidive, il fut jugé complétement. » (*Œuvres d'Hippocrate*, traduites par E. Littré. Paris, 1845, t. V ; *Épidémies*, livre IV, § 25, p. 167.)

d'autres moyens plus énergiques dont je n'ai point à m'occuper ici.

Quand les malades seront guéris, ils auront bien soin de porter quelque temps au moins, une genouillère de flanelle, et de se prémunir, pendant le travail, contre l'humidité, cause productive du mal, en ayant soin de disposer sur la partie du sol où doit s'appuyer le genou, une basane ou une étoffe quelconque.

CHAPITRE IV.

ÉRUPTION PUSTULEUSE. — RHUMATISME.

Je réunis dans un seul chapitre l'histoire de l'*éruption pustuleuse* et du *rhumatisme*. Ces deux affections n'offrent que fort peu de considérations particulièrement propres aux mineurs.

§ 1. Éruption pustuleuse.

Quand les houilleurs travaillent dans des galeries très humides, ou dans des puits en fonçage, il n'est pas rare d'observer chez eux de grosses pustules ayant leur siége sur les membres inférieurs et ressemblant beaucoup à de petits furoncles.

Dans le commencement de ma pratique dans les mines, je ne considérais pas cette éruption comme résultant des conditions du travail ; mais les ouvriers à qui il importait de me faire changer d'opinion parce que leurs journées de chômage ne leur étaient payées que lorsqu'il était reconnu que l'incapacité de travail avait été causée par la nature même du travail, m'eurent bientôt donné la preuve de mon erreur.

Je reconnus en effet que ces pustules ne se développaient que chez les ouvriers qui avaient travaillé dans certaines galeries extrêmement humides.

Toutes les houilles contiennent, en plus ou moins grande quantité, des sulfures de fer qui, en se décomposant, forment des acides qui rendent les eaux des mines très irritantes : c'est là la cause de ces pustules, chez les houilleurs qui ont les membres inférieurs en contact avec cette eau.

Le repos et quelques émollients triomphent facilement de cette éruption.

§ 2. Rhumatisme.

Il est incontestable que les houilleurs sont, toutes choses égales d'ailleurs, plus souvent atteints de rhumatismes que les autres hommes. Il est facile de s'en convaincre, en visitant les salles de l'Hôtel-Dieu de Saint-Étienne, où à certaines époques de l'année les rhumatismes articulaires, les sciatiques surtout, se rencontrent fréquemment chez des houilleurs.

Du reste, le froid et l'humidité des galeries suffisent pour expliquer un pareil état de choses.

Je ne regarde pas le rhumatisme comme une maladie spéciale aux mineurs, je le signale seulement comme étant fréquent chez eux.

CHAPITRE V.

SIGNES PRÉCURSEURS DES MALADIES.

Je n'ai, dans les chapitres précédents, parlé que des maladies qui sont le triste apanage de l'état de houilleur, mais ce n'est point à dire pour cela qu'il soit exempt des affections auxquelles sont sujets les autres hommes, quel que soit leur métier ou leur genre de vie. Il doit donc surtout se mettre en garde contre les premières, sans négliger de prendre de minutieuses précautions pour se préserver des secondes.

Le prodrome, qui littéralement veut dire avant-coureur (signe avant-coureur), est, selon Requin, une phase intermédiaire à la santé et à la maladie, et qui a lieu depuis l'instant où se manifestent certains changements dans la santé habituelle de l'individu, jusqu'à l'instant où l'état de maladie devient incontestable. Ces prodromes sont des avertissements qu'il ne faut pas négliger.

Le plus souvent c'est un malaise qu'on éprouve, sensation pénible, difficile à analyser, qui envahit tout notre être; on dirait que les forces vitales s'affaiblissent ou se retirent de notre corps. Alors même que la température est douce, nous éprouvons des horripilations, une tendance au refroidissement. L'appétit s'enfuit, et si l'habitude nous fait manger au retour des heures ordinaires des repas, nous trouvons les meilleurs mets sans saveur, même ils nous inspirent du dégoût.

Les forces musculaires s'affaiblissent et le travail devient sinon impossible encore, du moins extrêmement pénible. Le sommeil n'est plus calme, réparateur; il est agité, troublé par des rêves effrayants.

La gaieté disparaît et fait place aux idées sombres. Les sens eux-mêmes s'émoussent; les plaisirs habituels sont, dès lors, sans charmes.

Cet état n'est pas encore la maladie, il n'est déjà plus la santé; il est un avertissement salutaire que tout homme doit prendre en sérieuse considération. Toute l'économie souffre et demande du repos.

Ce mal, annoncé par tous ces signes, combattu dès le principe, disparaîtra souvent avec rapidité; tandis que si, au contraire, on lui laisse le temps de s'enraciner, on favorise l'évolution de certaines complications qui le rendront peut-être incurable.

Ainsi donc, dès que vous ressentirez le malaise dont je viens de parler, accompagné de quelques-uns des signes que j'ai décrits, ne vous obstinez pas contre la nature, qui vous entoure, comme une bonne mère, de salutaires avertissements.

Je sais qu'il répugne à un homme courageux de quitter ses occupations pour un malaise qu'il espère devoir être passager.

Il lui semble que c'est faire preuve de pusillanimité que d'obéir à une première injonction.

C'est un tort; quand une machine a quelques-unes de ses pièces endommagées, on l'arrête, parce que d'une part, si elle continuait à fonctionner, il en pourrait résulter des désordres sans remède, et que, d'autre part, dans ces conditions, elle ne produit que très peu de travail utile; on l'arrête donc, on fait les réparations nécessaires, puis les choses marchent mieux, plus vite et le temps d'arrêt est bientôt regagné.

Je me sers à dessein d'une comparaison empruntée au genre de travail des houilleurs.

CHAPITRE VI.

CAISSES DE SECOURS. — SOINS MÉDICAUX.

§ 1. Caisses de secours.

De tout temps le sort des mineurs exposés aux accidents les plus divers et les plus terribles a été l'objet de préoccupations sérieuses. Le décret du 3 janvier 1813, contenant les dispositions de police relatives à l'exploitation des mines, impose aux directeurs l'obligation d'entretenir les moyens de secours nécessaires sur leurs établissements et d'y avoir un chirurgien spécialement attaché.

Ceux-ci ne se sont pas bornés à la stricte observation de la loi; ils ont voulu mettre les ouvriers à l'abri de la gêne ou de la misère qu'entraîne après soi un accident ou une longue maladie. Ils ont établi des caisses de secours qui, aujourd'hui, fonctionnent très bien et rendent les plus grands services.

On prélève sur les salaires une somme minime qui varie de 2 à 3 pour 100. Les directeurs fournissent le plus souvent une somme presque équivalente à celle qui résulte de la retenue. C'est avec ces fonds ainsi constitués, qu'on pourvoit aux besoins des ouvriers victimes d'accidents.

Ces caisses ne sont pas toutes organisées sur les mêmes principes. Elles varient suivant les mœurs et les besoins des pays, et aussi suivant les ressources disponibles.

Je ne veux pas entrer dans de grands détails à ce sujet.

Je le répète, ces caisses ont déjà rendu et rendent encore de très grands services; mais, comme toutes les institutions des hommes, elles sont susceptibles d'améliorations. Nous appelons de nos vœux le moment où l'on pourra généraliser davantage les secours et fonder des caisses de retraite pour les ouvriers mineurs arrivés à un âge où ils ne peuvent plus continuer leur état.

Dût-on augmenter et même doubler la retenue faite sur les salaires, pour l'établir, cette institution serait un grand bienfait pour les ouvriers houilleurs.

Elle les rendrait plus stables, plus attachés à leurs devoirs; elle remédierait à bien des misères, causées souvent par l'imprévoyance, mais néanmoins dignes d'intérêt; elle assurerait l'avenir de ceux à qui leurs charges ne permettent pas d'économies; en un mot, elle apaiserait bien des besoins et calmerait bien des inquiétudes.

§ 2. Des soins médicaux.

Il serait à souhaiter que chaque houillère éloignée d'un grand centre, pût avoir un médecin, résidant sur les lieux, qu'une salle contenant deux ou trois lits fût disposée sur la mine même, pour recevoir les blessés qui ne pourraient être transportés sans inconvénients.

De cette façon il serait plus facile de pourvoir aux accidents et d'y apporter de prompts et utiles secours.

C'est une mission bien pénible et parfois bien difficile, que celle de médecin chargé d'un service médical dans les houillères.

D'ordinaire relégué dans un petit village, éloigné de tout confrère, le médecin des mines est souvent obligé de faire seul des opérations très graves. Il n'est point entouré d'aides instruits qui abrégent et facilitent sa besogne; il est seul et la plupart du temps, chez des malheureux qui manquent de tout, linge, charpie, etc.

Pour être à la hauteur des circonstances, il faut qu'il soit courageux, habile, ingénieux; qu'il sache se passer de ce qui manque; adapter à ses besoins ce qu'il a à sa disposition. Ce n'est pas tout, il a des préjugés à vaincre, des résistances à dompter; il faut qu'il remonte le courage du patient et des gens qui l'entourent; qu'il impose la confiance par la persuasion.

Quelle différence entre le médecin de mines et le médecin chargé d'un service dans un grand hôpital! Pour ce dernier, tous les moyens de traitement surabondent. Se présente-t-il un cas difficile, embarrassant : de savants et habiles collègues lui viennent en aide au premier appel. Quant au premier, il doit toujours être prêt à tout faire, tout seul, depuis une simple saignée, jusqu'à la ligature des artères, depuis l'avulsion des dents jusqu'au débridement de l'étranglement herniaire.

Et encore ce n'est pas, comme dit M. Baudens en parlant du médecin militaire, dans les opérations, quelque importantes qu'elles soient, que se trouvent les plus grandes difficultés qu'il ait à surmonter. Pour faire une amputation, une ligature artérielle, les règles sont connues, établies d'avance; cent fois il a pu s'exercer, et gagner une certaine habitude de main, pour des opérations toujours semblables.

Dans les mines, comme sur le champ de bataille, il se produit un ensemble imprévu de blessures plus affreuses les unes que les autres ; ici, plus de règles tracées, tout est à improviser, il faut s'ingénier vite et bien pour arrêter la vie qui s'échappe à travers la plaie. Là, il ne suffit pas d'être savant, il faut de plus posséder un coup d'œil rapide, une intelligence prompte et toujours en éveil, en un mot, ce génie instinctif si précieux qui fait le vrai médecin.

J'ai besoin de dire ici tout le bien et toute l'estime que méritent ces médecins pour la vie de dévouement et d'abnégation qu'ils mènent, quand je songe aux déboires dont ils sont abreuvés.

On leur préfère le rebouteur, le sorcier, le premier charlatan venu ! C'est une honte que les hommes aient si peu de bon sens. Quoi ! vous croyez qu'un homme ignorant, qui n'a jamais rien étudié, est devenu, par une grâce spéciale, habile à guérir vos maux ! Et vous ne douterez pas qu'on veut vous en imposer, si l'on vient vous dire que tel ou tel de vos camarades qui n'a jamais touché une hache, ferait parfaitement des roues de voiture ; et cependant la médecine est bien autrement difficile à apprendre que la charronnerie.

Je sais bien qu'on m'objectera les cures merveilleuses qu'ils font ; il n'y a de merveilleux que votre crédulité et la facilité avec laquelle ils font des dupes. Tous les jours à l'hôpital, nous voyons le résultat de leurs manœuvres : des blessures simples aggravées au point de devenir incurables.

On ne croit plus guère au sorcier, on croit encore au rebouteur, on croira toujours au charlatan.

Je n'en dis pas plus sur ce sujet : *Si vult decipi vulgus, decipiatur*. Après cela, voyez si vous voulez être dupe; mais je vous préviens, vous perdrez sottement votre argent, vous compromettrez votre santé et quelquefois vous risquerez votre vie.

Il serait à souhaiter que le rôle du médecin fût plus étendu qu'il ne l'est habituellement, qu'il ne fût pas strictement restreint aux formalités imposées par la loi.

Tout homme qui désire entrer comme ouvrier dans une mine devrait être muni d'un certificat du médecin de cette mine constatant qu'il est apte aux fonctions qu'il demande à remplir. Ce certificat relaterait qu'après mûr examen, le cœur et les poumons ont été trouvés parfaitement sains; qu'il n'existe aucune prédisposition à certaines maladies propres aux mineurs; qu'il n'a point été observé de traces d'infirmités, telles que hernies, ankyloses, contractures, etc.

Cette mesure instituée, dans certaines mines d'Allemagne et notamment dans celles de Grunbert, ainsi que nous l'apprend M. Schirmer, donne d'excellents résultats. Des ouvriers sains et bien constitués résistent bien mieux aux causes morbides auxquelles sont exposés les mineurs, que des hommes chétifs et peu robustes. Ceux-ci peuvent avec quelques ménagements se livrer pendant de longues années à un travail qui leur procurera de quoi vivre; dans les mines, ils contracteraient rapidement des affections qui les rendraient incapables de toute occupation.

Ces certificats devraient mentionner aussi le degré de force corporelle, pour préparer une répartition convenable du travail.

En outre, le médecin attaché à la mine ferait tous les mois un rapport sur l'état sanitaire des ouvriers.

Tous les six mois, les ouvriers seraient soumis à un examen, examen précieux, qui permettrait d'arrêter dans leur marche les maladies en voie de se développer et de devenir incurables.

Enfin, il faudrait qu'un médecin inspecteur fût chargé d'étudier les rapports mensuels des médecins des mines; de visiter au moins tous les trois mois les services médicaux et d'assister aux examens semestriels.

Voilà d'une manière très sommaire comment nous pensons que le service médical doive être organisé pour réaliser la plus grande somme de bien possible.

La réforme que je propose n'est pas d'une exécution difficile et n'entrave en rien la marche régulière du travail.

Il y a quelques années, quand je commençai à connaître la marche de la maladie des houilleurs, je ne manquais pas de donner à l'ouvrier qui allait reprendre son travail une note destinée à lui procurer une occupation autre que celle qui avait été cause de son mal. Les ingénieurs se plaignirent tout d'abord que cette manière de faire désorganisait les chantiers; mais quelques mots d'explication suffirent pour les convaincre que cette mesure était bonne à tous les points de vue, et que la santé des ouvriers et le travail même en allaient mieux.

DECRET CONTENANT DES DISPOSITIONS DE POLICE RELATIVES A L'EXPLOITATION DES MINES. (3 janvier 1813.)

Napoléon; — Les événements survenus récemment dans l'exploitation des mines de quelques départements de notre empire, ayant excité d'une manière particulière notre sollicitude en faveur de nos sujets occupés journellement aux travaux des mines, nous avons reconnu que ces accidents peuvent provenir : 1° de l'inexécution des clauses des cahiers des charges imposées aux concessionnaires pour la solidité de leurs travaux; 2° du défaut de précaution contre les inondations souterraines et l'inflammation des vapeurs méphitiques et délétères; 3° du défaut de subordination des ouvriers; 4° de la négligence des propriétaires des mines à leur procurer les secours nécessaires; et voulant prévenir, autant qu'il est en nous, le retour de ces malheurs, par des mesures de police spécialement applicables à l'exploitation des mines, etc.

Titre I. — *Dispositions préliminaires.*

Art. 1. Les exploitants des mines qui, conformément aux dispositions de la loi du 21 avril 1810, ont le droit d'obtenir les concessions de leurs exploitations actuelles, seront tenus d'en former la demande dans le délai d'un an, à dater de la publication du présent décret.

Art. 2. Leurs demandes seront adressées aux préfets, qui leur en feront délivrer certificat, et qui les feront passer au directeur général des mines, avec leur avis et celui de l'ingénieur sur la fixation définitive des limites des concessions demandées.

Titre II. — *Dispositions tendant à prévenir les accidents.*

Art. 3. Lorsque la sûreté des exploitations ou celle des ouvriers pourra être compromise par quelque cause que ce soit, les propriétaires seront tenus d'avertir l'autorité locale de l'état de la mine qui sera menacée, et l'ingénieur des mines, aussitôt qu'il en aura connaissance, fera son rapport au préfet, et proposera la mesure qu'il croira propre à faire cesser les causes du danger.

Art. 4. Le préfet, après avoir entendu l'exploitant ou ses ayants-cause, dûment appelés, prescrira les dispositions convenables par un arrêté qui sera envoyé au directeur général des mines, pour être approuvé, s'il y a lieu, par le ministre de l'intérieur.—

En cas d'urgence, l'ingénieur en fera mention spéciale dans son rapport, et le préfet pourra ordonner que son arrêté soit provisoirement exécuté.

Art. 5. Lorsqu'un ingénieur, en visitant une exploitation, reconnaîtra une cause de danger imminent, il fera, sous sa responsabilité, les réquisitions nécessaires aux autorités locales, pour qu'il y soit pourvu sur-le-champ, d'après les dispositions qu'il jugera convenables, ainsi qu'il est pratiqué en matière de voirie, lors du péril imminent de la chute d'un édifice.

Art. 6. Il sera tenu, sur chaque mine, un registre et un plan constatant l'avancement journalier des travaux et les circonstances de l'exploitation, dont il sera utile de conserver le souvenir. L'ingénieur des mines devra, à chacune de ses tournées, se faire représenter ce registre et ce plan ; il y insérera le procès-verbal de visite et ses observations sur la conduite des travaux. Il laissera à l'exploitant, dans tous les cas où il le jugera utile, une instruction écrite sur le registre, contenant les mesures à prendre pour la sûreté des hommes et celle des choses.

Art. 7. Lorsqu'une partie ou la totalité d'une exploitation sera dans un état de délabrement ou de vétusté tel, que la vie des hommes aura été compromise ou pourrait l'être, et que l'ingénieur des mines ne jugera pas possible de la réparer convenablement, l'ingénieur en fera son rapport motivé au préfet, qui prendra l'avis de l'ingénieur en chef et entendra l'exploitant ou ses ayants-cause. — Dans le cas où la partie intéressée reconnaîtrait la réalité du danger indiqué par l'ingénieur, le préfet ordonnera la fermeture des travaux. — En cas de contestations, trois experts seront nommés : le premier par le préfet, le second par l'exploitant et le troisième par le juge de paix du canton. — Les experts se transporteront sur les lieux ; ils y feront toutes les vérifications nécessaires, en présence d'un membre du conseil d'arrondissement, délégué à cet effet par le préfet, et avec l'assistance de l'ingénieur en chef. Ils feront au préfet un rapport motivé. — Le préfet en référera au ministre, en donnant son avis. — Le ministre, sur l'avis du préfet, et sur le rapport du directeur général des mines, pourra statuer, sauf le recours au conseil d'État. — Le tout, sans préjudice des dispositions portées, pour les cas d'urgence, dans l'article 4 du présent décret.

Art. 8. Il est défendu à tout propriétaire d'abandonner en totalité, une exploitation, si auparavant elle n'a été visitée par l'ingénieur des mines. — Les plans intérieurs seront vérifiés par lui, il en dressera procès-verbal, par lequel il fera connaître les causes qui peuvent nécessiter l'abandon. — Le tout sera transmis par lui, ainsi que son avis, au préfet du département.

Art. 9. Lorsque l'exploitation sera de nature à être abandonnée par portions ou par étages, et à des époques différentes, il y sera procédé successivement et de la manière ci-dessus indiquée. — Dans les deux cas, le préfet ordonnera les dispositions de police, de sûreté et de conservation qu'il jugera convenables, d'après l'avis de l'ingénieur des mines.

Art. 10. Les actes administratifs concernant la police des mines et minières, dont il a été fait mention dans les articles précédents, seront notifiés aux exploitants, afin qu'ils s'y conforment dans les délais prescrits; à défaut de quoi, les contraventions seront constatées par procès-verbaux des ingénieurs des mines, conducteurs, maires, autres officiers de police, gardes-mines. On se conformera, à cet égard, aux art. 93 et suivants de la loi du 21 avril 1810; et, en cas d'inexécution, les dispositions qui auront été prescrites seront exécutées d'office aux frais de l'exploitant, dans les formes établies par l'art. 37 du décret du 18 novembre 1810.

TITRE III. — *Mesures à prendre en cas d'accidents arrivés dans les mines, minières, usines et ateliers.*

Art. 11. En cas d'accidents survenus dans une mine, minière, usines et ateliers qui en dépendent, soit par éboulement, soit par inondation, par le feu, par asphyxie, par rupture de machines, engins, câbles, chaînes, papiers, soit par émanations nuisibles, soit par toute autre cause, et qui auraient occasionné la mort ou des blessures graves à un ou plusieurs ouvriers; les exploitants, directeurs, maîtres mineurs, et autres préposés, sont tenus d'en donner connaissance aussitôt au maire de la commune et à l'ingénieur des mines, et, en cas d'absence, au conducteur.

Art. 12. La même obligation leur est imposée dans le cas où l'accident compromettrait la sûreté des travaux, celle des mines ou des propriétés de la surface, et l'approvisionnement des consommateurs.

Art. 13. Dans tous les cas, l'ingénieur des mines se transportera sur les lieux, il dressera procès-verbal de l'accident, séparément ou concurremment avec les maires et autres officiers de police; il en constatera les causes, et transmettra le tout au préfet du département. — En cas d'absence, les ingénieurs seront remplacés par les élèves conducteurs et gardes-mines assermentés devant les tribunaux. Si les uns et les autres sont absents, les maires ou autres officiers de police nommeront les experts, à ce connaissant, pour visiter l'exploitation, et mentionner leurs dires dans un procès-verbal.

Art. 14. Dès que le maire et autres officiers de police auront été avertis, soit par les exploitants, soit par la voix publique, d'un accident arrivé dans une mine ou usine, ils en préviendront immédiatement les autorités supérieures; ils prendront, conjointement avec l'ingénieur des mines, toutes les mesures convenables, pour faire cesser le danger et en prévenir la suite, ils pourront, comme dans le cas de péril imminent, faire des réquisitions d'outils, chevaux, hommes et donneront les ordres nécessaires. — L'exécution des travaux aura lieu sous la direction de l'ingénieur ou des conducteurs, et en cas d'absence, sous la direction des experts délégués à cet effet par l'autorité locale.

Art. 15. Les exploitants seront tenus d'entretenir sur leurs établissements, dans la proportion du nombre des ouvriers ou de l'étendue de l'exploitation, les médicaments et les moyens de secours qui leur seront indiqués par le ministre de l'intérieur et de se conformer à l'instruction réglementaire qui sera approu vée par lui à cet effet.

Art. 16. Le ministre de l'intérieur, sur la proposition des préfets et le rapport du directeur général des mines, indiquera celles des exploitations qui, par leur importance et le nombre des ouvriers qu'elles emploient, devront avoir et entretenir à leurs frais, un chirurgien spécialement attaché au service de l'établissement. — Un seul chirurgien pourra être attaché à plusieurs établissements à la fois, si ces établissements se trouvent dans un rapprochement convenable. Son traitement sera à la charge des propriétaires, proportionnellement à leur intérêt.

Art. 17. Les exploitants et directeurs des mines voisines de celle où il serait arrivé un accident, fourniront tous les moyens de secours dont ils pourront disposer, soit en hommes, soit de toute autre manière, sauf le recours pour leur indemnité, s'il y a lieu, contre qui de droit.

Art. 18. Il est expressément prescrit aux maires et autres officiers de police de se faire représenter les corps des ouvriers qui auraient péri par accident dans une exploitation, et de ne permettre leur inhumation qu'après que le procès-verbal de l'accident aura été dressé conformément à l'art. 81 du Code civil, et sous les peines portées dans les art. 358 et 359 du Code pénal.

Art. 19. Lorsqu'il y aura impossibilité de parvenir jusqu'au lieu où se trouvent les corps des ouvriers qui auront péri dans les travaux, les exploitants, directeurs et autres ayants-cause, seront tenus de faire constater cette circonstance par le maire ou autre officier public, qui en dressera procès-verbal, et le transmettra au procureur impérial, à la diligence duquel, et sur l'autorisation du tribunal, cet acte sera annexé au registre de l'état civil.

Art. 20. Les dépenses qu'exigeront les secours donnés aux blessés, noyés ou asphyxiés, et la réparation des travaux, seront à la charge des exploitants.

Art. 21. De quelque manière que soit arrivé un accident, les ingénieurs des mines, maires et autres officiers de police, transmettront immédiatement leurs procès-verbaux aux sous-préfets et aux procureurs impériaux. Les procès-verbaux devront être signés et déposés dans les délais prescrits.

Art. 22. En cas d'accidents qui auraient occasionné la perte ou la mutilation d'un ou de plusieurs ouvriers, faute de s'être conformés à ce qui est prescrit par le présent règlement, les exploitants, propriétaires et directeurs pourront être traduits devant les tribunaux pour l'application, s'il y a lieu, des dispositions des art. 319 et 320 du Code pénal, indépendamment des dommages et intérêts qui pourraient être alloués au profit de qui de droit.

Titre IV. — *Dispositions concernant la police du personnel.*

Section I. — Des ingénieurs, propriétaires des mines, exploitants et autres préposés.

Art. 23. Indépendamment de leurs tournées annuelles, les ingénieurs des mines visiteront fréquemment les exploitations dans lesquelles il serait arrivé un accident, ou qui exigeraient une surveillance particulière. Les procès-verbaux seront transmis sur un registre ouvert à cet effet dans les bureaux des ingénieurs ; ils seront, en outre, transmis aux préfets des départements.

Art. 24. Les propriétaires des mines, exploitants et autres préposés, fourniront aux ingénieurs et aux conducteurs tous les moyens de parcourir les travaux, et notamment de pénétrer sur tous les points qui pourraient exiger une surveillance spéciale. Ils exhiberont le plan, tant intérieur qu'extérieur, et les registres de l'avancement des travaux, ainsi que du contrôle des ouvriers ; ils leur fourniront tous les renseignements sur l'état d'exploitation, la police des mineurs et autres employés ; ils les feront accompagner par les directeurs et maîtres mineurs, afin que ceux-ci puissent satisfaire à toutes les informations qu'il serait utile de prendre sous les rapports de sûreté et de salubrité.

Section II. — Des ouvriers.

Art. 25. A l'avenir, ne pourront être employés en qualité de maîtres mineurs ou chefs particuliers de travaux des mines et minières, sous quelque dénomination que ce soit, que des individus qui auront travaillé comme mineurs, charpentiers, boiseurs ou mécaniciens, depuis au moins trois années consécutives.

Art. 26. Tout mineur de profession ou autre ouvrier, employé, soit à l'intérieur, soit à l'extérieur, dans l'exploitation des mines et minières, usines et ateliers en dépendant, devra être pourvu d'un livret et se conformer aux dispositions de l'arrêté du 9 frimaire an XII. — Les registres d'ordre sur lesquels l'inscription aura lieu dans chaque commune seront conservés au greffe de la municipalité, pour y recourir au besoin. — Il est défendu à tout exploitant d'employer aucun individu qui ne serait pas porteur d'un livret en règle, portant l'acquit de son précédent maître.

Art. 27. Indépendamment des livrets et registres d'inscription à la mairie, il sera tenu, sur chaque exploitation, un contrôle exact et journalier des ouvriers qui travaillent, soit à l'intérieur, soit à l'extérieur des mines, minières, usines et ateliers en dépendant; ces contrôles seront inscrits sur un registre qui sera coté par le maire et paraphé par lui tous les mois. — Ce registre sera visé par les ingénieurs, lors de leur tournée.

Art. 28. Dans toutes leurs visites, les ingénieurs des mines devront faire faire, en leur présence, la vérification des contrôles des ouvriers. — Le maire de la commune pourra faire cette vérification, quand il le jugera convenable, surtout dans le moment où il y aura lieu de présumer qu'il peut y avoir quelque danger pour les individus employés aux travaux.

Art. 29. Il est défendu de laisser descendre ou travailler dans les mines et minières les enfants au-dessous de dix ans. — Nul ouvrier ne sera admis dans les travaux s'il est ivre ou en état de maladie; aucun étranger n'y pourra pénétrer sans la permission de l'exploitant ou du directeur, et s'il n'est accompagné d'un maître mineur.

Art. 30. Tout ouvrier qui, par insubordination ou désobéissance envers le chef des travaux, contre l'ordre établi, aura compromis la sûreté des personnes et des choses, sera poursuivi et puni selon la gravité des circonstances, conformément à la disposition de l'art. 22 du présent décret.

TITRE V. — *Dispositions générales.*

Art. 31. Les contraventions aux dispositions de police ci-dessus, lors même qu'elles n'auraient pas été suivies d'accidents, seront poursuivies et jugées conformément au titre X de la loi du 21 avril 1810, sur les mines, minières et usines.

(26 MARS, 15 AVRIL 1843.) — *Ordonnance concernant les mesures à prendre lorsque l'exploitation d'une mine compromettra la sûreté publique, ou celle des ouvriers, la solidité des travaux, la conservation du sol et des habitations de la surface.*

Louis-Philippe, etc.; — Vu l'art. 50, tit. V, de la loi du 21 avril 1810; — vu la loi du 29 flor., an x, sur la police de la grande voirie; — vu le décret du 3 janvier 1813, relatif à la police souterraine; notre conseil, etc.

Art. 1. Dans les cas prévus par l'article 50 de la loi du 21 avril 1810, et généralement lorsque, par une cause quelconque, l'exploitation d'une mine compromettra la sûreté publique ou celle des ouvriers, la solidité des travaux, la conservation du sol et des habitations de la surface, les concessionnaires seront tenus d'en donner immédiatement avis à l'ingénieur des mines et au maire de la commune où l'exploitation sera tenue.

Art. 2. L'ingénieur des mines, ou, à son défaut le garde-mine, se rendra sur les lieux, dressera procès-verbal et le transmettra au préfet, en y joignant l'indication des mesures qu'il jugera propres à faire cesser la cause du danger. — Le maire adressera aussi au préfet ses observations et ses propositions sur ce qui pourra concerner la sûreté des personnes et celle des propriétés. — En cas de péril imminent, l'ingénieur des mines du département fera, sous sa responsabilité, les réquisitions nécessaires pour qu'il y soit pourvu sur-le-champ ; le tout, conformément aux dispositions de l'art. 5 du décret du 3 janvier 1814.

Art. 3. Le préfet, après avoir entendu le concessionnaire, ordonnera telles dispositions qu'il appartiendra.

Art. 4. Si le concessionnaire, sur la notification qui lui sera faite de l'arrêté du préfet, n'obtempère pas à cet arrêté, il y sera pourvu d'office, à ses frais et par les soins des ingénieurs des mines.

Art. 5. Quand les travaux auront été exécutés d'office par l'administration, tous frais de confection et tous autres frais seront réglés par le préfet ; le recouvrement en sera opéré par les préposés de l'administration de l'enregistrement et des domaines, comme en matière d'amende, frais et autres objets se rattachant à la grande voirie. Les réclamations contre le règlement de ces frais seront portées devant le conseil de préfecture, sauf recours au conseil d'État.

Art. 6. Il sera procédé ainsi qu'il est dit aux art. 3, 4 et 5 ci-dessus, à l'égard de tout concessionnaire qui négligerait, soit d'adresser au préfet, dans les délais fixés, les plans de ses travaux souterrains, soit de tenir sur ses exploitations le registre et le plan d'avancement journalier des travaux, soit d'entretenir constamment sur ces établissements les médicaments et autres moyens de secours.

TROISIÈME PARTIE.

PRÉCEPTES GÉNÉRAUX D'HYGIÈNE.

CHAPITRE PREMIER.

DES HABITATIONS.

ARTICLE I. — Construction.

Si l'on récapitule le temps que prennent le sommeil, les repas, les maladies, etc., on voit que l'homme passe une grande partie de sa vie dans sa maison ; la femme et les enfants une plus grande partie encore. Il est donc bien important d'étudier les moyens de rendre cette habitation salubre et même agréable, car l'agréable se rattache par plus d'un point à l'hygiène.

Dans les houillères éloignées des grands centres, et notamment dans le département de l'Allier, où les terrains et les matériaux de construction sont à bon marché, un grand nombre d'ouvriers bâtissent la maison qu'ils doivent habiter.

Ils la bâtissent, sans se préoccuper des règles de l'hygiène, et souvent l'entourent des causes morbides les plus pernicieuses.

Je rappellerai ici, en quelques mots, les préceptes qui doivent guider dans ces circonstances.

Il faut avant tout s'occuper de l'emplacement. En principe, on choisira un lieu légèrement déclive propre à faciliter l'écoulement des eaux. Il ne faudrait pas cependant, exagérant le conseil, placer sa maison sur le sommet d'une éminence élevée, en butte à tous les vents ; les demeures établies dans de pareilles conditions sont très malsaines, surtout pour les mineurs qui sont, par leur état, prédisposés aux affections chroniques des poumons, et par suite, du cœur. Là, en effet, des courants violents, l'abaissement de température et d'autres causes diverses, peuvent influer sur la santé.

Autant que possible, on fixera son choix sur une petite colline qui n'ait pas de marais pour voisinage, mais qui soit à peu de distance d'un clair ruisseau, à proximité d'un village, près d'un grand chemin, dans le village même, si c'est possible.

Il est à souhaiter qu'auprès de la maison s'élèvent quelques grands arbres qui donneront aux environs leur parure et leur ombrage et serviront à purifier l'air. Enfin à côté de la maison, il y aura un jardin, un coin de terre qui sera cultivé par la famille même.

La façade de la maison regardera l'est. C'est dans le centre de la France la meilleure exposition. Pendant l'hiver celle du sud serait préférable, mais pendant l'été elle deviendrait insupportable. Quant à l'exposition de l'ouest, il faut l'éviter avec soin ; car c'est dans cette direction que soufflent les vents prédominants.

Des divers matériaux qu'on emploie pour bâtir, je ne parlerai que des briques parce qu'elles coûtent moins cher, et qu'après tout, quand elles sont sèches et bien confectionnées, elles sont d'un emploi excellent. On retrouve aujourd'hui des travaux romains faits entièrement en briques et parfaitement conservés ; mais quand elles sont mal cuites, elles se délitent.

Dans les pays où le bois est rare, on le remplace avantageusement par le fer. Certaines houillères sont à proximité d'usines métallurgiques où l'on pourra se procurer ces matériaux à bon compte.

Il est indispensable d'établir une cave sous la maison que l'on construit; c'est le meilleur moyen de la préserver de l'humidité.

Les murs auront une épaisseur suffisante pour isoler plus ou moins complétement des influences du dehors la masse d'air atmosphérique qu'ils renferment, de telle façon qu'on pourra se procurer, dans l'intérieur de la maison, l'ombre et la fraîcheur pendant les chaleurs de l'été, et une douce température pendant les rigueurs de l'hiver.

Les murs seront à l'intérieur peints à la chaux ; c'est ce qu'il y a de plus sain.

Il est important, très important, que le plancher soit en bois ou tout au moins en dalles ou en carreaux et non en terre glaise, qui est détestable, qui entretient une humidité constante et malsaine dans les maisons.

Enfin, le toit sera couvert par des tuiles ou des ardoises, mais non par de la paille, qui offre des inconvénients et des dangers de toutes sortes : l'incendie d'abord et ensuite les maladies graves engendrées par la décomposition des matières végétales. La paille, en effet, souvent mouillée, conserve une humidité qui, à l'aide d'une température un peu élevée, détermine une décomposition active et d'une influence funeste à la santé.

La principale pièce qui, dans la maison que nous avons en vue, est la chambre à coucher, doit avoir une élévation de 3m 50 sur 4 mètres de longueur et de largeur.

Que l'on se rappelle ici ce que nous avons dit dans le chapitre consacré à l'asphyxie, sur les dangers de l'accumulation du produit de l'exhalation pulmonaire qui vicie l'air, le rend, sinon complétement irrespirable, du moins très funeste à la santé. De savants médecins prétendent que c'est là la cause de cette affection si effroyable, qui fait chaque année tant de victimes : la fièvre typhoïde.

Dans certains pays, notamment dans le département de l'Allier, on trouve souvent couchés dans une même chambre le maître et la maîtresse de la maison et leurs enfants, plus cinq ou six pensionnaires : il n'y a de place que pour les lits.

L'hygiène, autant que la morale, souffre d'un pareil état de chose.

Les mesures que j'ai indiquées ne sont après tout qu'approximatives, car tout dépend de la facilité avec laquelle l'air se renouvelle. Ainsi, une chambre même très grande, mais parfaitement close, sera moins salubre qu'une autre très petite où l'air pénétrera facilement.

Il faut donc que la ventilation, qui peut corriger les mauvais effets de dimensions trop étroites, soit l'objet d'une attention particulière.

Le meilleur moyen de ventilation dans une chambre, c'est une cheminée ou un poêle muni d'un bon tirage.

« En effet, la prise d'air introduit un air frais qui ne tarde pas à céder la place à l'air chaud et vicié des parties plus basses qu'il va remplacer. Il en résulte que l'air de la chambre est constamment renouvelé et remplacé (1). »

Il faut qu'il y ait au moins deux fenêtres : la lumière est indispensable à la vie; surtout pour les mineurs qui en sont privés pendant une trop grande partie de leur temps.

Il est bon que l'une des fenêtres ou la porte soit placée vis-à-vis de la cheminée ; cette disposition favorise le courant d'air. D'ordinaire, les portes et les fenêtres ne sont pas tellement bien jointes qu'elles s'opposent à la prise d'air. Cependant il est bon que vous soyez prémunis contre tout accident de cette espèce.

Pendant l'hiver de 1857, un employé comptable de la mine de Doyet (Allier), pour se bien préserver contre le froid, dans son bureau, avait collé des bandes de papier sur les joints des fenêtres, mis des bourrelets à la porte ; il avait même poussé la précaution jusqu'à placer deux pains à cacheter sur le trou de la serrure. Il y avait dans cette pièce un feu ardent. Au bout de fort peu de temps, il fut pris d'éblouissements et de vertiges qui lui ôtèrent subitement la faculté de se mouvoir. Fort heureusement, l'ingénieur ayant quelques renseignements à prendre, vint au bureau et remédia promptement à un état qui aurait pu devenir très grave.

Le chauffage de la cheminée est le meilleur, le plus sain et le plus simple. Son seul inconvénient est la perte d'une grande quantité de chaleur, et par conséquent de

(1) Becquerel, *Traité élémentaire d'hygiène*, 2e édit., 1854. Voyez aussi Michel Lévy, *Traité d'hygiène publique et privée*, 2e édit., Paris, 1857, t. I, page 672, et t. II, p. 554.

combustibles, car elle n'échauffe qu'en renouvelant l'air de l'appartement sur une grande surface.

Le poêle, pourvu que la prise d'air soit bien entendue, est un très bon et très économique moyen de chauffage. Quand on fait usage des poêles, il faut veiller à ce que, par quelle cause que ce soit, la prise d'air ne devienne pas insuffisante et qu'il ne se dégage pas d'acide carbonique. C'est ce qui peut arriver quand le courant est réglé par une clef correspondant à une rondelle de tôle, située dans le tuyau. Selon les mouvements donnés à cette clef, la rondelle laisse passer ou intercepte la fumée et les gaz, et peut interrompre complétement la circulation de l'air et déterminer l'asphyxie.

Un autre inconvénient du poêle, c'est qu'il dessèche l'air de la pièce qu'il chauffe. On sait le remède qu'il faut employer ; il est populaire, c'est un vase rempli d'eau placé sur le poêle. L'évaporation, activée par la chaleur, maintient dans l'atmosphère un degré d'humidité convenable.

Le charbon de terre est le seul combustible qu'emploient les houilleurs. C'est le meilleur du reste et le moins coûteux.

Dans certaines houillères, éloignées des centres d'habitation, les directeurs font construire sur l'exploitation même, pour loger les ouvriers, des maisons auxquelles on donne le nom de casernes.

Je ne saurais mieux faire ici que de transcrire les préceptes qui ont été émis sur cette question, au Congrès de Bruxelles, en 1852, dans la séance du 12 septembre (1).

(1) *Annales d'hygiène publique*, 1852, t. XLVIII, p. 463.

CONDITIONS GÉNÉRALES POUR LA CONSTRUCTION DE MAISONS D'OUVRIERS.

L'érection des maisons d'ouvriers doit être soumise à certaines conditions qui concernent spécialement l'hygiène et l'économie. Ces conditions sont les suivantes :

Emplacement salubre, ouvert et accessible à la libre circulation de l'air et à l'action des rayons solaires ;

Terrain sec et à l'abri des émanations nuisibles ;

Exposition convenable, autant que possible, du sud-est au nord-ouest ;

Espace suffisant pour ménager autant que possible à l'habitation une cour ou un petit jardin ;

Jouissance d'eau saine et abondante ;

Écoulement facile des eaux ménagères et pluviales, et des matières des latrines, au moyen d'égouts couverts ou d'aqueducs disposés d'après les meilleurs systèmes.

Emplacement. — Le choix de l'emplacement doit être déterminé d'après les circonstances et les besoins ; le prix du terrain doit être aussi peu élevé que possible.

On évitera, si faire se peut, les impasses et les bataillons carrés, qui entravent la libre circulation de l'air ; si l'on se voyait obligé d'y ériger les constructions, on pourvoira du moins à ce qu'au moyen d'espaces, de jardins ou de cours, la ventilation puisse s'y établir d'une manière suffisante.

Les maisons adossées l'une à l'autre, sans espace intermédiaire, ont le grave inconvénient d'empêcher cette ventilation si nécessaire. Cependant si, à raison de la configuration et de la valeur du terrain et de l'économie qui doit présider aux constructions, on croyait adopter cette disposition, il importerait, dans ce cas, d'établir la ventilation au moyen de petites cours latérales.

Elévation des maisons et des étages. — L'élévation des maisons doit être limitée en raison de la largeur des rues ou des passages sur lesquels elles sont situées, en se conformant à cet égard aux règlements locaux. Un, et suivant les circonstances deux étages, indépendamment du rez-de-chaussée, telle est l'élévation la plus convenable pour les maisons d'ouvriers.

La hauteur des étages, mesurée entre le plafond et le plancher, ne peut être inférieure à 2 mètres 60 centimètres.

Distribution intérieure des maisons. — Nombre et dimension des pièces. — Séparation des ménages. — En règle générale, il convient que chaque famille ait, autant que possible, son habitation séparée. Cette habitation contiendra au moins trois ou quatre pièces, une cuisine, une chambre de réunion ou de travail, et une ou deux chambres à coucher.

Les logements doivent être disposés de manière qu'il y ait complète séparation entre les parents et les enfants ayant atteint un certain âge, et, pour ceux-ci, entre les filles et les garçons.

Il importe que la dimension des chambres soit proportionnée au nombre de leurs habitants, à leur destination et au mode de ventilation qui y est adopté. Nulle ne peut mesurer moins de 35 à 40 mètres cubes ; la dimension la plus convenable est de 12 à 14 mètres carrés de superficie. Dans les chambres à coucher en particulier, il faut qu'il y ait au moins 14 mètres cubes par personne.

Si le prix du terrain était trop élevé pour qu'on pût affecter à chaque famille une maison séparée, il faudrait avoir recours à d'autres combinaisons, qui, tout en conservant la séparation des ménages, permettraient de réaliser toutes les économies désirables dans les constructions. A cet effet, on pourrait ériger des maisons pour deux, trois ou un plus grand nombre de familles ou de ménages, de manière que chaque logement fût, autant que possible, distinct et indépendant des autres logements disposés sous le même toit.

Cours et jardins. — Il est à désirer que la cour ou le jardin annexé à la maison ait au moins, en longueur et en largeur, une superficie équivalente à la façade des bâtiments qui le dominent; le sol doit être mis à l'abri de l'humidité, au moins dans la partie qui borde l'habitation, par un pavement, et avoir une certaine petite pour l'écoulement des eaux. Dans le cas où il ne serait pas possible de donner aux cours les dimensions qui viennent d'être indiquées, il serait nécessaire de tenir au moins l'un des murs de côté, et s'il est possible, celui du midi, à la hauteur d'un simple rez-de-chaussée.

Sol, cave et planchers. — Le sol sur lequel l'habitation est construite doit être exempt d'humidité. Si cette dernière condition peut être obtenue, il suffira de tenir le sol intérieur plus élevé d'une marche au moins au-dessus du sol extérieur ; si elle fait défaut, il sera nécessaire, en tenant d'autant plus à l'exhaussement, de recourir aux moyens d'assèchement dont l'efficacité a été constatée par l'expérience, et parmi lesquels on peut citer le drainage, l'établissement d'une voûte isolant le terrain du sol même des pièces, sous lequel l'air circulerait librement, etc.

Les caves ne diminuent l'humidité que lorsqu'elles sont bien ventilées par de larges soupiraux, et que les matériaux qu'on a employés à leur construction sont hydrofuges.

Il convient cependant, en tous cas, que chaque maison destinée au logement d'une ou de deux familles, ait sa cave établie dans les meilleures conditions de salubrité.

Le dallage en pierre des chambres est généralement froid, humide et, partant, insalubre. Le carrelage en carreaux de terre cuite ou en briques a les mêmes inconvénients, quoiqu'à un moindre degré. Cependant il peut être adopté pour les pièces du rez-de-chaussée, particulièrement pour celle destinée à servir de cuisine. Pour les chambres affectées au logement, on doit en tout cas donner la préférence au plancher, au-dessous duquel il convient de ménager des courants d'air qui l'empêchent de toucher au sol, ou tout au moins de placer des corps pulvérulents propres à absorber l'humidité.

Toitures et plafonds. — Les matériaux et les formes de toiture les plus convenables, sont ceux qui permettent de conserver une température modérée, qui évitent le mieux l'humidité, qui facilitent l'écoulement des eaux, et qui ne privent pas l'habitation de l'influence de la lumière et du renouvellement de l'air.

La toiture ne doit jamais recouvrir immédiatement l'habitation ; elle doit en être séparée par un plafond.

Les toits doivent être inclinés de manière à faciliter l'écoulement des eaux et à empêcher l'accumulation des neiges ; ils seront garnis de chéneaux en métal de dimensions suffisantes.

Les eaux provenant des chéneaux doivent être dirigées verticalement dans des gouttières et déversées, autant que possible, dans un réservoir ou citerne à l'usage de l'habitation.

Il est utile, particulièrement à la campagne, de donner à la toiture une saillie de 40 à 50 centimètres, afin de garantir les murs de l'action des pluies.

Le grenier doit être éclairé au moyen de lucarnes pouvant s'ouvrir à volonté et qui, pendant les chaleurs, aident à la ventilation de la partie supérieure de l'habitation.

La surface des plafonds sera unie, les renfoncements formés par les solives arrêtent le mouvement de l'air. Revêtus d'une couleur blanche, ils donnent plus de lumière réfléchie à l'appartement.

Portes et fenêtres. — Lorsque l'espace est suffisant, il convient que la porte d'entrée donne accès sur un porche, ou dans un petit vestibule, d'où l'on communique avec les diverses parties de l'habitation.

Les fenêtres doivent être en rapport avec la hauteur des étages, avec l'exposition et le mode de construction de la maison, l'étendue et la destination des pièces, etc. En règle générale, il convient que leur superficie totale soit au moins égale au vingtième de la capacité cubique des pièces à éclairer.

Escaliers. — Il importe d'éviter, dans la construction des maisons d'ouvriers, les escaliers roides, en forme d'échelles. Sans occuper un trop grand espace, proportion gardée à l'étendue de la maison, l'escalier doit être convenablement éclairé et aéré. Il doit être solide et commode ; à cet effet, on donnera aux marches 25 centimètres de giron, et 17 centimètres d'élévation. L'escalier sera enfin muni d'une rampe solide à hauteur d'appui.

Chauffage, ventilation. — Chaque chambre doit être munie d'une cheminée et, à défaut, d'un tuyau d'aérage.

Les poêles ou les appareils destinés au chauffage peuvent, selon les circonstances, être disposés de manière à chauffer simultanément deux pièces contiguës et superposées.

La combinaison du chauffage et de la ventilation en hiver pourra s'opérer à l'aide de procédés analogues à ceux qui sont employés dans les salles d'école.

Pendant l'été, la ventilation sera établie naturellement par l'ouverture des portes, des fenêtres et des cheminées, et subsidiairement au moyen d'ouvertures et de ventouses recouvertes de toile métallique, établies dans le mur, à 1 mètre 80 centimètres au dessus du sol, et dans la partie supérieure de la pièce, en communiquant avec l'air extérieur.

Cabinets d'aisances. — Il importe que chaque maison ait, autant que possible, un cabinet d'aisances inodore, et que, dans les bâtiments affectés au logement de plusieurs familles, les cabinets soient disposés de manière à servir au plus à deux ou trois ménages, dont chacun, à cet effet, sera muni d'une clef.

A moins d'adopter les procédés confectionnés et notamment les tuyaux à siphon et les lavages plus ou moins fréquents, il est préférable de disposer les siéges d'aisances hors, mais à proximité de l'habitation, que de les établir dans l'intérieur. Si cet arrangement était impraticable, il faudrait du moins éloigner le cabinet de la chambre à coucher et des autres lieux où l'on réside le plus souvent, en fermer exactement l'entrée, et maintenir, si faire se peut, un courant d'air entre le cabinet et l'habitation.

Il convient, en tout cas, d'établir dans la partie supérieure du cabinet, ou mieux encore sur la voûte de la fosse, un tuyau d'appel qui entraîne les gaz vers l'air extérieur.

Distribution d'eau. — Toute maison d'ouvriers doit être pourvue de deux sortes d'eau : s'il est impossible de réaliser cette condition, il est du moins indispensable d'affecter à l'usage d'un certain nombre d'habitations voisines, un puits avec pompe et une citerne dont l'accès soit facile.

Ecoulement des eaux ménagères, égouts, cuvettes. — Les puits d'absorption ne peuvent, sans inconvénients graves et sans danger plus ou moins imminent, recevoir, même à la campagne, les eaux ménagères et les matières fécales ; à défaut d'égouts publics, il est indispensable de recevoir ces eaux et ces matières dans des fosses ou citernes voûtées et revêtues avec soin d'une couche de mortier hydraulique.

Lorsqu'une maison est affectée à plusieurs ménages qui habitent aux divers étages, il est utile de fournir à chaque ménage en particulier le moyen d'évacuer ses eaux ménagères, sans devoir les descendre à bras. Les plombs et les cuvettes destinées à cet effet à chaque étage, ne devront jamais être ouverts dans l'appartement. Ceux en fonte ou en grès sont préférables aux autres.

Il convient de donner aux tuyaux de descente une dimension suffisante, afin que l'aérage s'y fasse mieux, et de les fermer avec une grille, afin que les matières qui y tomberaient ne les encombrent pas.

Appendice des habitations. — En règle générale, il convient d'éviter les alcôves. Lorsqu'elles sont jugées nécessaires, elles doivent être disposées de manière à pouvoir être ventilées avec facilité.

A défaut de caves, il convient de disposer pour chaque ménage un réduit ou une petite pièce bien ventilée pour les provisions, ainsi qu'un dépôt pour le combustible.

Les murs intérieurs doivent être soigneusement recrépis et blanchis, et le bas des murs qui serait sujet à se souiller, peint à l'huile ou au goudron de gaz, en forme de plinthe ou de lambris.

ARTICLE II. — **Réparations.**

On ne sait pas assez combien il est malsain d'habiter des appartements qui n'ont pas été réparés depuis longtemps et c'est précisément parce que l'ignorance est générale, que j'insisterai sur ce sujet.

L'homme consomme en vingt-quatre heures, sans engraisser sensiblement, sans augmenter de poids, une nourriture solide ou liquide qu'on peut approximativement évaluér à 3 kilogrammes. De ces 3 kilogrammes, 2 sont rendus par ce qu'on est convenu d'appeler *pertes sensibles*, urines, fèces, etc., l'autre kilogramme passe en pertes insensibles, c'est-à-dire par l'exhalation de la peau et des poumons. Or, dans ces pertes insensibles, dans ces excrétions, dans ces sueurs, il y a bien des éléments morbides, des vapeurs délétères, variables suivant les individus et d'une insalubrité toujours plus grande chez les malades. Ces vapeurs s'attachent aux habits, aux boiseries, aux meubles, aux pierres des murailles, surtout aux pierres molles et poreuses; là, elles sont, comme l'a fort bien observé Sainte-Marie, condensées et fixées par l'humidité de la transpiration et se réexhalent ensuite peu à peu, mais seulement en partie. La ventilation qui renouvelle l'air est presque sans action sur le méphitisme des murs.

Ces excrétions ont une odeur qui est facilement reconnaissable chez certaines personnes et qui s'imprégne aux murs des habitations. Nous avons tous, sans nous en rendre compte peut-être, été affectés plus ou moins agréablement par une odeur toujours la même, en entrant dans certains appartements.

Pour moi, je me rappelle très distinctement l'impression que j'éprouvais, il y a vingt-cinq ans environ, en entrant dans la chambre d'un très vieil oncle qui était curé et qui habitait cette même chambre depuis soixante ans environ, sans qu'on y eût jamais fait la moindre réparation. J'étais fort jeune alors et cependant j'ai aujourd'hui encore conservé le souvenir très net de cette sensation.

En pénétrant dans les appartements habités par certaines femmes, on est saisi quelquefois par une odeur douce, agréable et comme parfumée qui leur est propre et dont les murs et les meubles s'imprégnent.

Du reste, tout ceci repose sur des impressions fugitives qu'on peut mal juger, mais Cadet de Vaux fit des expériences décisives à ce sujet, dans les latrines de l'hôtel des Invalides. Il prit, non pas les pierres de la fosse, mais celles des cabinets, et il trouva que le méphitisme allait jusqu'à un pied et demi dans l'épaisseur de ces pierres.

Plus récemment, M. le docteur Dundas Thomson, analysant des décombres, les trouva ainsi composées :

Matière organique putride. . . .	8,77
Eau.	36,06
Matière inorganique.	54,18

Dans le Midi où l'on considère à tort ou à raison (je crois plus à raison qu'à tort) la phthisie pulmonaire comme une maladie contagieuse, on a coutume quand un poitrinaire est mort dans un appartement, de considérer cet appartement et tous les meubles qu'il contient comme impurs. On brûle tout depuis le lit jusqu'aux rideaux; on gratte les murs et les plafonds; on les recrépit, on enlève avec la scie ou le rabot les couches superficielles des boiseries; en un mot, on s'applique à détruire le méphitisme des murs avec beaucoup de soins et de précautions.

Du reste, cet usage est presque aussi vieux que la société; le *Lévitique*, au sujet de la lèpre des maisons, contient des détails curieux (1).

(1) *Lévitique* XIII, 45; XIV, 3, 8, 35 à 45.—Voyez Michel Lévy, *Traité d'hygiène*, 3e édition, 1857, t. I, p. 7.

Moïse veut « qu'on racle au dedans les murailles de la » maison impure, qu'on jette toute la poussière qui en » sera tombée en les raclant, hors de la ville dans un lieu » impur (1). »

En France nous n'avons pas adopté cet usage et volontiers nous nous en moquons. Les savants les plus dignes de respect et de confiance sont presque unanimes pour reconnaître que la phthisie pulmonaire n'est pas contagieuse; cependant voilà une jeune femme qui meurt phthisique au bout d'un an de mariage; le mari qui est d'une famille saine, qui a joui de la meilleure santé jusque-là, six mois plus tard tombe victime de la même affection. Quand on connaît plusieurs faits analogues (et ils ne sont pas bien rares), on est disposé à n'admettre qu'avec réserve la non-contagion de la phthisie.

N'est-on pas autorisé, dans ces cas, à croire que l'habitation constante dans un appartement imprégné des miasmes exhalés par la jeune femme, n'est pas pour beaucoup dans l'invasion de la même maladie chez le mari? Du reste, à supposer que ces affections et d'autres n'aient pas le pouvoir de se transmettre ainsi, on ne peut se refuser de reconnaître l'insalubrité d'un appartement infecté par une cause ou par une autre du méphitisme des murs, et alors que le doute serait permis (ce que je n'admets pas) on ne devrait pas s'abstenir des précautions que j'ai indiquées.

Quand un usage comme celui qui règne en Italie existe chez un peuple depuis des siècles, c'est qu'il repose sur

(1) *Lévitique*, chap. XIV.

quelque chose de vrai. Cherchons l'explication, mais ne nous hâtons pas de blâmer.

Ce que je viens de dire de la phthisie pulmonaire ne peut-il pas s'appliquer au cancer, et aux autres maladies dites héréditaires? *Ut bonorum hereditates ita et morborum successiones ad posteros perveniunt.*

Nous héritons, dit un vieil auteur, des maladies de nos pères, ainsi que de leurs biens. Il est vrai qu'on ne peut pas expliquer comment s'opère cette transmission. Aussi, m'est-il permis de dire : Prenez garde, c'est quelquefois parce que vous vivez dans la maison de vos parents, sans avoir pris les précautions dont je viens de parler, que vous contractez l'affection dont ils ont laissé des germes attachés aux murs. Sans doute, je ne nie pas l'hérédité des maladies par voie directe, mais je dis que quelquefois le méphitisme des murs déterminera peut-être l'éclosion d'une maladie diathésique.

Que penser aussi de ces affections qu'un célèbre médecin, Portal, appelle maladies de famille, affections qui n'ont existé ni chez le père, ni chez la mère, et qui sévissent sur la totalité ou la plupart des enfants issus d'un même mariage?

Pour moi, je vois le méphitisme des murs jouer là un rôle important et qu'on méconnaît. Les enfants habitent en général dans un appartement qui leur est spécialement destiné; or, on comprend que si les murs de cet appartement ont été infectés pendant la maladie d'un premier enfant, les autres, à cet âge où l'organisme encore faible et débile, est vivement impressionné par les agents extérieurs, en même temps que son degré de résistance est faible, les autres, dis-je, contracteront l'affection dont les murs recèlent les miasmes producteurs.

Souvent, sans doute, le méphitisme n'a nullement à intervenir pour expliquer telle ou telle maladie de famille. Je ne prétends pas que c'est la cause unique du mal, mais seulement que c'est une des causes possibles et probables.

N'y a-t-il d'infection, dit M. Michel Lévy (1), que celle qui se révèle à grands traits par des maladies répandues sur des localités, des populations entières, et chaque maison, chaque refuge où la famille se forme, grandit et meurt; ne peut-il avoir, si l'on peut ainsi dire, ses endémies particulières?

ARTICLE III. — **Mobilier.**

Je ne parlerai ici que de quelques-uns des meubles nécessaires dans un ménage, le lit, les ustensiles de cuisine, renvoyant pour de plus amples détails aux traités spéciaux.

Du lit. — « Le lit, dit M. Michel Lévy (2), remplace le » vêtement pendant la nuit; le malade s'y réfugie comme » dans un milieu plus approprié à ses organes. »

Quelques feuilles sèches, de la paille, du foin, voilà malheureusement encore le lit de bien des hommes. Le plus généralement c'est une espèce de châssis en bois dont la forme est très variable, et contenant une paillasse et un matelas en laine ou crin, quelquefois un lit de plume.

Le lit de plume a de grands inconvénients; il entre-

(1) *Traité d'hygiène publique et privée*, 3e édition. Paris, 1857.
(2) *Idem*, t. II, p. 238.

tient une moiteur qui affaiblit et peut occasionner des congestions sur divers organes ; de plus, le duvet s'imprègne des sueurs et des exhalaisons qui s'échappent de notre corps.

Dans le nord et même dans le centre de la France, notamment dans le département de l'Allier, on se couche entre deux lits de plume, non recouverts de draps. Rien n'est plus malpropre, plus malsain et plus répugnant.

La plume, sous un matelas, donne au lit une souplesse agréable ; c'est de cette manière qu'il convient de l'employer et encore dans des cas restreints ; car les couches trop molles ne conviennent ni à des enfants, ni à des hommes jeunes et robustes, mais quelquefois aux vieillards, aux femmes délicates, aux malades.

On se sert encore de la plume dans les oreillers et quelquefois dans les édredons. Les oreillers en plumes tiennent la tête trop chaude et ont l'inconvénient de s'imprégner, comme je le disais tout à l'heure, des produits de la sueur. Quant à l'édredon, il peut être très utile ; il est léger, favorise le développement rapide de la chaleur, et n'est pas en contact avec le corps. Cependant il sera bon de temps en temps, d'exposer au grand air la plume qui le compose.

La laine offre bien moins d'inconvénients que la plume. Néanmoins elle n'est pas exempte de quelques-uns.

Le crin est bien préférable ; encore sera-t-il bon de faire carder les matelats une ou deux fois l'an.

Aujourd'hui, dans nombre de pays, on emploie avec le

plus grand avantage, pour la confection des matelas, des productions végétales, telles que la balle d'avoine, « les spathes de maïs, la fougère, certaines mousses moelleuses, des goëmons, une zostère foliacée (1). »

Les matelas sont recouverts par des draps de toile, de fil ou de coton; les toiles de fil sont préférables. Il est bon de changer les draps tous les quinze jours. Les couvertures sont des tissus de laine ou de coton.

Ustensiles de cuisine.— Les vases de plomb doivent être bannis de toute maison. Chaque année, la presse retentit des accidents arrivés à des familles empoisonnées par ce métal. Les vases en cuivre fournissent facilement un poison mortel : le vert de gris. L'étamage préserve contre ce danger; il est important qu'il ne laisse jamais à nu aucune partie du cuivre.

Il est dangereux de faire bouillir des acides dans des casseroles en terre vernie; car le vernis est composé d'oxyde de plomb que ces acides pourraient dissoudre; il peut en résulter des accidents graves.

Les vases en fonte, en fer battu, en fer-blanc, constituent la batterie de cuisine la plus saine et la plus solide.

Des vêtements.— Je ne dirai qu'un mot sur les vêtements.

Il faut que les mineurs aient des habits pour le travail qu'ils quittent une fois que leur journée est terminée. Ils doivent se couvrir de vêtements chauds (paletots ou manteaux en gros drap), quand ils sortent de leur chantier tout mouillés par la sueur ou par l'eau des galeries, pour se rendre chez eux.

(1) Michel Lévy, *loc. cit.*

De combien de rhumes, de douleurs rhumatismales, cette simple précaution les préserverait !

ARTICLE IV. — **Moyens de salubrité.**

La propreté, ce luxe du pauvre, qui pare et embellit tout, rend les habitations non-seulement agréables, mais encore salubres.

L'accumulation des ordures de toute sorte, soit sous les meubles, soit dans les coins des appartements où se putréfient des débris de végétaux ou d'animaux, constitue des foyers d'infection qui produisent de grands ravages.

Cette cause pernicieuse ne se manifeste que par des effets toujours les mêmes, toujours évidents, souvent au contraire, elle produit des désordres variés et dont il est difficile de soupçonner l'origine.

En 1854, une famille de la Lorraine, composée du père, de la mère, de trois garçons et d'une fille, vinrent s'établir à Commentry, dans la rue Saint-Quirin.

Il est difficile de s'imaginer la malpropreté qui régnait dans la chambre qui constituait à elle seule tout le logement. En y entrant, on était suffoqué par une odeur nauséabonde, infecte.

Au bout de six à huit mois de séjour à Commentry, la mère fut affectée d'abcès multiples qui la tinrent plus d'un an au lit. Le père eut dans le dos un anthrax énorme dont il pensa mourir. Deux des fils furent atteints de fièvres intermittentes et le troisième périt d'une affection typhoïde ; la jeune fille seule conserva une santé robuste.

On peut dire que toutes ces affections surviennent indépendamment des causes que j'invoque, que l'anthrax se rencontre chez des personnes qui ont des habitudes de propreté ; que les fièvres intermittentes étant endémiques à Commentry, il n'y a rien d'étonnant à ce que des jeunes gens non acclimatés contractent ces affections à leur arrivée dans ce pays ; que la fièvre typhoïde fait des victimes dans toutes les classes de la société, et enfin que les abcès multiples indiquent tout simplement une constitution appauvrie. Pour moi, je vois dans tous ces désordres une cause productrice qui domine toutes les autres : la saleté, dont les effets se sont traduits d'une manière différente, suivant les prédispositions individuelles.

Ne pouvant vaincre l'apathie de ces malheureux, je dus, après la mort du fils, faire des démarches pour les obliger à quitter leur demeure, tant j'étais convaincu qu'elle recélait la source de leurs maux.

Au sujet des moyens d'assurer la salubrité des habitations, je crois devoir insérer ici l'instruction du Conseil de salubrité de la Seine.

Instruction du conseil de salubrité de la Seine, concernant les moyens d'assurer la salubrité des habitations (*Séance du 10 novembre* 1848).

Cause de l'insalubrité des habitations.

La salubrité d'une maison dépend, en grande partie, de la pureté de l'air qu'on y respire. Tout ce qui vicie l'air doit donc exercer une influence fâcheuse sur la santé des habitants.

L'air des habitations est principalement vicié par les causes suivantes : le séjour de l'homme et des animaux, la combustion des différentes matières employées au chauffage et à l'éclairage, les fuites du gaz, la stagnation et la décomposition des urines, des eaux ménagères, des immondices de toutes sortes.

Effets de l'air vicié.

Les effets produits par l'altération de l'air des habitations sont toujours graves. Tantôt ils consistent en accidents subits, qui, comme l'asphyxie, peuvent mettre rapidement la vie en danger ; tantôt ils se manifestent par des maladies aiguës, meurtrières, tantôt enfin, se développant avec lenteur, et par cela même excitant moins de défiance, ils ne deviennent apparents qu'après avoir jeté de profondes racines et miné sourdement la constitution. *L'étiolement* et surtout les *maladies scrofuleuses*, appartiennent à ce dernier ordre d'effets. Enfin, c'est dans les habitations dont l'air est insalubre, que naissent et sévissent avec plus d'intensité certaines épidémies dont les ravages s'étendent ensuite sur des cités entières.

Notons ici que l'insalubrité peut exister aussi bien dans certaines parties des habitations les plus brillantes que dans les humbles demeures, et que d'un autre côté, les plus humbles demeures peuvent offrir les meilleures conditions de salubrité.

Caractères que doit présenter l'air des habitations.

L'air des habitations doit être exempt de mauvaise odeur aussi bien que de celui des cours et rues voisines ; il ne faut pas oublier d'ailleurs que le facile renouvellement de l'air est une condition essentielle de salubrité.

Moyen d'assurer la salubrité des maisons.

Ces résultats ne peuvent être obtenus que de la manière suivante :

Balayage.

Il faut balayer fréquemment, non-seulement les pièces habitées, mais encore les escaliers, corridors, cours et passages, en ayant soin de gratter les dépôts de terre et immondices qui résistent à l'action du balai.

Lavage du sol.

Les parties carrelées, pavées ou dallées, doivent être en outre lavées d'autant plus souvent que l'écoulement des eaux et l'accès de l'air extérieur seront plus faciles; les planchers et les escaliers en bois doivent être essuyés après le lavage. Le lavage, lorsqu'il entraîne à sa suite un état permanent d'humidité, est plus nuisible qu'avantageux.

Le plus ordinairement, l'eau suffit pour ces lavages, mais dans les circonstances d'infection et de malpropreté invétérées, il faut ajouter à l'eau environ un pour cent de son volume d'eau de javelle (1).

Peinture et lavage des murs.

Quand les chambres d'habitation sont peintes à l'huile, on doit les laver de temps à autre, afin d'enlever la couche de matières organiques qui s'y déposent et s'y accumulent à la longue.

La peinture à l'huile des maisons, des murs, des allées, des cours, des escaliers, des corridors, des paliers et même des chambres, est très favorable à la salubrité. Cette peinture, qui s'oppose à la pénétration des murs par les matières organiques, assure en même temps leur durée; elle permet, en outre, les lavages dont il est parlé dans le paragraphe qui précède.

(1) A défaut d'eau de javelle, on peut employer le chlorure de soude (hypochlorite de soude) préparé soit en faisant passer du chlorure dans une solution de soude à 8 ou 9 degrés, soit en mélangeant 1 kilogramme de chlorure délayé dans 15 litres d'eau avec un kilogramme de sel de soude (carbonate de soude) dissous dans 5 litres d'eau. Ce mélange liquide, déposé, donne une solution claire qu'on peut employer, comme nous l'avons dit pour l'eau de javelle.

Dans ces circonstances, les chlorures (ou hypochlorites alcalins) sont préférables aux chlorures de chaux, car celui-ci laisse un composé très hygroscopique (chlorure de calcium), qui, à la longue, entretiendrait dans les murs, carrelages, planchers, etc., une humidité permanente contraire à la salubrité.

Grattage.

Dans le cas de peinture à la chaux, il convient d'en opérer tous les ans le grattage, et d'appliquer une nouvelle couche de peinture.

Papier de tenture.

Pour ce qui est des chambres ornées de papier de tenture, il est convenable, quand on les répare, d'arracher complétement le papier ancien, de gratter et reboucher les murs avant d'appliquer le papier nouveau.

Chambres à coucher dans les maisons particulières.

Il est important que le nombre de lits placés dans les chambres à coucher soit proportionné à la dimension de ces chambres, de telle sorte qu'il y ait au moins 14 mètres cubes par personne, indépendamment des moyens de ventilation.

Aération.

Les cheminées concourent aussi efficacement que les fenêtres au renouvellement de l'air des habitations. Elles sont même indispensables dans les maisons simples en profondeur, et qui n'ont d'ouverture que d'un seul côté. Les chambres où l'on couche devraient toujours en être pourvues, et il faut, pendant la saison chaude, s'abstenir de les boucher, surtout la nuit.

L'ouverture des fenêtres après le lever, les lits étant découverts, et pendant le balayage, est bonne mesure de salubrité.

Produits gazeux de la combustion.

Les combustibles destinés à la cuisson des aliments ou au chauffage, doivent être brûlés dans des appareils communiquant directement et librement avec l'air extérieur, tels que cheminées, poêles, fourneaux, munis d'une hotte, etc. Cette recommandation est surtout faite en vue des combustibles qui, tels que le coke et la braise, ne donnant pas de fumée, sont considérés à tort par beaucoup de personnes comme pouvant être impunément brûlés à découvert dans une chambre habitée. Ce préjugé a été la cause de graves accidents, souvent suivis de la mort ; il en est de même de la pratique toujours dangereuse de fermer complétement la clef d'un poêle ou la trappe inférieure d'une cheminée contenant de la braise enflammée, dans le but de conserver de la chaleur dans la pièce. On ne doit pas oublier, en effet, que la braise, pendant tout le temps qu'elle brûle, fournit une grande quantité de gaz asphyxiant.

Eaux ménagères.

Il est très important de ne pas laisser accumuler les eaux ménagères dans l'intérieur des habitations, particulièrement pendant la saison chaude.

Les cuvettes destinées à l'écoulement de ces eaux doivent être garnies de *hausses*, ou disposées de telle sorte que les eaux projetées à l'intérieur ne puissent jaillir au dehors.

Il faut bien se garder de refouler, à travers les ouvertures de la grille qui se trouve au fond des cuvettes, les fragments solides dont l'accumulation ne tarderait pas à produire l'engorgement des tuyaux.

Quand les tuyaux sont extérieurs, il convient de s'abstenir pendant les gelées d'y verser les eaux ménagères ; l'engorgement, et même la rupture quelquefois, pourraient en être la conséquence.

Enfin, lorsque l'orifice de l'un de ces tuyaux aboutit à une pierre d'évier placée dans une chambre ou dans une cuisine, on doit le tenir soigneusement fermé par un tampon, ou par un siphon.

Il y a toujours avantage à diriger les eaux pluviales dans les tuyaux de descente, de manière à les laver.

Dans tous les cas, quand ils exhalent une mauvaise odeur, on doit les désinfecter avec de l'eau contenant au moins un pour cent d'eau de javelle.

Une des pratiques les plus fâcheuses dans les usages domestiques, c'est celle de vider les urines dans les plombs d'écoulement des eaux ménagères. Il serait à désirer que cette habitude cessât partout où elle existe.

Ruisseaux.

Les ruisseaux de cours et passages qui reçoivent les eaux ménagères et les conduisent à ceux de la rue, doivent être exécutés en pavés, pierres ou fonte, suivant les dispositions locales. Les joints doivent être faits avec soin, et les pentes régulières de manière à permettre des lavages faciles et empêcher toute stagnation d'eau.

Cabinets d'aisances.

La ventilation des cabinets d'aisances est d'une importance majeure. Quand ils sont étroits et mal aérés, l'odeur qui s'en exhale, surtout à certaines époques de l'année, peut donner lieu aux accidents les plus fâcheux. Il est toujours possible de prévenir ces accidents et de ventiler complétement ces cabinets par des ouvertures ou par un tuyau d'évent convenablement disposés.

Lu et adopté dans la séance du Conseil de salubrité, du 10 novembre 1848.

CHAPITRE II.

DE L'ALIMENTATION.

ARTICLE I. — **Considérations générales.**

En général, on vit mal soit par excès, soit par insuffisance, soit par défaut de choix et de discernement.

On se laisse égarer par des faits mal interprétés. Ainsi en voyant les paysans si robustes et cependant si mal nourris d'ordinaire, faut-il en conclure qu'il sont robustes, précisément parce qu'ils sont mal nourris? Evidemment non. Et cependant que de fois on entend dire dans le monde que c'est avec les choux et les pommes de terre qu'on fait des enfants vigoureux, et prendre à témoin les petits campagnards. On oublie que l'air, l'air pur, est le premier et le plus indispensable des aliments, qu'il supplée souvent à un mauvais régime et que c'est à sa salutaire influence que les paysans doivent leur forte santé.

Le houilleur qui passe une grande partie de son temps dans l'atmosphère des mines, a besoin plus que tout autre, d'un bonne alimentation; car, loin de pouvoir compter sur un air pur et fortifiant, pour remédier à un régime défectueux, il a à combattre l'influence pernicieuse des miasmes et des gaz délétères qui abondent dans les galeries.

D'ailleurs pour le houilleur, comme pour tout homme qui vit du travail de ses bras, l'effort, la quantité de travail, sont en rapport avec l'alimentation.

« En 1825, les Anglais établirent aux carrières de Charenton, près de Paris, une usine à fer, d'après la méthode anglaise. Comme il fallait dans certaines opérations, un déploiement de forces, qu'on ne pouvait obtenir des Français, on fit venir des ouvriers anglais. En cédant à cette nécessité, les directeurs de l'établissement pensèrent avec raison que la faiblesse des Français tenait à une alimentation incomplète. Ils prirent, en conséquence, des mesures pour qu'ils pussent manger de la viande en aussi grande quantité que les ouvriers anglais, et six mois après, ceux-ci retournaient chez eux, laissant des Français vigoureux, aptes à les remplacer. »

« En 1841, lorsque la compagnie adjudicataire du chemin de fer de Paris à Rouen chargea des ingénieurs anglais de l'établissement de la voie, un grand nombre d'ouvriers passa à leur suite d'Angleterre en France. On sait avec quelle rapidité cette œuvre considérable fut exécutée ; rapidité qui fut due surtout à l'extrême émulation des ouvriers des deux nations ; mais les ouvriers anglais eurent d'abord l'avantage, ils faisaient mieux et plus vite, parce qu'ils avaient plus de pratique dans ce genre de travail et qu'ils étaient mieux outillés. Cependant l'habitude et des outils meilleurs rendirent bientôt les Français aussi habiles que leurs émules. Malgré cela, la rapidité dans le travail restait toujours à l'avantage des ouvriers venus d'Angleterre ; les Français ne faisaient communément, dans un temps égal, que les deux tiers de l'ouvrage exécuté par les Anglais. A quoi tenait cette infériorité ? Les ingénieurs en soupçonnèrent la cause, ils formèrent les ouvriers français au même régime que les anglais, et dès ce moment l'équilibre s'établit sur tout l'ensemble du travail. Pour cela, il ne fallut que substituer l'usage du roastbeef ou bœuf rôti au bouilli, aux légumes dont se nourrissaient presque exclusivement les ouvriers français (1). »

Il faut donc subordonner l'alimentation au travail qu'on devra fournir.

Je me propose de faciliter cette tâche par les explications qui vont suivre ; on verra qu'un petit nombre d'aliments simples, bien choisis et variés suffisent, à une bonne alimentation. Comme l'a dit avec beaucoup de raison M. Fonteret, la bonne nourriture n'est pas la bonne chère. En effet, tandis que l'une entretient les forces et la santé, l'autre fatigue les organes digestifs, allanguit leurs fonctions, tarit les sources de l'activité et de la vie.

J'entre en matière :

En fait d'alimentation, la science est arrivée à des résultats admirables. Je n'ai point à parler ici des expériences à l'aide desquelles elle a acquis les précieuses notions qu'elle possède aujourd'hui ; je me contenterai d'exprimer les faits en les dégageant autant que possible de tous les détails inutiles au but que je me propose et difficiles à comprendre pour des hommes qui ne sont pas initiés à ces études.

Quatre corps simples (c'est-à-dire indécomposables jus-

(1) Extrait du *Journal local d'agriculture et d'horticulture* reproduit par le *Courrier de Lyon*, du 4 octobre 1855, et dans l'ouvrage de M. Fonteret, *Hygiène physique et morale de l'ouvrier dans les grandes villes en général et dans la ville de Lyon en particulier*. Paris, 1854, in-18.

qu'ici en d'autres corps), par leurs combinaisons variées à l'infini, forment tous les tissus de nos organes.

Ce sont :

1° Le carbone ou charbon,
2° Le gaz azote,
3° Le gaz hydrogène,
4° Le gaz oxygène.

Un homme bien constitué, de moyenne grandeur, dépense en vingt-quatre heures :

Azote.	20 grammes.
Carbone.	300 —

Une fois ce résultat bien constaté, il s'agit pour réparer cette perte, de chercher des aliments qui contiennent ces deux corps ; c'est ce qui a été fait.

Dans les matières féculentes, on a trouvé principalement le carbone. Le pain donne pour 100 grammes en nombre rond :

Carbone.	30 grammes.
Azote.	1 —

30 grammes de carbone et 1 gramme d'azote ; en sorte que l'homme qui ne mangerait que du pain, devrait en consommer 2,000 grammes par jour pour avoir le chiffre de 20 grammes d'azote que nous avons dit être nécessaire ; mais d'autre part, il suffit de 300 grammes de carbone qu'on obtient avec 1,000 grammes de pain. Or, on voit tout d'abord l'inconvénient de se nourrir exclusivement avec du pain ; il y a là un excédant de 1,000

grammes sur la quantité qui aurait suffi pour le carbone ; cet excédant fatigue les organes digestifs, sans profit pour l'économie. Pendant quelque temps, une santé robuste résiste à ce régime, mais bientôt l'estomac et les intestins finissent par languir et deviennent malades. De là, les dyspepsies, les diarrhées chroniques, les maladies de foie, etc.

Ce que je dis ici du pain peut s'appliquer aux autres aliments féculents.

L'azote se trouve principalement dans la viande ; ainsi 100 grammes de viande désossée renferment :

Carbone.	10 grammes
Azote.	3 grammes et quelques fractions.

10 grammes de carbone et 3 grammes et quelques fractions d'azote : il faudrait donc de 600 à 700 grammes de viande pour obtenir les 20 grammes d'azote nécessaires et 3 kilos de viande pour arriver aux 300 de carbone. On voit quelle surcharge énorme pour l'estomac qui aurait en pure perte pour l'azote 2 kilos 500 de viande à digérer.

On comprend dès lors par ce peu de mots, la nécessité d'un régime mixte dans lequel se trouvent associés dans une mesure convenable, le pain et la viande ; ainsi :

	Carbone.	Azote.
1000 grammes de pain renferment.	300 grammes.	10 grammes.
500 — de viande —	30 —	10 —
Total.. . . .	300 grammes.	20 grammes,

Si je suis entré dans ces détails, c'est pour faire comprendre l'importance de la viande dans l'alimentation des travailleurs ; c'est que j'ai vu trop souvent combien un régime d'où elle est exclue est préjudiciable de toutes manières.

J'ai indiqué tout à l'heure des chiffres, mais c'est moins pour déterminer la quantité précise d'aliments qu'il est nécessaire de prendre, que pour fixer les idées sur ce sujet. Le point capital sur lequel j'insiste, c'est la qualité des aliments qui doivent être séparés en azotés et en carbonés, et entrer dans le régime pour les proportions que j'ai indiquées à peu près.

Nous allons passer en revue les principaux aliments divisés en deux classes, azotés et carbonés.

ARTICLE II. — **Aliments azotés.**

Les aliments azotés se tirent du règne animal. Les viandes de boucherie qui sont : le bœuf, le veau, le mouton, le porc ; la volaille qui comprend le dindon, l'oie, la poule, le canard ; et le gibier qui est composé d'éléments très variables, contiennent à peu près, et toutes choses égales d'ailleurs, le même pouvoir nutritif.

Les viandes blanches sont cependant un peu moins nourrissantes, mais aussi plus facilement digérées ; on les recommande avec raison aux convalescents.

Des circonstances très nombreuses peuvent modifier le pouvoir nutritif de la viande et la rendre plus ou moins facile à digérer. Les animaux vieux, surmenés, épuisés par la fatigue, ont les fibres musculaires très condensées, très dures et sont partant d'une digestion très difficile. Les animaux malades que l'on abat quand on juge improbable leur retour à la santé, ne doivent pas servir, quoi qu'on en ait dit, à la nourriture des hommes. Je ne parle pas des accidents ; ainsi un bœuf, dans une chute, s'est grièvement blessé ; on l'abat, la viande qu'il fournira sera consommée sans inconvénient. Dans des cas analogues, de jeunes chevaux mêmes pourront servir à notre alimentation. Il a été grandement question de la viande de cheval dans ces derniers temps ; moi-même j'en ai goûté. Quand le cheval, d'où elle est tirée, est jeune et bien portant, elle est fort bonne et ne saurait être facilement distinguée par des gens non prévenus, de la viande de boucherie.

C'est quand les animaux nourris dans de gras pâturages ont atteint toute leur croissance, que la viande qu'ils fournissent a acquis son maximum de puissance nutritive.

La chair, la partie musculaire, que dans le monde on appelle la viande, est celle qui contient le plus de substances nourrissantes ; les glandes, telle que le rein, la rate, le foie, etc., le cœur, les poumons, le cerveau, l'estomac, les intestins, sont d'une digestion difficile et recélent beaucoup moins de puissance nutritive.

Ce ne sera donc que dans des circonstances rares et exceptionnelles qu'on en fera usage ; le bon marché est illusoire. C'est le cas de rappeler cette vérité axiomatique : « Ce n'est pas ce que l'on mange qui nourrit, mais ce que l'on digère, ce que l'on absorbe. »

Les diverses préparations que l'on fait subir à la

viande ont une grande influence sur son pouvoir nutritif. La viande peut être : bouillie, rôtie, grillée, fricassée, salée.

Pour obtenir du bouillon, on plonge la viande dans l'eau quand elle est encore froide; on doit l'échauffer lentement et par degrés; de cette façon elle se charge de tous les principes solubles de la viande, et notamment de l'osmazone, de la gélatine, etc. Les substances végétales que l'on y ajoute, carottes, navets, etc., aromatisent d'une façon agréable ce bouillon, sans toutefois y ajouter beaucoup d'éléments nutritifs; plus l'opération se prolonge, plus le bouillon se charge des sucs de la viande; néanmoins alors même qu'il est le mieux préparé, il ne présente qu'une faible proportion d'éléments nutritifs, mais c'est un aliment très facile à digérer et très précieux; on l'épaissit avec des fécules légères ou certaines pâtes nourrissantes; la viande qui a cédé une certaine partie de ses sucs est devenue insipide; ses fibres, privées des substances aromatiques et excitantes, sont de difficile digestion et peu nourrissantes.

Si au contraire on plonge la viande dans l'eau lorsqu'elle bout, on la saisit, comme on dit vulgairement, c'est-à-dire que l'albumine se coagule sur toute la surface extérieure de la viande, et forme une couche compacte qui met obstacle à la sortie des sucs, lesquels restent enfermés au lieu de se dissoudre, comme dans le cas précédent; alors c'est le bouillon qui ne vaut rien et la viande qui est bonne; mais dans ce cas même elle est bien moins nourrissante que grillée ou rôtie; témoin les ouvrierss du chemin de fer de Paris à Rouen, dont j'ai parlé dans le commencement de ce chapitre. Cependant, quand la viande n'est pas de bonne qualité, comme il arrive fort souvent dans les campagnes, il vaudra mieux la faire bouillir que de la faire cuire de toute autre manière ; on ramollit ainsi les fibres qui deviennent plus faciles à mâcher et à digérer ; les sucs qu'elle a perdus se retrouvent dans le bouillon, aliment, comme je l'ai déjà dit, très agréable et très précieux.

Dans le centre de la France, on remplace souvent le bœuf par du porc salé, que l'on fait cuire dans de l'eau avec une grande quantité de légumes de toutes espèces, choux, navets, pommes de terre, haricots verts, pois, etc. C'est la *potée*, fort en honneur en Bourgogne et qui paraît à peu près tous les jours sur la table du riche et du pauvre. La viande du porc est très nourrissante, mais le lard et la graisse le sont moins, et de plus, sont difficilement digérés par les estomacs délicats.

En somme, pour l'homme qui doit fournir un travail rude et pénible, la viande grillée ou rôtie est plus nourrissante et plus fortifiante que préparée de toute autre façon.

Les fricassées contiennent souvent de la graisse et des condiments qui y sont introduits pour en rehausser la saveur, mais qui ne sont pas toujours faciles à digérer.

Dans les viandes salées, les fibres sont durcies, plus compactes, et par conséquent, plus difficiles à digérer.

La volaille est très nourrissante aussi, quoique à un degré moindre que la viande de boucherie. Il est bon qu'elle ait été élevée en plein air.

La chair des poissons est bien moins nourrissante que

la viande, cependant c'est après elle l'aliment le plus réparateur. Elle est en général d'autant plus facile à digérer qu'elle appartient à des poissons moins gros. Dans les gros poissons, outre que les fibres sont plus fortes, plus denses, plus résistantes, elles contiennent une grande quantité de gélatine d'une digestion difficile.

Œuf. — (Je parle ici de l'œuf de la poule, qui est de beaucoup le plus commun et le plus employé.) Il est un aliment complet, c'est-à-dire qu'il est à la fois azoté et carboné et pourrait seul suffire à réparer les pertes de l'économie. D'une saveur extrêmement agréable, il est à la fois, surtout quant il est frais, nourrissant et facile à digérer; c'est l'aliment du riche comme du pauvre, des estomacs robustes et des estomacs délicats.

Le jaune, qui est la partie essentielle de l'œuf, entre dans presque toutes les préparations culinaires, dans les sauces, les crèmes, les pâtisseries, etc. ; c'est avec le jaune qu'on fait le lait de poule, si précieux pour les malades.

Si un œuf se vendait un louis, au lieu d'un sou, ce serait le mets le plus vanté et le plus recherché ; heureusement, comme tous les bons et salutaires aliments, il abonde sur tous les points de la France.

Lait. — Le lait est aussi un aliment complet, il renferme des quantités de carbone et d'azote qui se trouvent naturellement en rapport avec les besoins des jeunes êtres qu'il est destiné à nourrir; ainsi dès le principe, il contient beaucoup plus de sucre et de graisse que plus tard où les matières azotées augmentent.

C'est une nourriture excellente, pour les enfants, et en général, pour tout le monde.

Cependant pour quelques personnes il est purgatif, pour d'autres c'est presque un poison, il détermine tous les désordres des indigestions.

Le lait est certainement nourrissant, mais bien moins que la viande; il ne devra pas entrer tous les jours dans le régime du houilleur; il rend *mou au travail*, comme le disent les ouvriers. Du reste, à ce sujet, il faudra surtout consulter son goût et ses prédispositions

Le fromage n'est autre chose que le lait solidifié ; on coagule le lait avec la pressure, on laisse égoutter la sérosité; voilà les fromages frais. Si on veut les conserver, on les couvre de sel sur toutes les faces, ils subissent au premier degré la fermentation, c'est le fromage salé : fromages de Brie, de Marolles, d'Epoisses, etc.; enfin, soumis à l'action de la presse et du feu, ils sont plus aptes à être conservés : fromages de Gruyère, Hollande, Sassenage, etc.

Tous ces fromages ont les propriétés du lait et sont en général de facile digestion; unis au pain, ils constituent une nourriture agréable et légèrement stimulante.

Le fromage est encore un aliment bien précieux, d'autant plus précieux qu'il est moins coûteux et plus répandu.

ARTICLE III. — **Aliments carbonés.**

Les aliments carbonés sont ainsi nommés parce qu'ils sont moins riches en azote et plus riches en carbone que les précédents. Ils sont tirés du règne végétal.

Pain. — C'est avec la farine du froment et du seigle et quelquefois de l'orge et de l'avoine, que se fait le pain. Dans les campagnes chacun fait son pain tant bien que mal. Or, le pain est la base de l'alimentation en France, il est donc important qu'il réunisse toutes les conditions qui peuvent le rendre nourrissant et facile à digérer. Je vais entrer dans quelques détails en prenant pour type la farine de froment.

Selon M. Regnault, elle contient à peu près les éléments suivants :

Eau.	10
Gluten sec (matières azotées).	11
Amidon.	71
Glucose.	4,7
Dextrine.	3,3
Total.	100,0

Ces éléments connus, on se rendra mieux compte de la panification qui comprend plusieurs opérations.

On verse dans le pétrin, une certaine quantité d'eau chaude qu'on mélange avec la farine; on dissout ainsi la glucose et la dextrine et on humecte le gluten et l'amidon; par le pétrissage, on répartit l'eau d'une manière égale dans toute la masse et on fait une pâte bien homogène. Il faut mettre dans cette pâte qui serait lourde et indigeste, un ferment; c'est le plus souvent un peu de pâte conservée et qui a fermenté. On se sert quelquefois aussi de la levûre de bière; la fermentation dans la pâte donne lieu à la formation d'une petite quantité d'alcool, d'acide acétique et des gaz acide carbonique et hydrogène.

Par l'expansion de ces fluides le gluten se soulève en crevasse et multiplie à l'infini les surfaces de la pâte; on ajoute aussi un peu de sel de cuisine. Cette fermentation ne doit pas être prolongée trop longtemps sous peine de devenir acétique. Ensuite la pâte est exposée dans un four où la température est élevée à 300 degrés environ. La chaleur arrête la fermentation, dilate les gaz et les emprisonne dans la mie par la formation de la couche extérieure; la croûte qui se durcit, s'épaissit et lui oppose une barrière infranchissable.

J'ai pris pour type la farine de froment débarrassée de son, c'est ainsi qu'on obtient le pain blanc; déjà on sait que le pain blanc est celui qui nourrit le moins; mais il résulte d'expérience fort bien faites que le son est une substance essentiellement alimentaire, riche en azote, en graisse, en fécule, en sels.

On laissera donc le son dans la farine, on réalisera ainsi une grande économie et de grands avantages pour la santé. Le son a des propriétés rafraîchissantes, qui préviennent et guérissent la constipation; il contient bien quelques parties ligneuses, qui ne se digèrent pas, mais, grâce à l'économie admirable des lois de la nature, une habitude acquise par degrés dispense les estomacs robustes de précautions indispensables aux gens débilités soit par les maladies, les excès ou toutes autres causes qui devront recourir au pain blanc.

Le pain frais est considéré comme indigeste; en effet, la mie trop humide devient facilement pâteuse et difficile à mâcher, il est donc meilleur quand il est rassis. Il ne faut pas cependant conserver du pain trop longtemps, il devient dès lors trop dur et souvent il se couvre de moisissures.

La farine de froment ne sert pas seulement à la confection du pain, mais encore à celle du macaroni des Lazagnes, du vermicelle, etc.

Elle entre aussi dans les pâtisseries de toutes sortes.

Légumes. — On entend par légumes, dans le monde et en hygiène, toutes les plantes ou herbes cultivées dans nos jardins et qui nous servent d'aliment.

Pomme de terre.—La pomme de terre est la plus précieuse conquête qui soit restée à l'Europe, de la découverte de l'Amérique. Elle pousse dans tous les climats depuis l'équateur jusqu'en Sibérie. Un hectare de terre de qualité moyenne en fournit chaque année de quoi nourrir 50 personnes. Elle contient sur 100 parties près de 2 parties d'azote et 21 de fécule.

C'est un aliment bien plus riche en azote que le pain, il est nourrissant, de facile digestion et d'une saveur très agréable ; il figure sur toutes les tables riches et pauvres et sous les formes les plus variées.

Une chose qu'il est bon de savoir c'est que la partie la plus farineuse, la plus savoureuse, se trouve sous la peau ; l'épluchage ne doit donc enlever qu'une couche aussi mince que possible.

Le froid, la gelée et même l'humidité peuvent altérer la pomme de terre, au point de lui enlever ses propriétés bienfaisantes et même de la rendre nuisible. Les animaux que l'on en nourrit quand elle est ainsi gâtée deviennent rapidement hydropiques.

On a appelé, à juste raison, la pomme de terre *un pain*

tout fait; aussi les mêmes raisons que j'ai exposées contre un régime exclusivement composé de pain se représentent ici en partie. Chez les peuples qui ne se nourrissent que de pommes de terre, la scrofule est fréquente et le tissu adipeux se développe d'une manière exagérée. Combinée avec des substances azotées, avec la viande, c'est l'aliment le plus excellent qui soit. Aussi la maladie qui vint détruire, il y a quelques années, en grande partie les récoltes de pomme de terre en Amérique et en Europe et qui affama l'Irlande, fut-elle considérée comme un terrible fléau.

Champignons. — Les champignons sont constitués par des fibres très denses, très nombreuses et par conséquent difficiles à digérer, mais leur saveur est fort agréable.

Malheureusement les champignons ne sont pas sans dangers, et chaque année la presse nous parle d'empoisonnements causés par l'ingestion de ces aliments.

A Paris on n'autorise la vente que des champignons de couche (*agaricus campestris*), des morilles et des mousserons. Je vous engage à n'en pas manger d'autres, parce que ceux-là seuls sont faciles à reconnaître. Sans doute, ils ne sont pas seuls bons à manger; le bolet, l'amanite oronge, plusieurs agarics, sont exempts de dangers; mais ils peuvent être confondus avec d'autres qui sont vénéneux. Tout le monde se prétend connaisseur, et de fait, les accidents n'en arrivent pas moins; il est plus sage de s'abstenir de cette gourmandise; le champignon contient si peu de matières nutritives, que c'est à peine un aliment, il n'est recherché que pour sa saveur.

Légumes divers. — Les lentilles, les pois et les haricots

sont des aliments qui contiennent de notables proportions d'azote ; ils sont d'une saveur agréable ; mais leur enveloppe, surtout celle des haricots est dure et difficile à digérer ; on pourra les dépouiller de leur enveloppe en les réduisant en purée.

Carottes, navets, asperges, laitues, chicorées, épinards, maches, artichaux, haricots verts, petits pois, courges, choux, choux-fleurs, oseille, rave, radis, etc., tous ces aliments contiennent des substances faiblement nutritives, mais d'une digestion extrêmement facile, si j'en excepte le chou, et d'une saveur très agréable. Ils sont en outre rafraîchissants et adoucissants. A certaines époques de l'année, au printemps et dans les grandes chaleurs, nous les recherchons de préférence à la viande.

Fruits. — On dit dans le monde tant de choses sur les fruits et si peu de raisonnables que je crois utile de m'étendre un peu sur ce sujet.

Quand un fruit n'est pas arrivé à maturité, les fibres ligneuses qui les constituent sont plus denses, plus nombreuses et plus dures qu'à l'état de maturité, et ces fibres, qu'on s'en souvienne, ne sont point susceptibles d'être digérées. En outre, il renferme alors en quantité notable, un acide organique (citrique, malique, tartrique, acétique), fort peu d'eau et beaucoup de fécule. On comprend qu'à cet état, il exerce sur l'homme, les plus fâcheux effets. En effet, il détermine la diarrhée, la dysenterie, le développement d'ascarides lombricoïdes ; mais plus tard quand la maturité est complète, les fibres deviennent moins nombreuses, plus molles ; l'acide n'existe plus qu'en proportion peu considérable et la fécule a été remplacée par le sucre de raisin. Alors le fruit est une nourriture saine et agréable et convient particulièrement aux enfants. L'examen de notre constitution et notamment de notre mâchoire, démontre que nous sommes nés mangeurs de fruits, et l'instinct étouffé chez les hommes, par l'éducation, parle énergiquement chez les enfants, qui recherchent les fruits de préférence à tout autre aliment. Je connais des enfants qui en mangent des quantités vraiment énormes et qui s'en trouvent bien ; mais la condition indispensable est que les fruits soient bien mûrs et de bonne qualité.

Je pourrais appuyer mon dire par de nombreux faits ; je n'en citerai qu'un. Une jeune personne de ma famille, à l'âge de quinze ans environ, fut prise d'une maladie des voies digestives qui fut soignée sans succès par tous les médicaments les mieux indiqués, par toutes les méthodes le plus en vogue. Elle était devenue méconnaissable, elle était si maigre et si faible qu'on la prenait pour une vieille femme. La voyant dans cet état, l'un des médecins qui la soignaient, M. Estor, professeur à la faculté de Montpellier, praticien très illustre et très instruit, recommanda de l'exempter désormais de toute médication et de lui donner comme aliment ce qui lui plairait le mieux.

C'était au mois de juin, cette jeune fille revint dans sa famille, et voyant les personnes qui l'entouraient manger des abricots, elle prit l'envie d'en goûter ; elle en digéra un, puis deux, puis plusieurs; bientôt elle en dévora de pleines corbeilles, et au bout de quelques semaines, elle avait repris, en partie, sa fraîcheur et son embonpoint.

Ce n'est pas cependant que je sois d'avis que l'on doive nourrir les enfants d'une manière exclusive avec des fruits. Non, mais quand ils sont bien mûrs, laissez-leur en manger.

Dans le mois d'août, quelquefois les diarrhées sont fréquentes. Ce sera le cas d'en restreindre, ou même d'en suspendre complétement l'usage ; n'oublions pas que les meilleures choses, quand on en fait un abus, deviennent malfaisantes.

Du reste, c'est le temps des prunes et des melons, aliments indigestes dont il ne faudra jamais user que très modérément.

ARTICLE IV. — **Des boissons.**

De l'eau. — L'eau est la boisson naturelle des plantes, des animaux et de la plupart des hommes. Elle abonde dans la nature.

Des conditions diverses et variables peuvent la rendre plus ou moins propre à nos besoins. L'eau des fleuves et des rivières est la plus pure ; en coulant, elle laisse dégager une partie des gaz qu'elle renferme et une partie des sels qu'elle tient en dissolution.

Mais ce n'est pas la plus agréable, ni par conséquent la plus recherchée. Celle qui provient de certaines sources fraîches est douée d'une saveur plus appétissante ; malheureusement, cette saveur même tient à la présence de certains sels (carbonates et sulfates) qui ne sont pas toujours dépourvus d'inconvénients. Un savant de nos jours croit que les eaux de source en général déterminent la carie des dents, *medici certant et adhuc sub judice lis est;* la question est encore à l'étude.

L'eau dormante, l'eau des étangs et des marais ne doit jamais être employée comme boisson ; elle est très malsaine ; elle est chargée de matières organiques, végétales ou animales qui peuvent exercer sur l'économie les effets les plus désastreux.

Dans les campagnes souvent, pendant l'été, l'eau vient à manquer ; on peut remédier à cet inconvénient par la construction de citernes où l'on recueille l'eau du ciel. Cette précaution si simple mettrait à l'abri des disettes d'eau si pénibles et même des ravages du feu contre lesquels on est désarmé.

L'eau emmagasinée se corrompt à la longue. Tout recemment M. Grimaud (de Caux) (1) a recommandé un procédé qui la met à l'abri de toute altération. Voici en quoi il consiste : « Il faut se rappeler que l'eau est introduite dans la citerne par les *cassettoni* et les *canaletti*. On donne aux casettoni et aux canaletti réunis 1 mètre cube de capacité et on les remplit de charbon. Désormais toute base d'altération provenant des causes ordinaires est immédiatement éliminée ; car il ne faut qu'un kilogramme de charbon pour dépurer 1 mètre cube d'eau. Les cassettoni et les canaletti sont très accessibles, étant à la surface ; on peut donc renouveler le charbon pour chaque opération, sans difficulté, et même en rendre la dépense pour chaque insignifiante, pour ainsi dire, en le revivifiant (2). »

(1) *Annales d'hygiène publique et de médecine légale*, 2e série, t. XIV, Paris, 1860, p. 467.

(2) *Comptes rendus de l'Académie des sciences*, du 24 septembre 1860.

On a célébré les vertus de l'eau pure dans nombre d'écrits; c'est le breuvage le plus apte à maintenir dans l'économie l'harmonie et l'équilibre, j'en conviens; les liqueurs fermentées ont fait au monde plus de mal que de bien et, la plupart du temps, l'eau simple devrait les remplacer dans un régime bien entendu; mais dans la profession du mineur, et dans bien d'autres, mais dans la profession du mineur, dont je m'occupe actuellement, qui demande un déploiement de forces considérable et souvent disproportionné à sa nature, il est utile, nécessaire, souvent indispensable d'employer les toniques, les stimulants, le vin, admirable liqueur, si propre, quand elle est employée avec sagesse et réserve, à relever les forces morales et physiques.

On ne saurait dire que très approximativement quelle est la quantité précise d'eau dont un homme a besoin par jour.

J'ai vu des puddleurs, pendant les grandes chaleurs de l'été, absorber de 10 à 15 litres d'eau dans la journée; ces doses excessives, continuées pendant longtemps, affaiblissent l'économie, fatiguent les voies digestives et amènent les diarrhées et les dyspepsies; quelquefois même elles déterminent sur-le-champ des indigestions graves.

D'autres personnes, au contraire, boivent fort peu.

Quand le corps est en sueur, on sait qu'il est dangereux de boire de l'eau froide en grande quantité et d'une seule fois; cette eau, introduite dans l'estomac, soustrait une certaine quantité de chaleur aux organes voisins; l'équilibre se rétablit bientôt et la chaleur revient promptement aux parties un moment refroidies; mais cette réaction dépasse souvent le rétablissement de l'équilibre; le sang rappelé dans ces organes y arrive avec une trop grande abondance.

De là les congestions, les phlegmasies et même encore d'autres accidents immédiatement graves : la mort par syncope, comme M. Guérard en a cité des exemples.

Si donc vous voulez boire, ayant soif, buvez, buvez même frais, mais par petites gorgées; jamais le chien qui a chaud et qui boit de l'eau froide n'éprouve d'accident, tandis que le cheval, dans les mêmes circonstances, devient souvent malade. C'est que le premier boit en *lapant*, c'est-à-dire que de très petites quantités d'eau sont prises à la fois, réchauffées facilement par leur contact avec la langue, la gorge, l'œsophage, et arrivent à l'estomac pourvues d'une température déjà élevée; tandis que le cheval introduit tout d'un coup dans son estomac une grosse masse d'eau qui n'a point eu le temps de changer sensiblement de température durant le trajet qu'elle parcourt.

Il faudra donc, dans ce cas, boire lentement à petites gorgées et employer, préférablement à l'eau pure, une liqueur légèrement excitante, aromatique.

Boissons alcooliques. — Le vin, le vin de France, est la plus agréable et la plus bienfaisante de toutes les boissons stimulantes.

Je ne parlerai pas ici des vins des différents crus, encore moins des vins étrangers; le houilleur se contente de celui que produit sa contrée ou la contrée voisine.

Le vin par lui-même est peu nourrissant, il contient

sur 1000 : azote, 0,15; carbone, 40 grammes; eau, 900 grammes. C'est, comme on voit, un aliment spécialement respiratoire; mais son action sur les voies digestives, quand il est pris à des doses modérées, est du plus salutaire effet. Après l'ingestion d'une petite quantité de vin, on sent une douce chaleur se produire dans l'estomac et se répandre dans tout l'organisme; la circulation devient plus forte et plus active, la respiration plus libre, toutes les fonctions semblent être plus faciles, la digestion notamment se fait sans fatigue.

Les facultés intellectuelles et morales s'érigent; le courage, la force et la gaieté se réveillent. En un mot on est dans un état de bien-être qui résulte de l'accomplissement régulier de toutes les fonctions de l'organisme; on se sent plus de vie, capable de faire plus et mieux qu'auparavant.

Insistons sur quelques points. J'ai dit que les fonctions digestives s'accomplissaient bien sous l'influence du vin pris à dose modérée; c'est qu'en effet, au moment où l'estomac contient des matières alimentaires, où le travail de la digestion commence, l'action stimulante du vin provoque la sécrétion des sucs gastriques et biliaires, et suscite le concours de toutes les forces vitales.

Si l'estomac est vide, cette stimulation n'a plus d'objet; elle fatigue les organes, en réveillant une énergie passagère, sans profit pour la nutrition; elle émousse à la longue leur sensibilité et les réduit à l'impuissance.

Avis donc aux buveurs de goutte du matin, qui d'ailleurs ne prennent pas le vin à dose modérée et mélangé d'eau, conditions indispensables pour les bons effets que nous en attendons.

Avis surtout à ceux qui boivent de l'eau-de-vie pure le matin à jeun; le contact d'un liquide aussi irritant avec la membrane interne de l'estomac, finit par l'enflammer et par déterminer des désordres de toutes sortes qui épuisent plus ou moins rapidement, mais d'un manière fatale, les forces et la santé.

Un litre de vin par jour, c'est à peu près la quantité utile à un homme vigoureux qui fournit un travail pénible. Le vin employé avec sagesse et modération nous rend forts et bien portants. Voyez les hommes qui habitent la plantureuse Bourgogne, comme ils sont vifs, alertes, robustes et de plus, travailleurs et intelligents.

Il est plus que probable que le vin que fournit cette province privilégiée, est pour beaucoup dans la luxuriante santé de ses habitants.

Le vin, c'est non-seulement un aliment, mais souvent un remède : tout le monde a entendu parler du médecin engraisseur qui n'employait pas d'autres médicaments que la bonne viande et le bon vin pour toutes les maladies chroniques. Moi-même, toutes les fois que j'avais à traiter, dans le département de l'Allier, des mineurs à constitutions affaiblies par les fièvres intermittentes, par une mauvaise alimentation, par la fatigue, j'ordonnais le vin de quinquina préparé avec du vin de Bourgogne, et bien souvent avec succès.

J'ai déjà parlé de l'usage intempestif du vin, actuellement je serai bref sur les abus.

On sait à quels accidents, à quels scandales expose

l'ivresse; on sait que l'ivresse mène par une pente fatale à l'ivrognerie, maladie et vice les plus honteux dont l'humanité puisse être atteinte.

Un homme voué à l'ivrognerie est répudié partout. Quel est le directeur de mines qui osera confier un poste à un pareil homme, lorsque le salut de plusieurs centaines d'ouvriers peut dépendre d'une imprudence de sa part?

L'ivrogne n'est bon à rien ; c'est un être déchu dans l'ordre moral, objet de dégoût pour tous, et qu'attend la fin la plus misérable.

Eau-de-vie. — C'est surtout l'eau-de-vie qui produit les désordres dont je viens de parler.

Son usage est bien plus souvent nuisible qu'utile.

Un auteur anglais prétendant que le vin n'agissait sur l'économie que par la quantité d'alcool qu'il contient, avait, par son autorité, fait adopter l'usage d'un mélange d'eau et d'eau-de-vie comme breuvage pendant les repas. Les vins contiennent environ 8 pour 100 d'alcool; c'était une base approximative qui servait à doser le mélange.

A défaut de vin, qu'on ait recours à cette pâle préparation, rien de mieux; mais qu'on ne prétende pas le remplacer ainsi.

Pour vouloir trop analyser, on arrive quelquefois à l'absurde: de ce que le vin contient de l'alcool en notable proportion, il faut se garder de croire qu'il n'a d'action que par cet alcool. Il renferme des substances aromatiques qui lui sont propres et qui exercent sur nos organes un effet spécial.

Dans certains cas on pourra employer l'eau-de-vie après

les repas, en petite quantité, quand il s'agit, par exemple, de résister à une très basse température ; mais il faut toujours en être sobre et n'en prendre qu'après les repas.

Pendant la campagne de Russie, ceux qui burent un peu d'eau-de-vie s'en trouvèrent bien et résistèrent mieux au froid, toutes choses égales d'ailleurs, que ceux qui ne purent en faire usage; mais presque tous ceux qui en usèrent trop largement, succombèrent rapidement. Je termine ce qui est relatif à l'eau-de-vie, par ce que je disais en commençant, elle est plus souvent nuisible qu'utile.

Bière (1). — La bière serait une boisson précieuse si elle coûtait moins cher ; mais il ne faut pas cependant la comparer au vin, ni prendre à la lettre ce qu'en dit M. Raspail : « La bière, dit-il, est un pain liquide, et renferme sous cette forme, même après la fermentation la plus complète, tous les éléments nutritifs que contient le meilleur pain sous forme solide. Les peuples qui en font usage boivent le pain que nous dévorons, nous, à belles dents. »

La bière est plus chère ou tout au moins aussi chère que le vin dans le centre de la France et n'a qu'à un faible degré quelques-unes de ses qualités. C'est une boisson de luxe, qui peut, dans certains cas restreints, être prise entre les repas ; elle apaise bien la soif, stimule un peu l'estomac et est légèrement alimentaire.

(1) On consultera avec intérêt l'intéressante monographie que M. le professeur Mulder (d'Utrecht) a publiée sur cette question : *De la bière, de sa composition chimique*, etc., traduit du hollandais. Paris, 1861, in-18.

Boissons diverses. — La disette ou la cherté du vin fait recourir à des boissons artificielles destinées à le remplacer.

Voici les recettes de quelques-unes de ces boissons :

CLAIRETTE BORDELAISE.

Raisins secs.	4 kilogrammes.
Sucre.	3 —
Acide tartrique.	100 grammes.
Coriandre.	100 —
Alcool.	1 litre.
Roses trémières.	250 grammes.
Eau.	100 litres.

Eau de Seine.	100 litres.
Mélasse de cannes.	4 kilogr. 500 grammes.
Son fin.	15 litres.
Pommes sèches concassées. .	7 kilogr. 500 grammes.
Raisins secs broyés.	1 kilogramme
Acide tartrique.	10 grammes.
Tannin.	6 —
Fleurs de tilleul	300 —
Fleurs de mauve.	300 —
Levûre de bière.	Quantité suffisante.

Houblon.	3 grammes.
Sucorée.	5 —
Chicorée	5 —
Acide tartrique.	30 —
Cassonade.	1 kilogramme.
Esprit de vin.	1 décilitre.
Caramel.	25 grammes.
Eau.	20 litres.

HYMODGÈNE.

Eau.	100 litres.
Baies de genièvre.	325 grammes.

Sucre.	4 kilogrammes.
Raisins secs.	2 —
Houblon.	60 grammes.
Coriandre.	500 —
Acide tartrique.	50 —

MIRTHILÈNE.

Eau.	100 litres.
Baies de mirthilène.	250 grammes.
Sucre.	2 kilogrammes.
Raisins secs.	1 kilogramme 500 grammes.
Acide tartrique.	50 grammes.
Vin du Midi.	15 litres (1).

Café. — Le café n'a pas les effets pernicieux qu'on lui a reprochés. Fontenelle, Voltaire et bien d'autres en faisaient abus et sont néanmoins parvenus à une vieillesse très avancée. Du reste, le café a conquis le monde, en dépit des médecins, et aujourd'hui il fait en quelque sorte partie de notre civilisation, comme le dit fort bien M. Michel Lévy (2).

L'infusion de café chaude et sucrée est extrêmement agréable, nourrissante, tonique et stimulante. Elle augmente la chaleur, accélère la circulation et vivifie tout l'organisme ; le bien-être général qui se répand dans toute l'économie après l'ingestion de l'infusion de café, indique que les fonctions se font avec régularité, que la digestion est aisée et rapide.

Le café relève les forces morales, suscite dans l'esprit une douce exaltation qui nous rend moins lourd le poids

(1) Ces recettes sont empruntées à l'ouvrage de M. Vernois, *Traité d'hygiène industrielle et administrative*. Paris, 1860, t. I.

(2) *Traité d'hygiène publique et privée*, 3e édition.

de nos misères, nous inspire le courage nécessaire pour les supporter, et l'espoir d'un avenir meilleur.

Précieuse et admirable plante dont l'effet spécial sur le cerveau est si heureux, et que rien ne peut remplacer ! Non, aucun excitant n'a le pouvoir, comme le café, d'ériger toutes les facultés de la pensée, imagination, mémoire, attention, etc., tout en les rendant plus nettes ; de relever le moral sans troubler les sens et sans amener après lui, comme réaction, la torpeur, le malaise et le dégoût.

J'ai dit tout à l'heure que le café était nourrissant. C'est un fait que l'analyse a mis hors de doute et que l'observation est venue justifier.

Les mineurs de Charleroi, au dire de M. de Gasparin, se soumettent à un régime alimentaire insuffisant, puisqu'il ne contient qu'une quantité d'azote représenté par 15 grammes au lieu de 20 grammes, et cependant ces hommes conservent une bonne santé et une grande vigueur ; c'est qu'à chacun de leurs repas ils font usage du café ; qu'on explique comme on le voudra l'action du café, le fait existe. La dose de 15 grammes d'azote est complétement insuffisante, surtout pour des hommes qui ont un travail pénible, et représente une nourriture inférieure à celle que s'imposent, par esprit de pénitence, les religieux les plus austères, qui, après tout, livrés la plus grande partie du temps à la méditation et à la prière, ne font pas de pertes aussi considérables que les mineurs. Le café est donc nourrissant.

Les médecins militaires nous apprennent que le café est un puissant préservatif des maladies ordinaires des camps ; que depuis que l'usage en a été adopté dans l'armée, on en a obtenu des résultats excellents.

Mais il ne faut pas oublier que c'est un excitant, qu'on ne doit, par conséquent, pas en abuser, et surtout ne pas le prendre à jeun, quand l'estomac est vide. Les mêmes inconvénients que nous avons indiqués pour le vin, se représenteraient ici; les fonctions digestives seraient excitées inutilement et sans profit pour la nutrition; il en résulterait une fatigue qui se traduirait d'abord par la perte de l'appétit et bientôt par une paresse des organes, par la flatulence, la dyspepsie, etc.

De plus, le café ne convient pas à tous indistinctement. Aux enfants, aux jeunes gens et aux femmes nerveuses, l'usage doit en être rigoureusement interdit. Il convient, au contraire, d'une manière spéciale aux personnes à constitutions molles, phlegmatiques, appauvries par la maladie, par l'influence de l'humidité, etc.

ARTICLE V. — **Du régime.**

L'administration de la guerre, prenant pour base les données physiologiques que j'ai exposées plus haut, a établi ainsi la ration alimentaire de l'armée :

Viande fraîche.	125	grammes.
Pain de munition.	750	—
Pain blanc de soupe.	516	—
Légumineuses.	200	—

Il ne faudrait pas prendre trop à la lettre ce que j'ai dit touchant la quantité d'aliments nécessaires à l'entretien de la vie. On doit tenir grand compte de l'exercice qui, selon qu'il est plus ou moins considérable, détermine une plus ou moins grande déperdition dans l'économie; puis de la température : quand elle est élevée, l'homme doit consommer moins d'aliments et surtout d'aliments carbonés; parce qu'il n'a pas besoin de produire une aussi grande quantité de chaleur et de brûler par conséquent autant de carbone que quand la température est basse. Enfin, il faut avoir égard surtout aux différences individuelles: pour tel homme, le régime du cavalier français serait insuffisant; pour tel autre, il serait excessif.

On cite partout l'exemple du Vénitien Cornaro (1), qui se contentait de 12 onces de nourriture solide et 14 onces de nourriture liquide. A l'âge de trente-cinq ans environ, il était si affaibli, si usé par le genre de vie qu'il menait, à l'exemple des jeunes gens riches de son âge, que ses médecins durent l'avertir que s'il persévérait dans ces désordres, il ne devait pas compter vivre longtemps encore. C'est alors que, prenant cet avis au sérieux, il réforma sa conduite et s'imposa le régime qui l'a rendu célèbre et lui a valu un siècle de vie.

Douze onces de nourriture solide! Vous voyez qu'il était loin de la ration du cavalier français; plus tard même il diminua, il arriva à faire un repas d'un seul jaune d'œuf. Si, par condescendance pour sa famille ou ses amis, il augmentait un peu son régime, il perdait sa gaieté, devenait lourd, pesant, malade en un mot; et il revenait bien vite à sa vie sobre, source de tout bien.

Des imitateurs mal avisés sont morts prématurément pour avoir voulu suivre leur modèle de trop près.

Cela revient à dire que nous devons, avant tout, con-

(1) Voyez son *Traité de la sobriété*, traduit sur la dernière édition italienne, à la suite d'une traduction nouvelle de l'*École de Salerne*. Paris, 1860, in-18.

sulter nos besoins, et que tel régime fort bien approprié à la constitution de celui-ci ne conviendra nullement à la constitution de celui-là.

La sensation de la faim nous excite à manger autant qu'il est nécessaire ; mais c'est à nous de choisir avec discernement la qualité et la variété d'aliments qui seront à notre disposition.

J'espère que ce que j'ai dit dans les pages qui précèdent, facilitera beaucoup votre tâche.

Rien n'est moins compris, en général, dans toutes les classes de la société que l'utilité, la nécessité d'un régime convenablement réglé ; c'est de là souvent que dépend la santé.

L'enfant à la mamelle doit faire un nombre de repas presque illimité, c'est-à-dire qu'il doit teter environ toutes les deux heures pendant le jour, et deux fois pendant la nuit ; dans la seconde enfance, cinq repas sont nécessaires ; quatre dans l'adolescence ; trois dans l'âge adulte ; l'homme fait se contentera de deux repas et enfin le vieillard doit se borner à un seul.

L'habitude qui règne dans une grande partie de la France, et notamment à Saint-Etienne, de faire à midi le repas principal, est fort bonne au point de vue de l'hygiène.

Les vieillards chez qui l'estomac est devenu paresseux mais patient, se borneront à ce seul repas. Ils auront tout le temps dont ils ont besoin pour que l'acte de la digestion soit complétement terminé avant l'heure du sommeil. Le matin, pour attendre le dîner patiemment, à peine prendront-ils une tasse de bouillon ou de lait.

L'homme fait soupera le soir à sept heures environ. Enfin l'adulte déjeunera à six, sept ou huit heures du matin, dînera à midi, et soupera à sept heures du soir.

Dans ce que je viens de dire sur les vieillards, les adultes et les hommes faits, je me garde bien de parler d'âge. Tel homme de trente ans a des organes digestifs paresseux, fatigués, malades, tandis qu'un homme de soixante ans fait gaillardement et sans fatigue deux ou trois repas copieux.

C'est le premier qui est vieux et qui a besoin de précautions et de soins; c'est l'homme de soixante ans qui est jeune et qui, tout en se souvenant que les excès lui seront, plus qu'à tout autre, préjudiciables, peut et doit ordonner son régime d'après ses besoins et l'exercice qu'il fait.

Il faut que la raison l'emporte sur le plaisir de manger, il faut être sobre; si vous êtes bien pénétré de cette vérité, vous serez à vous-même votre meilleur médecin, en ce qui concerne le régime, et vous braverez les incommodités et les maladies.

Du reste, les houilleurs ne pèchent pas d'ordinaire par l'excès de nourriture; excepté les jours de chômage, où quelques-uns d'entre eux passent un temps destiné au repos et aux joies de la famille dans l'air empesté des cabarets, où ils perdent leur santé, leur argent et quelquefois plus encore, d'ordinaire, je le répète, ils sont sobres de nourriture et ils ont seulement besoin d'être dirigés dans le choix des aliments.

CHAPITRE III.

DU TABAC.

L'usage du tabac s'est répandu parmi les mineurs comme dans toutes les classes de la société. Il s'est immiscé dans tous les actes de la vie et s'impose aujourd'hui de telle façon, que, impuissants à le réprimer, nous devons seulement songer à le diriger.

Quelques auteurs, très recommandables du reste, en ont exagéré les inconvénients; on les a laissés dire et on a continué à fumer.

D'autres, juges indulgents pour leur propre cause, se sont efforcés d'innocenter le tabac de toutes les accusations portées contre lui.

Nous allons analyser, pour la mieux comprendre, l'action du tabac sur les organes les plus importants de la vie, et chercher au milieu de ces opinions contradictoires à dégager la vérité.

Action du tabac sur les organes de la digestion. — L'usage du tabac à fumer fait affluer dans la bouche une grande quantité de salive qui le plus souvent est rejetée au dehors; or, la salive est essentielle à l'accomplissement d'une bonne digestion, en outre cette déperdition, quand elle est considérable, a l'inconvénient d'épuiser l'organisme.

Il y a des fumeurs qui ne crachent pas; la salive alors est avalée, mais avec elle, une certaine proportion d'un principe narcotico-âcre propre au tabac (la nicotine).

Ce poison a sur les organes de la digestion une action irritante, très manifeste chez les personnes qui n'y sont point habituées. Tout le monde sait que les débutants qui s'initient à l'art du fumeur, éprouvent des coliques atroces, des vomissements affreux et d'autres accidents encore, tels que céphalalgie, torpeur, etc.

Cette action peut à la longue être moins sensible, mais elle s'exerce continuellement. Les grands fumeurs mangent très peu. Privés accidentellement de leur pipe ou de leur cigare, ils sont pris de constipation, constipation qui disparaît dès que l'habitude a repris son empire. Ces faits et d'autres encore variables, suivant les prédispositions individuelles, indiquent que l'économie est toujours sous l'empire de cette influence. Il faut que les organes digestifs soient robustes pour y résister.

Aussi la dyspepsie, avec ses formes variées, qui semble être, par sa fréquence, une des maladies de notre époque, est-elle habituellement la conséquence de l'abus du tabac. Comme la relation de cause à effet est quelquefois obscure, on la méconnaît, on la nie; il n'y a rien de plus difficile que de persuader à un fumeur que le tabac est la cause de ses maux.

Les pharyngites chroniques, si fréquentes et si rebelles, ne reconnaissent le plus souvent pas d'autres causes que l'usage du tabac. La muqueuse qui tapisse l'arrière-bouche, souvent en contact avec une fumée chargée de principes irritants, finit par s'enflammer; et cette inflammation s'aggrave par la persistance de la cause productrice.

Les personnes qui en sont atteintes savent très bien

qu'en se privant de fumer, elles améliorent immédiatement leur état; et, le croirait-on, l'empire de l'habitude est si puissant, qu'on ne peut pas toujours obtenir d'elles le sacrifice de ce plaisir.

Un autre inconvénient du tabac, c'est de salir les dents, de les couvrir d'un enduit noir qui irrite les gencives, les enflamme, les ulcère et finit par déchausser les dents.

Action du tabac sur le cerveau. — Le tabac exerce sur le cerveau une action manifeste. Les animaux qui ont servi aux expériences d'Orfila et qui avaient avalé du tabac râpé présentèrent à l'autopsie un engorgement très notable des vaisseaux cérébraux.

Du reste, il suffit d'observer ce que nous avons journellement sous les yeux.

Voyez un fumeur, les yeux fixes, ne se remuant que pour cracher et gardant un silence absolu. Vous le croiriez absorbé dans de profondes pensées. Demandez-lui à quoi il songe : à rien, vous répondra-t-il, et il dit vrai.

C'est que le tabac agit sur le cerveau un peu à la manière de l'opium, en émoussant ses fonctions. C'est en ce sens qu'on a raison de dire que le tabac est un consolateur précieux qui nous fait momentanément oublier nos misères.

A un degré plus avancé l'action du tabac se traduit par des douleurs de tête violentes, et par la plupart des signes de l'ivresse.

Action du tabac sur les poumons. — Les fumeurs de cigarettes font pénétrer dans les poumons les vapeurs qu'ils aspirent. Là elles se dépouillent au profit de la membrane qui tapisse les bronches des principes âcres que contient le tabac.

Il en résulte une irritation des bronches qui aboutit aux catarrhes et à l'emphysème. Au mois de février 1860, à l'Hôtel-Dieu de Saint-Étienne, j'ai vu mourir très rapidement un jeune soldat qui, en arrivant au régiment, avait cru devoir apprendre à fumer. Les leçons qu'il reçut lui profitèrent à merveille; en quelques semaines il en était venu à consommer 35 grammes de tabac par jour en cigarettes; il faisait tous ces petits tours qui constituent l'art du fumeur émérite; ainsi il aspirait une grande quantité de fumée, il buvait un verre d'eau ou de bière, puis et seulement alors rendait cette fumée.

D'une santé jusque-là très robuste, il sentit bientôt les atteintes d'une maladie de poitrine (emphysème pulmonaire), qui l'emmena rapidement au tombeau. Il se plaignait en entrant à l'hôpital d'une oppression qui alla toujours en croissant et dont l'art ne put triompher (1).

Les vapeurs de la pipe et du cigare sont tellement âcres qu'elles produiraient dans les bronches une irritation immédiate, difficile à supporter; aussi ne sont-elles point aspirées comme celles de la cigarette jusque dans les poumons; elles ne dépassent pas l'arrière-bouche.

Mais l'air qu'on respire en fumant est toujours chargé, en proportions variables, de gaz qui irritent les bronches, surtout chez les personnes qui ont ces organes déjà malades ou fort impressionnables.

(1) A l'autopsie, on trouva les altérations propres au catarrhe et à l'emphysème pulmonaire.

C'est pourquoi l'habitude de fumer est plus préjudiciable aux mineurs qu'à certains autres hommes.

Enfin, et pour clore la série des reproches adressés au tabac, tout le monde sait aujourd'hui qu'on accuse la pipe de déterminer le cancer de la lèvre inférieure.

Tels sont les dangers qui menacent les personnes qui fument à l'excès.

Il faut bien reconnaître que si l'abus du tabac peut engendrer des maladies très rebelles et parfois très graves, l'usage modéré, chez des hommes qui n'ont nulle trace d'affection du côté des organes de la digestion et de la respiration, est une source innocente de distraction.

Il est très difficile d'assigner aux fumeurs la limite qu'ils pourront atteindre sans danger, car elle n'est pas la même pour tous. Cependant, pour fixer les idées, j'indiquerai la dose de 15 grammes par jour, comme le terme qu'ils pourront toucher mais non franchir. Ils devront en outre prendre en grande considération les préceptes suivants, formulés par un pharmacien fort distingué de Poitiers, M. Malapert, cité par M. Vernois (1) :

« Les fumeurs ne trouvent pas le même goût au tabac au commencement et à la fin d'une pipe ou d'un cigare. C'est que la nicotine qui se dégage des premières portions de tabac qui brûlent dans une pipe se condense dans la portion inférieure avec plus ou moins de produits pyrogènes, et, lorsque le feu est arrivé au milieu de la pipe, la nicotine qui se dégage alors s'ajoute à celle qui y était condensée et arrive en masse dans la bouche.

(1) Max Vernois, *Traité d'hygiène industrielle et administrative*, 1860.

» Il en est de même des cigares : lorsqu'on fume la première moitié d'un cigare, la majeure partie de la nicotine s'arrête dans l'autre moitié, d'où elle est chassée avec celle qui se dégage de cette portion du cigare qui brûle.

» On doit l'agrément qu'on trouve au tabac aux portions de vapeur qui peuvent se condenser avec facilité et dont la nicotine fait partie ; car, lorsqu'on fume dans une pipe neuve, faite d'une matière absorbante comme les pipes de terre, on trouve un mauvais goût au tabac, parce que la nicotine et le goudron s'imprègnent dans la matière même de la pipe, de sorte qu'il n'arrive dans la bouche que des produits pyrogénés gazeux ; mais quand, par l'usage, la pipe se trouve imprégnée des autres produits de la combustion, lorsqu'elle est culottée, la nicotine et le goudron n'étant plus absorbés, tous les produits de la combustion du tabac arrivent en même temps en proportions variables, suivant qu'on est au commencement ou à la fin d'une pipe. »

Ainsi, d'après ce qui précède, les fumeurs se préserveront de tout accident aux conditions suivantes :

1° Fumer modérément ;

2° Ne pas faire usage de tabac trop humide ;

3° Adapter aux pipes l'accessoire, récipient ou pompe, qui condense la nicotine ;

4° Ne fumer la pipe ou le cigare qu'à moitié et rejeter le reste du tabac qui se trouve imprégné de nicotine.

CHAPITRE IV.

HYGIÈNE MORALE.

Toutes les professions ont leurs dangers et leurs inconvénients, celle du houilleur plus que les autres peut-être, malgré les progrès qu'a faits l'art des mines, malgré la vigilance active et intelligente des chefs qui dirigent les travaux (1).

Il est possible néanmoins à ceux qui l'exercent de la dégager en grande partie de ces dangers et de ces inconvénients et de vivre heureux.

(1) *Tableau des accidents survenus dans le bassin de Saint-Étienne pendant l'année* 1860.

Morts			32
Blessures	légères	32	64
	graves	32	

Sur ces 96 accidents, 8 seulement ont donné lieu à des poursuites judiciaires; 88 ont semblé aux magistrats qui veillent avec une sévère sollicitude à la sûreté des ouvriers, indépendants de toutes les précautions nécessaires. Si nous connaissions l'histoire de chaque cas particulier, nous verrions que l'imprudence des ouvriers est le plus souvent la cause du mal.

J'aurais voulu donner ici le tableau de mortalité des mineurs dans le bassin du Saint-Étienne, pendant une série de dix années.—Le travail fait à ce sujet m'a démontré que les professions ne sont pas consignées d'une manière exacte sur les registres de l'état civil et que beaucoup d'ouvriers mineurs (par la faute de ceux qui font les déclarations) sont désignés sous le titre de manœuvres. — Ainsi j'ai trouvé 8, 9, 10 ouvriers mineurs morts pendant certaines années (1850, 1851, 1854).

Évidemment ces chiffres ne représentent pas exactement la mortalité des mineurs à Saint-Étienne.

J'espère avoir indiqué les moyens propres à atteindre ce but.

Je n'ajoute plus qu'un mot.

Arrivé au terme de ma tâche, et après m'être assez longuement occupé des choses matérielles de la vie, je ne puis m'empêcher de terminer par quelques considérations d'un autre ordre qui, bien que n'ayant pas de rapport direct avec l'hygiène, ne sembleront pas, j'espère, déplacées ici.

L'homme ne vit pas seulement de pain, a dit saint Mathieu. Il existe en effet dans le sanctuaire des lois morales, un lien qui l'unit à Dieu et à ses semblables : des devoirs à accomplir, des droits à exercer et à respecter. C'est là qu'est réellement la vie.

Ces grandes vérités, je vous engage à les méditer quelquefois, elles agrandissent l'esprit et améliorent le cœur (1).

Elles nous apprennent à supporter les misères de cette vie, les malheurs immérités qui nous incombent, en nous montrant que l'Être suprême, dans sa bienveillance infinie, ne peut rien vouloir que de bon ; qu'impuissants à sonder la profondeur de ses desseins, nous devons les accepter et nous y soumettre avec la certitude qu'ils ont un but essentiellement bon ; que nos peines et nos chagrins, inhérents à notre nature imparfaite, sont des épreuves qui doivent tourner à notre profit, en nous ren-

(1) Comparez *Hygiène du corps et de l'âme, ou Conseils sur la direction physique et morale de la vie adressés aux ouvriers des villes et des campagnes*, par le docteur Max. Simon, Paris, 1853, in-18.— *Hygiène de l'âme*, par le baron E. de Feuchtersleben, 2e édition, Paris, 1860, in-18.

dant meilleurs, plus compatissants, plus enclins au dévouement et aux sacrifices.

Tout ceci est encore de l'hygiène et de la meilleure. On ne se sent jamais plus fort, ni plus capable de résister aux causes morbides que lorsqu'on a conscience d'avoir fait quelque bien, qu'on a une foi entière dans la bonté paternelle de celui qui dispose à son gré de toutes choses, et qu'on est prêt à accepter comme bon tout ce qui vient de lui.

Croyez-vous que ce sentiment n'est pour rien dans l'immunité relative dont jouissent les personnes qui donnent leurs soins aux malades durant les épidémies, et qu'elles ne sont pas soutenues dans leur pénible tâche par l'idée morale du devoir, du bien accompli ?

Tout ce qu'il y a de grand parmi les hommes vient de cette confiance dans l'Être suprême.

Nous assistons à une époque où les inventeurs de théorie sociale et de religion ne sont pas rares. Je ne saurais trop vous mettre en garde contre ces esprits remuants qui prétendent passer pour d'habiles politiques, moyennant quelques grands mots qu'ils mettent en avant à tout propos, et pour de profonds penseurs, en vous disant qu'on a découvert des difficultés dans le christianisme.

Vous échapperez à ces entraînements, aussi ridicules que malheureux, en prenant le bien pour guide dans vos actions et dans vos jugements.

FIN.

TABLE DES MATIÈRES.

DEUXIÈME PARTIE.

ACCIDENTS ET MALADIES PROPRES AUX MINEURS.

PREMIÈRE SECTION. — Accidents.

DEUXIÈME SECTION. — Maladies.

TROISIÈME PARTIE.

PRÉCEPTES GÉNÉRAUX D'HYGIÈNE.

FIN DE LA TABLE.

ANNALES
D'HYGIÈNE PUBLIQUE
ET
DE MÉDECINE LÉGALE

PAR MM.

ADELON, ANDRAL, BOUDIN, BRIERRE DE BOISMONT, CHEVALLIER, DEVERGIE, GAULTIER DE CLAUBRY, GUÉRARD, LASSAIGNE, MÊLIER, MICHEL LÉVY, PIETRA-SANTA, AMB. TARDIEU, A. TRÉBUCHET, VERNOIS, VILLERMÉ.

Ce n'est pas aux médecins et aux administrateurs qu'il est nécessaire de démontrer l'importance toujours croissante que prend l'hygiène dans notre vie de tous les jours et dans nos institutions sociales ; privée ou publique, sous une double dénomination elle tend à un même but, et ce but commun c'est le bien-être de l'homme.

Les *Annales d'hygiène et de médecine légale*, dont la publication compte trente années d'existence par les nombreuses questions qu'elles se sont efforcées de résoudre, ont eu une heureuse influence sur la marche progressive de cette science, sur le mouvement des esprits et des institutions.

Travaux immenses exécutés dans les grands centres pour donner de l'Air et de l'Eau aux populations qui en étaient pour ainsi dire déshéritées ; multiplication des Établissements de Bienfaisance : de la Crèche à la Salle d'asile, des Sociétés de secours mutuels à l'administration des secours à domicile ; création des Conseils d'hygiène dans tous les arrondissements de l'Empire ; des Commissions de statistique dans les divers cantons : telles sont les questions du plus haut intérêt qui trouveront leur place naturelle dans les Annales.

Lorsque ce recueil, qui manquait à notre pays, fut créé en 1829, les rédacteurs fondateurs prirent l'engagement « de ne négliger aucun moyen de rassembler avec soin, tant en France que chez l'étranger, les faits, les découvertes, les inventions, les institutions, les mesures administratives, les écrits et les doctrines, qui auraient une influence réelle sur l'étude et sur l'avancement des sciences auxquelles ils consacraient le nouveau journal. »

Cet engagement, les rédacteurs l'ont rempli autant qu'il a été possible de le faire ; le succès des *Annales*, qui ont servi de point de départ à presque tous les travaux sérieux récemment publiés en hygiène et en médecine légale, l'autorité qu'elles ont acquise dans le monde savant, les lumières qu'elles ont concouru à répandre et les préjugés qu'elles ont contribué à détruire, ont été, avec l'estime des esprits éclairés, la récompense de leurs efforts et de ceux de leurs collaborateurs.

L'adjonction de nouveaux collaborateurs assure une variété plus grande et une impulsion plus active à la rédaction de ce recueil. Une *Revue des travaux d'hygiène* sera consacrée à l'analyse de tout ce qui se publie en France et à l'étranger concernant la santé publique.

Parvenus au *cinquantième volume* de cette publication, nous avons cru utile de commencer une nouvelle série avec l'année 1854.

Nous ferons remarquer que chaque série constitue une collection complète, à peu près distincte de celles qui la précèdent ou la suivent. Par là nous facilitons le moyen de s'abonner à beaucoup de personnes qui, n'ayant pas les premières années, hésitaient à prendre un recueil dont elles ne pouvaient avoir la collection.

Dans cette nouvelle série, les rédacteurs ne s'écartent en rien de la marche adoptée pour la première, et ils s'attachent, comme ils l'ont toujours fait, non-seulement à tenir les lecteurs au courant des progrès de leurs sciences d'adoption, mais encore à contribuer à ces mêmes progrès par leurs propres efforts.

Le Conseil de salubrité, établi à Paris, est la première institution régulière placée comme auxiliaire et sous la main de l'administration, qui renvoie à son examen toutes les questions intéressant plus ou moins directement la santé publique.

Les services rendus par cette institution l'ont fait promptement adopter par presque toutes les grandes villes de France, et lui ont valu récemment l'honneur de servir de modèle à la nouvelle organisation adoptée par le gouvernement dans la création des *Conseils d'hygiène et de salubrité.*

Les *Annales d'hygiène publique et de médecine légale* sont devenues comme les archives de ces deux sciences; elles ont publié les travaux les plus importants émanés du Conseil de salubrité, et enregistré toutes les découvertes concernant les sciences auxquelles elles étaient consacrées, et, par suite de l'organisation des Conseils d'hygiène, elles peuvent seules fournir l'ensemble des documents nécessaires à la solution de la plupart des questions qui sont du ressort de ces Conseils.

La *médecine légale*, profitant des acquisitions récentes faites dans les sciences physiques, chimiques et naturelles, et d'une analyse plus rigoureuse des phénomènes de l'intelligence, fournit chaque jour aux médecins appelés devant les tribunaux des modes d'investigation plus précis et des renseignements plus certains pour la juste application des lois.

Sans entrer dans des détails sur les matières traitées dans la SECONDE SÉRIE des *Annales d'hygiène*, nous nous bornerons, pour donner une idée de leur importance, à indiquer les sujets d'un intérêt général traités dans les tomes I à X, qui composent les années 1854, 1855, 1856 1857 et 1858.

Hygiène publique et privée. — Considérations sur les tables de mortalité.—De l'application de la méthode statistique aux opérations de recrutement, par M. *Villermé.* — Recherches statistiques sur la mortalité dans la ville de Paris, par M. *Trébuchet.* — Statistique du sol et de la population de la France ; — du mouvement de la population en France et en Belgique, par M. *Boudin.*— Du mode d'assainissement des villes en Angleterre et en Écosse, par M. *Mille.* — De l'assistance publique dans ses rapports avec l'hygiène, par M. *Blondel.* — De la statistique nosologique des décès par M. *Guérard*,

Rapports généraux du Conseil de salubrité de Paris.—De quelques industries et en particulier sur le commerce des chiffons dans Paris, par MM. *Transon* et *Dublanc.*— Étude hygiénique sur la profession du mouleur en cuivre, par M. *Tardieu.* — De l'enrobage de la soie par l'acétate de plomb, par M. *Chevallier.* — Études sur les maladies des ouvriers de la manufacture d'armes de Chatellerault, par M. *Desayvre.*— Étude hygiénique et médico-légale sur la fabrication et l'emploi des allumettes chimiques, par M. *Tardieu.* — Des affections saturnines chez les dessinateurs en broderies sur étoffes, par M. *Thibault.*

Études sur l'eau au point de vue de l'hygiène publique, par M. *Boudin.*— Des effets de la compression de l'air appliquée au creusement des puits à houille, par MM. *Pol* et *Watelle*. — Des effets physiologiques de l'air comprimé, par M. *Guérard*. — Moyen de juger jusqu'à quel point une maison récemment bâtie est assez sèche pour être habitée impunément, par MM. *Marc d'Espine* et *Lassaigne*. — De la nécessité de bâtir des maisons pour les ouvriers, par M. *Chevallier*. — Histoire médicale de la foudre et de ses effets, sur l'homme, etc., par M. *Boudin*. — Épidémie de choléra à Paris, en 1854, par M. *Guérard*. — De l'épidémie typhoïde qui a régné à Paris, en 1854, par M. *Villermé*. — De l'influence du choléra sur l'élimination des composés métalliques, par MM. *Lassaigne* et *Tardieu*. — De l'influence du miasme cholérique sur les équipages des flottes anglaise et française dans la Baltique, par MM. *Babington* et *Senard*. — De l'influence de la navigation et des pays chauds sur la marche de la phthisie pulmonaire, par M. *Rochard*. — Topographie médicale des climats intertropicaux, par M. *Dutroulau*. — Du goître épidémique dans la Seine-Inférieure, par M. *Vingtrinier*. — Études géographiques sur le crétinisme, le goître et la surdi-mutité, par M. *Boudin*. — De l'origine miasmatique des fièvres endémo-épidémiques, par *F. Jacquot*. — Des déformations artificielles du crâne, par M. *Gosse*. — Mémoire sur les mesures hygiéniques propres à prévenir la propagation des maladies vénériennes, par M. *Lagneau*.

Recherches sur les moyens appliqués à la conservation des substances alimentaires. — Du charbon sous le rapport de l'hygiène publique. — Des effets du mélange de charbon et de vert-de-gris pris à l'intérieur. — De la coloration artificielle des vins. — Analyse chimique des vins. — Sur le commerce du lait à Paris, par M. *Chevallier*. — Analyse du lait, par MM. *Vernois* et *Becquerel*.

Des moyens de reconnaître les taches de vin sur le linge blanc d'avec les taches produites par des fruits rouges. — Moyen de constater les propriétés panifiables des farines de froment. — Notice sur les propriétés chimiques de la salicorne, par M. *Lassaigne*.

Étude sur la ventilation et le chauffage des hôpitaux, des églises et des prisons, par M. *Boudin*. — Chauffage et ventilation de l'hôpital Lariboisière. — Système de chauffage et de ventilation du docteur Van Hecke, à l'hôpital Beaujon. — Ventilation des navires, par M. *Grassi*. Sur la ventilation et l'éclairage des salles de spectacle par M. *Tripier*.

Des dispositions légales et réglementaires qui président aux opérations médicales du recrutement de l'armée. — Système des ambulances des armées française et anglaise, par M. *Boudin*.

De l'enseignement de la gymnastique dans les lycées, par M. A. *Thierry*. — Rapport sur les cas de rage observés en France, par M. *Tardieu*. — Ordonnance concernant la salubrité des habitations. — Service des vidanges. — Rapport de la commission des logements insalubres.

Médecine légale. — Questions de responsabilité médicale, par MM. *Tardieu*, *Denonvilliers* et *Nélaton*. — Étude médico-légale des effets de la combustion sur les différentes parties du corps humain. — Des cas de mort naturelle et de maladies spontanées qui peuvent être attribués à un empoisonnement. — Étude médico-légale sur le tatouage considéré comme signe d'identité. — Du charlatanisme médical qualifié et puni comme délit d'escroquerie, par M. *Tardieu*. — Des empreintes sanglantes des pieds et de leur mode de mensuration, par MM. *Caussé et Hugolin*. — Recherches sur les taches de sang déposées sur les lames de fer, d'acier, etc., par

M. *Lassaigne.* — Étude médico-légale sur l'avortement. — Étude médico-légale sur les attentats aux mœurs. — Mémoire sur la mort par suffocation, par M. *Tardieu.* — De la mort par suspension, par M. *Devergie* et par M. *Tardieu.* — De l'examen microscopique des taches formées par le méconium et l'enduit fœtal, par MM. *Ch. Robin* et *Tardieu.* —Examen à l'aide du microscope de taches de sang sur une blouse de coton bleu dans un cas d'assassinat, par MM. *Ch. Robin* et *Salmon.* — Des attentats à la pudeur et du viol. — Homicide par imprudence par suite d'un accouchement, par M. *Toulmouche.*— De l'infanticide : momification naturelle du cadavre, par M. *Bergeret.* — Rapport sur une accusation d'infanticide, par M. *Adelon.* —De l'asphyxie par la vapeur de charbon, par MM. *Lassaigne* et *Tardieu.*

De l'empoisonnement par le phosphore et les allumettes chimiques, par MM. *Caussé*, *Chevallier* et *Henry.* — De l'innocuité du phosphore rouge, par M. *Chevallier.*— Empoisonnement par des sels de cuivre, par MM. *Chevallier* et *Lassaigne.* — Empoisonnement par l'arsenic, par MM. *Dieu* et *Chevallier.* — Analyse d'un cidre supposé empoisonné. — De la nécessité de proscrire les vases de plomb pour la conservation et la préparation des substances alimentaires, par M. *Chevallier.* — Mémoire sur l'if et sur ses propriétés toxiques, par MM. *Chevallier*, *Duchesne* et *Reynal.* — Mémoires sur l'empoisonnement par la strychnine, par M. *Tardieu* et *De Vry.*

De la nécessité d'appeler deux médecins dans les affaires criminelles qui peuvent entraîner la peine capitale, par M. *Desbois.* — De la folie instantanée considérée au point de vue médico-judiciaire, par M. *Toulmouche.* — De l'influence de la civilisation sur le suicide. — De la monomanie dans ses rapports avec la médecine et la loi, par M. *Brierre de Boismont.* — Mémoire sur la maison d'aliénés de Saint-Pierre-Martinique, par M. *Rufz.* — De la folie affective considérée au point de vue judiciaire, par M. *Boileau de Castelneau.* — Recherches sur l'aliénation mentale chez les enfants par M. *Brierre de Boismont.*

Les *Annales d'hygiène publique et de médecine légale*, dont la SECONDE SÉRIE commence avec le cahier de janvier 1854, paraissent régulièrement tous les trois mois par cahiers de 15 à 16 feuilles d'impression in-8, environ 250 pages, avec des planches gravées.

Le prix de l'abonnement par an pour Paris est de................ 18 fr.
20 fr., *franc de port*, pour les départements.—24 fr. pour l'étranger.

La PREMIÈRE SÉRIE, collection complète de 1829 à 1853, dont il ne reste que peu d'exemplaires, 50 vol. in 8, fig., prix................ 450 fr.

Les dernières années séparément, prix de chacune................ 18 fr.

TABLES ALPHABÉTIQUES par ordre des matières et par noms d'auteurs des tomes I à L (1829 à 1855). Paris, 1856, in-8 de 130 pages à 2 colonnes. 3 fr. 50 c.

ON SOUSCRIT A PARIS,

CHEZ J.-B. BAILLIÈRE ET FILS,

LIBRAIRES DE L'ACADÉMIE IMPÉRIALE DE MÉDECINE,

Rue Hautefeuille, 19.

A Londres, chez H. BAILLIÈRE, 219, Regent-street.
A New-York, chez H. BAILLIÈRE, 290, Broadway.
A Madrid, chez C. BAILLY-BAILLIÈRE, calle del Principe, 11.

Paris. — Imprimerie de L. MARTINET, rue Mignon, 2.

étrangers, ont spécialement éveillé l'attention de M. Trousseau. Les faits qui se sont multipliés dans le service de la Clinique et dans sa pratique particulière l'amènent à exposer ses idées sur cet important sujet. Dans une série de leçons, M. Trousseau traite de l'*angine diphthérique* et du *croup*, de la *diphthérie maligne*, des *localisations diverses de la diphthérie*, de la *diphthérie buccale*. Il étudie encore la nature, le mode de transmission de la diphthérie, les altérations du sang, les intoxications générales, enfin les perturbations apportées dans l'organisme par le principe morbide qui engendre la diphthérie. Le savant clinicien s'arrête longuement sur la nature, les causes, les caractères de la *paralysie diphthérique*, sur les formes graves qu'elle présente, sur sa terminaison trop souvent fatale, et le traitement à opposer à ces paralysies; passe en revue les diverses médications proposées pour le traitement de la diphthérie et du croup, les procédés plus sûrs imaginés dans ces dernières années pour le cathétérisme du larynx, soumis au jugement de l'Académie de médecine, et qu'il a expérimentés lui-même. M. Trousseau décrit ensuite le manuel opératoire de la *Trachéotomie*. Il insiste sur les conditions dans lesquelles elle doit être pratiquée, sur le pansement, sur la cautérisation de la plaie, etc.

M. Trousseau embrasse dans un tableau étendu les **Angines**; il parle successivement de toutes les espèces d'angines couenneuses de la gorge qui ont été confondues et donnent le plus souvent encore lieu à des erreurs de diagnostic, particulièrement de l'*angine couenneuse commune* (herpès du pharynx). Il décrit les angines gangréneuses par excès d'inflammation, survenant comme complication de maladies graves, qui débilitent profondément l'économie, puis comme complication des angines couenneuses, scarlatineuses, de l'angine diphthérique, enfin l'angine *gangreneuse primitive* et l'*angine phlegmoneuse*.

Le **Muguet**, que bien des auteurs confondent avec les affections couenneuses, est l'objet d'un chapitre important. M. Trousseau étudie avec les micrographes les lésions pathologiques qui caractérisent le muguet, les diverses espèces de muguet, puis arrive au traitement. A propos de l'*angine striduleuse*, il établit le diagnostic différentiel entre le *croup* et le *faux croup*, il montre combien l'angine striduleuse diffère du croup pseudo-membraneux par sa nature, par le mode d'invasion des accès, par la marche des accidents, il donne ses caractères particuliers, son pronostic, et son traitement.

Ne pouvant poursuivre d'une façon complète l'analyse de ces leçons cliniques, nous nous contenterons de mentionner les principales affections bronchiques et pulmonaires dont il est parlé dans les trois cents dernières pages. Ce sont la *coqueluche*, l'*asthme*, l'*hémoptysie*, la *bronchorrée*, la *phthisie pulmonaire*, la *gangrène du poumon*, les *abcès pulmonaires*, *vomiques*, *péripneumoniques*, la *pneumonie et ses diverses variétés* (la pneumonie franche exempte de toute complication, la pneumonie érysipélato-phlegmoneuse, avec délire, enfin la pneunomie du sommet); citons encore la *pleurésie* et l'opération de la paracentèse de la poitrine, les épanchements traumatiques de sang dans la plèvre, la péricardite et la paracentèse du péricarde, les affections organiques du cœur et l'angine de poitrine.

Ces lignes donneront une idée bien imparfaite de tout l'intérêt qu'offre ce premier volume, des recherches patientes et de la longue expérience qu'il résume.

La *Clinique médicale de l'Hôtel-Dieu de Paris* formera deux volumes in-8 de 800 pages. Le tome Ier est en vente. — Prix : *franco par la poste*, 10 fr.

Prière de joindre à la demande un mandat sur Paris.

Le tome II est sous presse.

LA PATHOLOGIE
CELLULAIRE

BASÉE SUR L'ÉTUDE

PHYSIOLOGIQUE ET PATHOLOGIQUE
DES TISSUS

Par Rudolf VIRCHOW

Professeur d'Anatomie pathologique, de Pathologie générale et de Thérapeutique
à la Faculté de Berlin,
Médecin de la Charité et Directeur de l'Institut pathologique de cette ville,
Membre correspondant de l'Institut de France.

TRADUIT DE L'ALLEMAND SUR LA SECONDE ÉDITION

Par le docteur PAUL PICARD.

ÉDITION REVUE ET CORRIGÉE PAR L'AUTEUR.

Avec 144 Figures.

Cédant aux vives instances de nombreux praticiens, éloignés depuis longtemps des bancs de la Faculté et entraînés par la clientèle loin des études de science pure, M. Virchow fut amené à résumer ses travaux et professa, devant des auditeurs sérieux et désireux de profiter des découvertes histologiques récentes, un cours sur la pathologie cellulaire. Ce cours, qui comprend les vingt leçons dont nous donnons la traduction au public, est le résumé de la carrière scientifique de M. Virchow et des principaux travaux contemporains ; il offre surtout cet avantage d'être mis à la portée de tous ceux qui n'ont pas suivi régulièrement les progrès que l'histologie a faits les dix dernières années, et de reprendre la question *ab ovo*. — L'auteur va du simple au composé, et tous ceux qui auraient négligé les études d'histologie normale seront à même de suivre pas à pas chaque transformation, chaque évolution pathologique importante. Des figures nombreuses, représentation exacte des préparations qui ont servi aux cours de Berlin, compléteront la compréhension d'un texte que M. Virchow s'est efforcé de rendre clair et précis.

Pour fonder une doctrine durable, il fallait joindre à l'histologie physiologique la notion de la physioliogie pathologique, étudier l'évolution des phénomènes vitaux, la manifestation des lois vitales lorsqu'ils se produisent dans des conditions anormales, sous des influences pathologiques.

Cette tâche difficile, M. Virchow s'est efforcé de la remplir. Vingt années de travaux opiniâtres, de recherches consciencieuses, de labeurs incessants, lui ont permis de créer la Pathologie cellulaire.

Qu'on ne s'attende pas à une révolution, c'est simplement une réforme. Le célèbre professeur n'est pas de ceux qui croient que la médecine ne commence qu'à eux. — Il regarde les anciens comme des observateurs sagaces et intelligents ; il tient compte de leurs travaux et de leurs idées ; il a même rétabli plusieurs de leurs dénominations, tout en élargissant l'acception et l'expliquant d'une manière conforme aux progrès de la science. Il s'est efforcé de conserver ce que les systèmes avaient de vrai, et, il le sait mieux que tout autre, sa Pathologie cellulaire, vigoureuse ébauche d'un homme de génie, n'est pas le tableau complet et définitif, l'œuvre à laquelle il n'y a rien à changer.

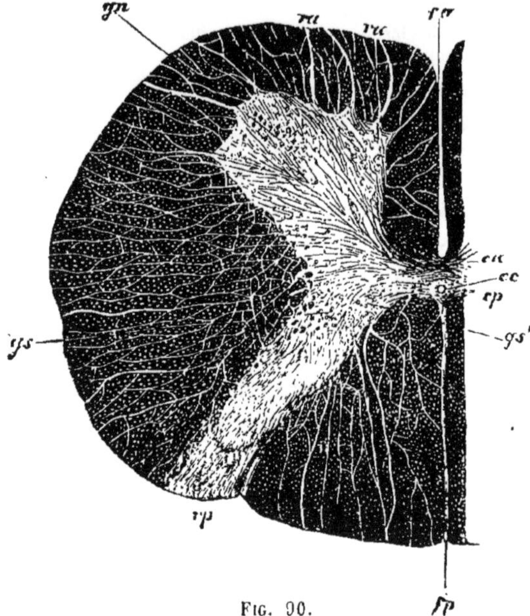

Fig. 90.
Moitié d'une coupe transversale de la moelle épinière, faite dans la portion cervicale.

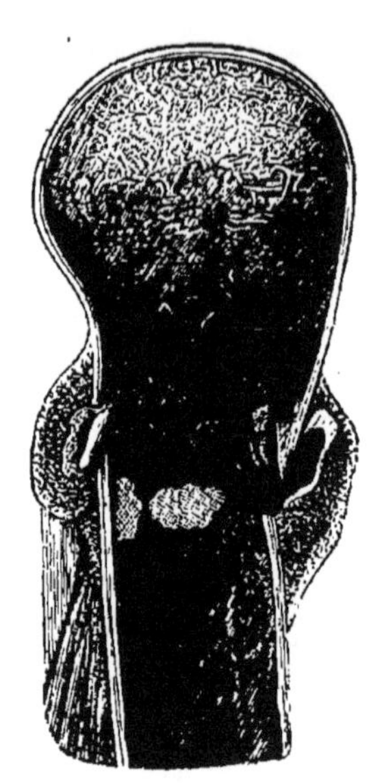

Fig. 135.
Fracture transversale de l'humérus ; cal en voie de formation âgé environ de 15 jours.

Nous n'essayerons pas de donner ici une idée de la doctrine de Virchow. Sa clarté, sa concision, ne nous permettent pas de tronquer ses pensées. Le professeur s'adresse au bon sens ; désireux de convaincre, il ne néglige jamais d'apporter les preuves à l'appui des opinions qu'il émet ; aussi à côté de la loi on trouvera toujours les faits qui ont servi à l'établir.

Tous les médecins qui ont suivi son cours, examiné ses préparations, écouté ses leçons, ont été convaincus. Puisse cette traduction, soigneusement revue par M. Virchow, convaincre pareillement nos compatriotes, et nous serons heureux si la doctrine de ce savant maître peut être connue du premier public médical de l'Europe, d'une nation si prompte à s'enthousiasmer pour les grandes idées.

TRAITÉ

DE

PATHOLOGIE EXTERNE

ET DE

MÉDECINE OPÉRATOIRE

AVEC DES

RÉSUMÉS D'ANATOMIE DES TISSUS ET DES RÉGIONS

PAR

AUG. VIDAL (DE CASSIS),

Chirurgien de l'hôpital du Midi,
Professeur agrégé à la Faculté de médecine de Paris, Lauréat de l'Institut de France,
Membre fondateur de la Société de chirurgie, etc.

CINQUIÈME ÉDITION

REVUE, CORRIGÉE, AVEC DES ADDITIONS ET DES NOTES

Par le docteur FANO,

Professeur agrégé à la Faculté de médecine de Paris,
Ex-prosecteur de la même Faculté, lauréat de l'École pratique (1er prix, 1846),
Ex-interne et lauréat (1846-1847) des hôpitaux,
Membre de la Société anatomique.

Illustré de 761 figures intercalées dans le texte.

Lorsque la mort vint ravir M. Vidal à la science, à ses élèves et à ses amis, nous avons dû penser au choix d'un chirurgien instruit pour revoir la cinquième édition du *Traité de pathologie externe.* Dix années d'enseignement libre de la chirurgie à l'École pratique de Paris, de nombreux concours à la Faculté et dans les hôpitaux, nous désignaient M. le docteur Fano. Pour soutenir la réputation justement méritée de l'œuvre de Vidal, il fallait chercher à la perfectionner, et cette œuvre était difficile. Nous essayerons de donner une idée sommaire des changements et des additions faits à cette cinquième édition.

Dans le premier volume, M. Fano a ajouté nombre d'articles nouveaux sur les anesthésiques, sur les plaies, sur la galvano caustique, sur plusieurs procédés opératoires nouveaux, entre autres l'écrasement linéaire, etc.

Dans le second volume, les additions ne sont pas moins considérables. — Beaucoup d'articles ont été refaits. — Les articles relatifs aux enchondromes ont été modifiés. — Le chapitre si important des fractures et des luxations a été refait complétement. — De nombreuses figures nouvelles propres à donner une idée des appareils généralement usités dans les diverses espèces de fractures ont été ajoutées à cette édition. La vue de ces dessins en apprendra beaucoup plus que les descriptions les plus claires.

Le troisième volume dont une grande partie est réservée aux maladies des yeux, a reçu des additions non moins importantes. Une large place a été réservée à l'ophthalmoscopie. — Des figures soignées faciliteront au lecteur l'intelligence de cette intéressante partie de l'oculistique.

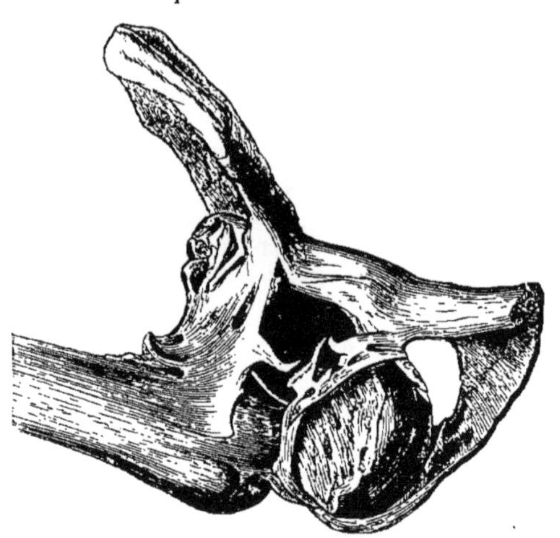

FIG. 272.
Luxation ischio-pubienne incomplète.

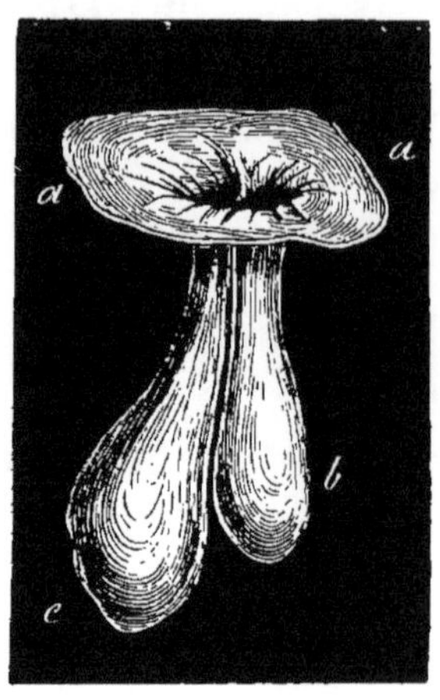

FIG. 490.
Deux sacs de hernies inguinales externes du côté gauche.

Dans le quatrième volume, les maladies des mamelles, de l'abdomen, de l'anus et du rectum, de l'urèthre, de la prostate et de la vessie, ont été présentées avec de nouveaux développements et avec de nouvelles figures.

Nous signalerons, dans le cinquième volume, comme ayant été remaniés, les articles relatifs aux maladies des reins, du testicule, du pénis, des organes génitaux de la femme. On trouvera une nouvelle description des maladies de la main et des doigts.

Tous ces changements, toutes ces additions, n'ont porté aucune atteinte à la disposition primitive de l'ouvrage. Le texte ne se trouve nulle part interrompu; le nouveau n'est séparé de l'ancien que par des crochets [ ] qui indiquent les limites des additions.

On a ajouté aux six cents figures qui accompagnaient les éditions précédentes plus de cent soixante figures nouvelles, intercalées dans le texte.

Pour mettre le livre de Vidal au courant de la science, M. Fano a puisé dans de nombreux ouvrages, dans les journaux périodiques.

Le *Traité de pathologie externe et de médecine opératoire* est complet en 5 volumes in-8 de chacun 800 pages, avec 761 figures intercalées dans le texte. Prix : 40 fr.

GUIDE
DU
MÉDECIN PRATICIEN

OU RÉSUMÉ GÉNÉRAL

DE PATHOLOGIE INTERNE

ET DE THÉRAPEUTIQUE APPLIQUÉES

PAR

F. L. I. VALLEIX,

MÉDECIN DE L'HÔPITAL DE LA PITIÉ,
Membre de la Société médicale d'observation et de la Société anatomique de Paris,
de la Société médicale des hôpitaux, etc.

QUATRIÈME ÉDITION

REVUE, AUGMENTÉE, ET CONTENANT LE RÉSUMÉ DES TRAVAUX LES PLUS RÉCENTS,

PAR MM. LES DOCTEURS

V.-A. RACLE
Médecin des hôpitaux de Paris,
ex-chef de clinique médicale de la Faculté
de médecine.

P. LORAIN
Médecin des hôpitaux de Paris,
Professeur agrégé de la Faculté de médecine de Paris,
membre de la Société de biologie.

En entreprenant cette réimpression, les nouveaux éditeurs, MM. Racle et Lorain, ont compris qu'il fallait conserver à cette œuvre tous ses avantages si justement appréciés par les praticiens et les élèves.

Mais il ne convenait pas de faire une réimpression pure et simple.

MM. Racle et Lorain ont cru devoir d'abord restituer aux *Fièvres* leur place véritable et en signaler l'importance en les plaçant en tête de l'ouvrage. Sous le titre de *fièvres et maladies pestilentielles* (livre Ier) ils ont groupé les *fièvres continues*, les *fièvres éruptives*, les *fièvres intermittentes*, le *choléra*, etc., disséminés auparavant dans toutes les autres classes.

La création d'un livre nouveau (livre II) sous le titre de *maladies constitutionnelles* leur a permis de rapprocher la *goutte*, le *rhumatisme*, la *syphilis*, les *scrofules*, l'*anémie*, la *chlorose*, la *leucocythémie*, le *scorbut*, la *glycosurie*, etc.

Les *névroses*, qui marquent réellement la transition entre les maladies générales et les maladies locales ont dû venir ensuite pour former le livre IIIe.

Nous pourrions citer encore nombre d'inversions utiles dans les XII livres qui composent cet ouvrage.

Mais ce n'est pas tout : après avoir introduit dans l'ensemble de l'œuvre, les modifications nécessitées par les progrès modernes de la pathologie et de la thérapeutique, il fallait ajouter de nouveaux tableaux synoptiques de diagnostic différentiel, il fallait, par de nombreuses additions, remettre chaque chapitre, chaque article au niveau de la science, et résumer les travaux importants et nouveaux qui ont changé l'état de nos connaissances : c'est ce qu'ont fait MM. Racle et Lorain : ils ont analysé tous les livres, tous les mémoires, et même, nous pourrions dire, tous les articles de journaux qui ont paru depuis l'édition précédente.

Nous signalerons principalement les *additions faites aux articles suivants :*

Tableau et formes de la fièvre typhoïde, syphilisation, étiologie de la glycosurie, causes de l'épilepsie, hystérie, asphyxie, observations nouvelles sur la dilatation des bronches, ulcère simple de l'estomac, invaginations de l'intestin, hépatite aiguë, observations nouvelles sur l'incontinence et la rétention d'urine, sur les maladies de la prostate et des vésicules séminales, etc., etc.

Mais la partie la plus importante du travail de MM. Racle et Lorain consiste dans la composition d'articles nouveaux, et le remplacement complet d'articles de l'édition précédente.

Les *articles* suivants ont été entièrement *refaits :*

Typhus et typhus fever, fièvre puerpérale, fièvre bilieuse grave des pays chauds, scrofules, leucocythémie, catalepsie, paraplégie nerveuse, muguet, vomissements incoercibles, inanition, étranglement interne, colique nerveuse, vers intestinaux, congestion sanguine ou hypérémie du foie, état gras du foie, hydatides du foie, maladies du pancreas, péritonite chronique, cystite aiguë et chronique, leucorrhée, amenorrhée, dysmenorrhée, métrite externe ou du col de l'utérus, métrite interne, névralgie de l'utérus, hystéralgie, déviations utérines, hématocèle péri-utérine, kystes des ovaires, considérations sur les maladies du système osseux et musculaire, otite, considérations générales sur les maladies de la peau, eczéma, herpès, acné, sycosis, prurigo, purpura hemorrhagica, pellagre sporadique.

Les *articles nouveaux* sont les suivants :

Cancer, tubercules, diphthérite, maladie d'Addison, vertige nerveux, nervosisme, méningite rhumatismale, spasme de la glotte, congestion pulmonaire, altération du parenchyme pulmonaire par des matières pulvérulentes, asystolie, vices de conformation du cœur, embolies, affections diverses des veines, hémophilie, hématologie, angine glanduleuse, paralysies consécutives à la diphthérite, dyspepsie, albuminurie, vaginite diphthéritique, tumeurs sanguines ou thrombus de la vulve et du vagin, fongosités intra-utérines, métrite parenchymateuse, engorgement de l'utérus, hypertrophie de l'utérus, maladie du sein, hématidrose, maladies charbonneuses, pustule maligne et œdème charbonneux, alcoolisme, iodisme, empoisonnement par le chloroforme, par le sulfure de carbone, animaux parasites, etc.

On verra facilement ce qui appartient aux nouveaux éditeurs par la précaution qui a été prise d'intercaler leurs additions entre deux crochets [ ].

La quatrième édition du **Guide du médecin praticien** est complète en 5 beaux volumes in-8 de 800 pages chacun.

Prix de l'ouvrage complet, 45 francs.

Paris. — Imprimerie de L. MARTINET, rue Mignon, 2.

des faits bien choisis et pouvant servir de type, de modèle. Ces faits, ils les empruntent indifféremment à tous les maîtres de l'art. Hippocrate, Galien, Celse, Ambroise Paré, Sydenham, Morgagni, Scarpa, Chopart, Desault, Pinel, Broussais, Boyer, Dupuytren, etc., sont mis à contribution tour à tour, et les observations ou les opinions empruntées à leurs ouvrages se trouvent souvent en regard des opinions et des observations des médecins et chirurgiens vivants, observations et opinions communiquées verbalement ou recueillies dans les publications contemporaines, et dans cette mine inépuisable et si mal explorée jusqu'ici des meilleurs journaux de médecine qui se publient en Europe et en Amérique depuis cinquante ans.

Un travail de recherches et d'analyse a été exécuté, sur chaque branche de la pathologie interne et externe, avec le même soin, la même étendue, le même examen consciencieux pour les volumes qui composent cette importante publication : ainsi, des ouvrages qui, pour chaque partie de la science, formeraient à eux seuls une volumineuse bibliothèque, sont cités, analysés, résumés, appréciés ; de sorte que le lecteur a immédiatement sous les yeux et en quelques pages tout ce qui lui importe de savoir, connaissance qui lui coûterait à acquérir plusieurs années d'un travail assidu et des dépenses incalculables.

Nous ne pouvons mieux faire apprécier ce vaste Répertoire de l'état actuel des connaissances pratiques en médecine et en chirurgie que par l'indication des matières qui sont traitées dans chacun des volumes.

Le Tome Ier contient les Maladies des femmes, qui embrassent : 1° les maladies des parties externes de la génération ; 2° les maladies du périnée ; 3° les maladies des parties internes de la génération ; 4° maladies de l'utérus et de ses annexes ; 5° maladies du col de la matrice ; 6° maladies des trompes utérines ; 7° maladies des ovaires.

Le Tome II contient la suite des Maladies des femmes : 1° maladies des mamelles ; 2° maladies du mamelon ; 3° maladies attribuées à des lésions de la circulation et de l'innervation. Puis les Maladies de l'appareil urinaire : 1° maladies des reins ; 2° maladies des calices et des bassinets, 3° maladies des uretères ; 4° maladies de la vessie.

Le Tome III contient la suite des Maladies de l'appareil urinaire. Maladies de la vessie (partie très importante) comprenant les corps étrangers de la vessie introduits par l'urèthre, par les plaies ou par le tube digestif, les calculs, leur dissolution, leur extraction, la lithotritie, *avec planches*, la taille, les hernies de la vessie, les névralgies, la paralysie, la cystite, le catarrhe de la vessie, l'hématurie, les abcès, les fistules, la gangrène, l'hypertrophie et l'atrophie, les polypes, les fongus, les tubercules, le cancer, les acéphalocystes et les vers de la vessie.

Le Tome IV contient la fin des Maladies de l'appareil urinaire et les Maladies des organes de la génération chez l'homme : 1° maladies du col de la vessie ; 2° maladies de la prostate ; 3° maladies de l'urèthre (vices de conformatio contusions, corps étrangers, névroses, infla mations, rétrécissements de l'urèthre, rétenti d'urine, exposition des diverses méthodes traitement) ; 4° maladies du pénis ; 5° maladi des vésicules séminales (pertes séminales inv lontaires) ; maladies des bourses (vices de co formation, contusions, plaies, inflammation d testicules, testicules syphilitiques, végétation atrophie, hypertrophie, spermatocèle, dégé rescences, tubercules, cancer, kystes des tes cules, hydrocèle, hématocèle, pneumatocèl sarcocèle, varicocèle, tumeurs et cancer du scr tum, etc.).

Les Tomes V et VI contiennent les Maladies d enfants, de la naissance a la puberté (*Médeci et Chirurgie*).

C'est pour la première fois que la médecine et la cl rurgie des enfants se trouvent réunies ; ces deux volum forment donc le *traité le plus complet qui existe s les maladies des enfants :* ils présentent le résumé d travaux de Baumès, Billard, Blache, Barthez et Rilli Barrier, Brachet, Evanson et Maunsell, P. Dubo Gaelis, Henke, Geoffroy Saint-Hilaire, Guersant, Richar Rosen, Roux, Underwood, Valleix, etc., etc., ainsi q d'un grand nombre de mémoires extraits des journa français et étrangers.

Le Tome VII comprend le Traité pratiq des maladies vénériennes ; il résume l'exposé la pratique d'Astruc, Bru, Hunter, Clare, Sena Gruner, Cirillo, Swediaur, Girtanner, Lagnea Carmichael, Jourdan, Cullerier, Richard, Ricor Baumès, Devergie, Desruelles, Reynaud, Jud Gibert, Gauthier, Cazenave, Legendre, Vida Serres, Puche, Rosembaum, etc.

Le Tome VIII contient le Traité pratique d maladies de la peau ; il résume la pratique d dermatologistes les plus célèbres de la France de l'étranger, Lory, Turner, Willan, Alibert, B teman, Fuchs, Rayer, Plumbe, Thompson, Bie Cazenave, Schedel, Baumès, Gibert, Wilso Devergie, Emerie, etc.

Le Tome IX contient un Traité des maladi du cerveau, des maladies mentales et des mal dies nerveuses ; il présente l'exposition des tr vaux les plus récents sur les désordres de l'inte ligence, etc.

Le Tome X contient un Traité des maladies d yeux et des oreilles, et présente l'ensemble d travaux les plus modernes français, anglais et a lemands sur les maladies des yeux et du condu auditif.

Le Tome XI contient un Traité des maladie de l'appareil digestif et ses annexes ; les mala dies si importantes de l'œsophage, de l'estomac des intestins, du foie, etc., y sont exposées d'un manière complète, soit pour ce qui concerne l partie chirurgicale, soit pour ce qui dépend de partie médicale, qui ont été séparées à dessein dans le but de donner plus de suite à l'exposé d idées et des travaux sur ces diverses parties.

Le Tome XII est consacré à un Traité des m ladies de l'appareil respiratoire et circul toire. Les maladies du nez et des fosses nasale du larynx, de la trachée, des bronches et d poumons, de la plèvre, du péricarde, du cœur des gros vaisseaux, etc., et enfin les fièvres dite ntielles y sont exposées avec soin et les détails plus pratiques et les plus étendus.

Le TOME XIII comprend les MALADIES DU SYSTÈME LOCOMOTEUR, maladies des os (*fractures, affections vitales et organiques des os, maladies du ...xillaire*), maladies des articulations (*plaies, ...orses, corps étrangers, tumeurs blanches, an...oses*), maladies des muscles (*plaies, ruptures, ...ammations, rétractions*), rhumatisme, goutte, ...ection purulente, etc.

Le TOME XIV contient un TRAITÉ DE MATIÈRE ...ICALE ET DE THÉRAPEUTIQUE. Les travaux des ...decins étrangers appartenant, soit à l'Italie, ... à l'Allemagne, soit à l'Angleterre, y sont re...ès avec la plus grande exactitude à côté des ...vaux des médecins français. Sous ce rapport, volume éminemment pratique est entièrement ...if.

Le TOME XV, enfin, contient un TRAITÉ DE MÉ...CINE LÉGALE ET DE TOXICOLOGIE, et par un résumé partial de diverses doctrines sur cette matière. offre des aperçus neufs et intéressants. C'est guide qui manque aux praticiens, et dans le...el ils trouveront les principes les plus utiles, les ...lications les plus nécessaires, appuyés d'exem...s et de MODÈLES DE RAPPORTS.

Ce volume est le complément de cette vaste en...prise sans analogue, et où l'étendue et la va...té des matières se joignent au choix des cita...ns et au travail de rédaction le plus satisfaisant.

Nous n'avons d'ailleurs qu'à ajouter à cette ...préciation quelques jugements de la presse ...édicale ; on comprendra ainsi la valeur réelle et ...clusivement pratique de notre *Encyclopédie des ...iences médicales.*

« L'auteur de la *Bibliothèque du médecin-pra...icien* a été dirigé par une bonne et heureuse pen...e, lorsqu'il s'est proposé d'offrir sur chacune des ...anches principales de l'art et sur quelques-unes ... leurs divisions secondaires, dont la spécialité ...est contestée par personne, une série de traités ...sentiellement pratiques, débarrassés de toutes ...s méthodes ou médications inusitées que l'ex...érience a définitivement rejetées ; une série de ...aités, enfin, tels que chacun de nous voudrait ...ouvoir en extraire et en composer pour son ...ropre usage.

» En résumé, nous croyons la *Bibliothèque du ...édecin-praticien* appelée à un succès qu'assu...ent d'avance la grande quantité de matériaux ...ont elle se composera sous un petit volume, et la ...odicité du prix, et que justifieront de plus en ...lus, nous n'en doutons pas, le bon esprit et le ...on ton de la critique, l'exécution consciencieuse ...e l'ouvrage et son incontestable utilité. » (DANYAU, ...hirurgien de l'hospice de la Maternité, *Journal ...e chirurgie.*)

« Les faits abondent, et non pas des faits tron...ués, mais des faits textuels qui ne laissent pas de ...oute dans l'esprit du lecteur, et ne lui font dési...er aucun détail.... M. Fabre fait souvent usage ...es matériaux inédits qui lui sont confiés par des ...édecins spéciaux, et cela ajoute une certaine ...riginalité à la valeur encyclopédique de l'ou...rage.... L'article sur les fistules vésico-vaginales ...st écrit de main de maître.

» J'appellerais volontiers la *Bibliothèque du médecin-praticien* une *Encyclopédie dogmatique et expérimentale des sciences médicales.* Un livre qui offrirait, purement et simplement, un choix de six cents observations sur les maladies des femmes aurait certainement des chances de succès. Ces chances s'augmentent ici de l'avantage que l'on trouve à avoir le même nombre d'observations reliées par des intercalations doctrinales qui changent le recueil des faits en traité. Pour avoir l'équivalent d'un volume de la *Bibliothèque* de M. Fabre, il faudrait une soixantaine de volumes, plus une collection de journaux... » (*Annales de la chirurgie française et étrangère.*)

« Le titre de cet ouvrage indique suffisamment le but que les auteurs se sont proposé en l'entreprenant. Rassembler dans un seul corps d'ouvrage la substance de tous les traités particuliers, et cela non pas avec des à-peu-près et en altérant plus ou moins les idées de leurs auteurs, mais bien en les citant textuellement ; juger ensuite, et au point de vue du progrès scientifique actuel, les doctrines qu'ils renferment, tel est ce but, but d'une utilité incontestable, mais aussi d'une assez grande difficulté. Cependant il est juste de dire que l'auteur a surmonté avec bonheur les obstacles qui se sont présentés dès le début, et qui n'étaient certes pas des plus médiocres. Il a, en effet, ouvert la série de ses publications par le *Traité des maladies des femmes*, qui n'est pas, comme on le sait, un des plus faciles à faire.

» Après avoir épuisé ce sujet important, l'auteur aborde la pathologie de l'utérus et de ses annexes. Il entre en matière par un long article sur l'exploration de cet organe, et passe en revue, avec une sage critique, les diverses espèces de toucher les différents spéculums. Il n'est personne qui ne lise avec un grand intérêt pratique cette introduction à la pathologie utérine. » (*Archives de médecine.*)

« Le moment actuel, en littérature médicale, se caractérise par une abondance extrême de traités généraux et de travaux d'ensemble... A la tête de ces ouvrages, par son étendue, son plan et le vaste domaine qu'il embrasse, se place l'ouvrage qui a pour titre : *Bibliothèque du médecin-praticien*, sur lequel nous avons déjà appelé l'attention de nos lecteurs à l'occasion du premier volume. Le deuxième, que nous avons sous les yeux, termine le *Traité des maladies des femmes*, et commence le *Traité des maladies de l'appareil urinaire.* Cet ouvrage pourrait à bon droit être appelé la *Monographie des monographies.* C'est, en effet, le résumé le plus complet et le plus intelligent de tout ce qui a été publié d'utile et de réellement pratique. Plus il avance, plus son plan se développe, et plus aussi on comprend quelles grandes ressources cet ouvrage présente aux praticiens, qui, dans un instant donné, et sans avoir besoin de recourir à une immensité de volumes, trouvent sous les yeux, en peu de pages, présenté de la manière la plus claire et la plus succincte, tout ce qu'ils ont intérêt de connaître au point de vue de l'art. Ce travail de lecture immense, d'analyse patiente, de rapprochements, de critique et d'appréciation, auquel si peu de praticiens peuvent se livrer, ce travail, disons-nous, a été entrepris par M. Fabre dans une série de traités qui résument la science pratique tout entière. Ce que nous y remarquons avec plaisir, c'est que cet ouvrage n'est point fait au point de vue étroit de quelque école, de quelque système, de quelque doctrine, mais seulement au point de vue de ce que l'observation de tous les temps et de tous les hommes a pu recueillir de véritablement utile et applicable. La nature, en effet, parle toujours le même langage : ce n'est que l'interprétation des hommes qui varie ; or, en laissant celle-ci de côté, pour ne tenir compte que de l'observation, on peut emprunter à tous les âges et à toutes les doctrines les faits de pratique qu'elle a pu recueillir. C'est à cette source seule, si abondante et si précieuse, que les auteurs de la *Bibliothèque* nous semblent avoir puisé. Pour eux, la question purement dogmatique s'efface toujours devant la question pratique. Après avoir aussi clairement que possible posé le diagnostic, tracé le tableau symptomatique de l'affection qu'ils étudient, ils en exposent la thérapeutique, non pas seulement à l'aide des préceptes, mais, chose plus précieuse, à l'aide des faits empruntés à tous les grands maîtres, à tous les grands observateurs de tous les âges et de tous les pays, à toutes les cliniques anciennes et modernes.

» La lecture d'un pareil ouvrage ne peut être qu'essentiellement utile. Il nous paraît digne de tout l'intérêt des praticiens, qui y trouveront certainement instruction et profit, et surtout écon mie de temps et d'argent. » (*Bulletin de thér peutique.*)

« Le premier volume de la *Bibliothèque d médecin-praticien* est une monographie complè des maladies des organes sexuels de la femm On y trouve reproduits, dans ce qu'ils offre d'utile et de pratique, les travaux les plus impo tants, anciens et modernes, sur cette partie de l science. Cet ouvrage remplit parfaitement le b que s'est proposé l'auteur ; par l'abondance l'étendue des citations, c'est une *véritable biblio thèque* qui est fort utile au médecin-praticien. (Velpeau, *Académie des sciences*, séance d 28 août 1843.)

« La *Bibliothèque du médecin-praticien* se com pose d'une suite de monographies. Cet ouvrag est publié sous la direction savante du docte Fabre, et n'est pas seulement une exposition tr fidèle et très précise de l'état actuel de la science sur divers points, il contient des aperçus no veaux qui le rendent aussi original qu'instru tif. » (Flourens, *Académie des sciences*, séan du 16 décembre 1844.) »

« Cet ouvrage, adopté récemment par l'Un versité, est une série de monographies sur les d verses branches de la science ; c'est à la fois u traité dogmatique et clinique, utile aux méd cins et aux chirurgiens. » (Pariset, *Académie d médecine*, séance du 11 mars 1845.)

Conditions de la Souscription.

La *Bibliothèque du médecin-praticien* EST COMPLÈTE. C'est, sans contredit, l'un des ouvrages pra tiques le plus utile et le plus complet ; il est peu de médecins qui puissent et veuillent se passer d cette *Encyclopédie pratique*, où toutes les branches de la médecine et de la chirurgie sont traité *ex professo* et avec étendue.

Afin de faciliter l'acquisition de notre *Bibliothèque*, nous avons cru devoir ouvrir une *Souscriptio permanente*, et annoncer que les souscripteurs peuvent toujours retirer volume par volume ; enfin que les divers *Traités* dont cet ouvrage se compose sont aussi livrés séparément.

Prix de chaque volume. . . . . 8 fr. 50 c.

On souscrit chez les principaux Libraires :

Amiens. . . . . . . Prevost-Allo.
Amsterdam . . . . Van Bakkenes.
Angoulême . . . . Baillarger.
Arras . . . . Topino.
Athènes. . . . . . Wilberg.
Beauvais . . . . . Pineau.
Besançon . . . . . Baudin-Bintot.
Bordeaux. . . . . Chaumas, Féret, Sauvat.
Brest . . . . Robert, Allegnen.
Bruxelles. . . . . Tircher, Decq, Claasen.
Caen. . . . . Bouchard.
Cherbourg. . . . . Lecouflet.
Dijon . . . . Lamarche.
Florence . . . . . Lapi Papini, Ricordi et Joubaud.
Gand. . . . . Hoste.
Gênes . . . . L. Beuf.
Leipzig. . . . . . . Dürr.
Liége . . . . J. Desoer, Gnusé.
Lille . . . . Béghin.
Lisbonne. . . . . . Roland et Sémiond, Silva.
Louvain. . . . . . Van Esch, Peeters.
Lyon. . . . . Mel Savy, Megret, Méra.
Marseille. . . . . Camoin frères.
Metz . . . . Lorette, Warion.
Milan . . . . Dumolard.
Montpellier . . . Patras.
Moscou . . . . . . Krogh, Gautier.
Nancy. . . . . . . Grimblot et Cie, Melle Gonet.
Nantes . . . . . . Forest aîné.
Naples. . . . . . . Marghieri, Pellerano.
Poitiers. . . . . . Letang, Hilleret.
Pétersbourg . . . Cluzel, Dufour, Issakoff.
Porto. . . . . Moré.
Rennes. . . . . . . Deniel, Verdier.
Rochefort. . . . . Proust-Branday, A. Giraud.
Rouen. . . . . . . Dubust, Lebrument.
Strasbourg. . . . Derivaux, Treuttel et Wurtz, Sal mon.
Toulon . . . . . . Monge, Rumèbe.
Toulouse . . . . . Gimet et Cottel, Armaing.
Turin . . . . Bocca frères, L. Toscanelli et Ce.

Paris.—Imprimerie de L. Martinet, rue Mignon, 2.

www.ingramcontent.com/pod-product-compliance
Ingram Content Group UK Ltd.
Pitfield, Milton Keynes, MK11 3LW, UK
UKHW012154240726
13966UKWH00002B/328

9 782011 934536